DER HASHIMOTO GUIDE

Christian Lunow
Marcel Dörsing

DER HASHIMOTO GUIDE

Erkennen, verstehen, beschwerdefrei leben

südwest

1. Auflage 2022

Hinweise

Sollte diese Publikation Links auf Webseiten Dritter enthalten, so übernehmen wir für deren Inhalte keine Haftung, da wir uns diese nicht zu eigen machen, sondern lediglich auf deren Stand zum Zeitpunkt der Erstveröffentlichung verweisen.

Das vorliegende Buch wurde sorgfältig erarbeitet. Dennoch erfolgen alle Angaben ohne Gewähr. Weder der Autor noch der Verlag können für eventuelle Nachteile oder Schäden, die aus den im Buch gegebenen praktischen Hinweisen resultieren, eine Haftung übernehmen.

Es ist zu beachten, dass die Hintergrundinformationen in diesem Buch kein Ersatz für eine professionelle medizinische Beratung eines Arztes sind. Das Buch ist ein allgemein gehaltener Ratgeber.

Bildnachweis

Cover: Shutterstock/Olga_C; privat

Adobe Stock: 25 (bilderzwerg), 31 (molekuul.be), 35 (designua), 54 (extender), 81 (robu_s); 169 (designua) modifiziert von Alex Klubertanz

Projektleitung: Andrei Teusianu
Lektorat: Dr. Alex Klubertanz, Haßfurt
Korrektorat: Susanne Schneider
Umschlagsgestaltung: Vera Schlachter, www.veruschkamia.de
Herstellung: Timo Wenda
Satz/DTP/Layout: Marcel Dörsing, Dr. Alex Klubertanz, Haßfurt
Druck und Bindung: Litotipografia Alcione, Lavis

FSC
www.fsc.org
MIX
Papier aus verantwortungsvollen Quellen
FSC® C021956

Penguin Random House Verlagsgruppe FSC® N001967
Printed in Italy

ISBN: 978-3-517-10099-9

Eines der Probleme von Patienten mit Autoimmunerkrankungen ist, dass sie die natürliche Tendenz haben, von Arzt zu Arzt zu Arzt zu laufen, weil ihre Erkrankung oft zu komplex ist. Sie passt einfach nicht in ein einziges ärztliches Fachgebiet.[1]

NOEL ROSE, ENTDECKER DER AUTOIMMUNKRANKHEIT

INHALT

IV. Leben mit Hashimoto-Thyreoiditis

Anhang

EINLEITUNG

Es ist, als hätte jemand den Klebstoff gelöst, der aus den Teilen ein Ganzes macht. »Ich stehe neben mir«, »keinerlei Schutzschild mehr«, »Gefühle ohne Kontrolle«, »den Stecker gezogen«, »die Leichtigkeit verloren« und »immer diese Müdigkeit«. Die Patienten, von denen diese Aussagen stammen, haben eine Gemeinsamkeit. Sie leiden unter Hashimoto-Thyreoiditis, einer speziellen Form der Schilddrüsenentzündung. Das Immunsystem greift das Organ an, zerstört seine Zellen und bringt die Produktion von Schilddrüsenhormonen allmählich zum Erliegen.

Die Erkrankung galt einst als seltenes medizinisches Randphänomen. Heutzutage zählt sie zu den am meisten verbreiteten Autoimmunstörungen. In den westlichen Industrienationen ist Hashimoto-Thyreoiditis die weitaus häufigste Ursache der Schilddrüsenunterfunktion. Man schätzt, dass vier bis zehn Prozent der Bevölkerung – manche Studien gehen von bis zu zwölf Prozent aus – irgendwann im Laufe ihres Lebens an Hashimoto-Thyreoiditis erkranken, und die Tendenz ist steigend. Betroffen sind vor allem Frauen. Sie entwickeln die Krankheit rund zehnmal häufiger als Männer.

Eigentlich machen es die Laboranalyse bestimmter Blutwerte und die Ultraschalluntersuchung der Schilddrüse Medizinerinnen vergleichsweise leicht, die Krankheit aufzuspüren. Zudem gibt es wirksame Behandlungsmöglichkeiten, die gut erprobt und sicher sowie kostengünstig durchzuführen sind. In der Praxis bietet sich jedoch leider ein anderes Bild: Viele Patientinnen laufen auf der Suche nach einer Erklärung für ihre Beschwerden von Arzt zu Arzt. Manchmal vergehen Jahre bis zur Diagnose. Und für einen Teil der Betroffenen endet die Leidenszeit auch dann noch nicht. Trotz der Einnahme von Medikamenten bleiben die Beschwerden bestehen. Man geht aktuell davon aus, dass etwa jeder zwanzigste bis zehnte Hashimoto-Patient mit »normalen« Schilddrüsenwerten in seiner Lebensqualität beeinträchtigt ist. Auf Deutschland bezogen würde das bedeuten, dass bei einer Gesamtpopulation von 83 000 000 im schlimmsten Fall rund 830 000 Menschen unter anhaltenden Beschwerden leiden.

Sucht man nach den Ursachen für diesen Missstand, kommt gleich eine ganze Reihe von möglichen Faktoren infrage, von denen einige in unglücklicher Weise miteinander wechselwirken. Obwohl die Forschung in den vergangenen Jahren viele neue Erkenntnisse zu der herausragenden Rolle der Schilddrüse im Stoffwechsel gewonnen hat und sowohl die wissenschaftlichen Publikationen zum Thema als auch die Fälle in der Praxis immer mehr werden, führt die Hashimoto-Thyreoiditis im Bewusstsein vieler Mediziner noch immer ein Schattendasein. Endokrinologie, also das Teilgebiet, das sich mit der Funktion der Drüsen und der Rolle der Hormone beschäftigt, nimmt im Medizinstudium der meisten angehenden Ärzte nur einen kleinen Raum ein. Ihre Bedeutung dürfte künftig weiter abnehmen. Wie die Deutsche Gesellschaft für Endokrinologie wiederholt bemängelte, werden die stationären Behandlungskapazitäten in den Kliniken weniger. Die Zahl klinischer Lehrstühle für Endokrinologie ist rückläufig. Fehlen die Expertinnen, leidet die Aus- und Weiterbildung von Medizinern.

Hashimoto-Thyreoiditis kann in ganz unterschiedlichen Schweregraden verlaufen. Führt sie zu einer Schilddrüsenunterfunktion, die über lange Zeit unbehandelt besteht, kann sie im schlimmsten Fall lebensbedrohlich werden. Dass es so weit kommt, ist allerdings extrem selten. Hashimoto-Thyreoiditis ist eine Erkrankung mit vielen Gesichtern. Ihre Symptome sind wie so oft bei Autoimmunerkrankungen und endokrinologischen Störungen für die Erkrankten schwer greifbar. Sie können prinzipiell den ganzen Körper betreffen. Die Krankheitsanzeichen von heute können morgen manchmal schon verschwunden und durch ganz andere ersetzt sein. Unter Umständen sind die Beschwerden so diffus, dass Patientinnen sie nur vage beschreiben können – wie die eingangs genannten Beispiele zeigen.

Hashimoto-Thyreoiditis schleicht sich in das Leben der Betroffenen ein. Ihr Beginn ist meist lautlos, ihre ersten Schritte sind kaum wahrnehmbar: ein Schmerz in der Brust oder in den Gelenken, der Grauschleier, der sich über den Alltag legt, die Gravitation, die die Gedanken kreisen lässt, das Gewicht, das einen zurück ins Bett zieht, oder auch das stampfende Herz, das Betroffene nicht einschlafen lässt. Hashimoto-Thyreoiditis kann der Takt Ihres Babyblues sein oder schlicht Ihr innerer Schweinehund, der mit bloßer Willenskraft nicht zu überwinden ist. Selbst konkretere Symptome sind noch allgemeiner Art, wie zum Beispiel Müdigkeit, Erschöpfung, Gewichtszunahme, unerklärliche Traurigkeit, Hautveränderungen, Nacken- und Gelenkschmerzen. Manche Erkrankte scheuen den Weg zum Arzt. Sie können sich oftmals keinen Reim auf das Erlebte machen. Medizinerinnen, deren Aufgabe es ist, aus diesen Schilderungen Hypothesen und schließlich eine Diagnose zu entwickeln, ähneln mitunter altertümlichen Kapitänen, die versuchen, mitten auf dem tosenden Ozean bei sternenlosem Himmel zu navigieren. In dieser Situation kommt es vor, dass Ärzte die Möglichkeit einer vorliegenden Hashimoto-Thyreoiditis übersehen oder vorschnell ausschließen. In den vergangenen Jahrzehnten hat sich vor allem die laborchemische Bestimmung der Schilddrüsenwerte als verlässliches Instrument in der ärztlichen Praxis etabliert. Diagnose und Verlaufskontrolle der Therapie erscheinen danach ganz einfach zu sein: Liegen die Blutwerte eines Patienten im Bereich der Norm, kann es nicht die Hashimoto-Thyreoiditis sein, die Beschwerden verursacht. Die Ansicht ist weitverbreitet, doch sie beruht auf einem Fehlschluss. Neuere Erkenntnisse der Forschung zeigen, dass die geltenden Normwerte zu breit angelegt sein dürften. Das führt unweigerlich dazu, dass ein Teil der Patienten Schiffbruch erleidet.

Immer wieder berichten Hashimoto-Patientinnen, dass sie sich in der Vergangenheit nicht ernst genommen fühlten, dass sie begonnen haben, an ihrem eigenen Verstand zu zweifeln (bis hin zur existenziellen Krise), und beinahe jegliches Vertrauen in die Ärzte verloren haben – ein Umstand, der die Behandlung jedweder Krankheit nachhaltig erschweren kann. Tatsächlich ist dies so häufig Teil der Krankengeschichte, dass man von einem eigenen Problemkreis sprechen kann, der Betroffenen zusätzlich zu den körperlichen Beschwerden zu schaffen macht: Man könnte ihn als die psychosoziale Komponente der Hashimoto-Thyreoiditis bezeichnen. Er besteht aus Verunsicherung (»Was fehlt mir bloß?«), Selbstzweifel (»Bilde ich mir das alles nur ein?«) und dem Gefühl, vom Arzt, Partner, Umfeld unverstanden zu sein (»Ihre Probleme sind psychosomatischer Natur«, »Stell dich nicht so an!«).

Manche Hashimoto-Patienten suchen nach enttäuschenden Erfahrungen mit der Schulmedizin verzweifelt auf anderen Gebieten nach Antworten auf ihre Fragen und Probleme. Sie durchforsten Internetforen, probieren auf eigene Faust unterschiedlichste Maßnahmen und Mittel wie zum Beispiel Akupunktur, Heilkräuter oder Ernährungsexperimente aus und setzen ihre Hoffnung auf Patientenratgeber, die eher den Autoren als den Lesern Nutzen bringen dürften.

Mit diesem Buch möchten wir Ihnen Mut machen. Hashimoto-Thyreoiditis ist längst kein Schicksal mehr, auf das Sie keinen Einfluss haben. Mit einer Behandlung, die einerseits auf die Bekämpfung der Symptome und andererseits auf die Vermeidung krankheitsauslösender und -verschlimmernder Faktoren abzielt, ist die Krankheit gut in den Griff zu bekommen, um so verloren geglaubte Lebensqualität zurückzugewinnen. Moderne Techniken der Diagnostik und Verlaufskontrolle, ein auf die individuellen Bedürfnisse eines Patienten zugeschnittener Hormonersatz, die Bestimmung und Behandlung anderer bestehender Autoimmunstörungen, die Aufnahme wichtiger Vitamine und Spurenelemente und Anpassungen des eigenen Lebensstils bieten Medizinern ein breites Spektrum an Möglichkeiten, das allerdings zu selten ausgeschöpft wird.

Viele Patienten, bei denen Hashimoto-Thyreoiditis festgestellt wird, sind angesichts der Diagnose verängstigt. Das Wort »Autoimmunkrankheit«, bei dem wohl viele Menschen als Erstes an seltenere

Krankheiten wie Multiple Sklerose oder systemischer Lupus erythematodes (SLE) denken, hat bis heute nur wenig von dem Schrecken verloren, der es seit jeher umgab. Erfolge im Verständnis der Krankheitsform und in der Erforschung von neuen Behandlungsmöglichkeiten konnten an den bestehenden Vorurteilen nur wenig ändern. Eine Rolle dürfte aber auch der ungewöhnliche Name der »Hashimoto-Thyreoiditis« spielen, dessen Klang mitunter einschüchternd wirkt.

Man mag es für eine zweifelhafte Ehre halten, wenn der eigene Name für immer und überall mit einer Krankheit verbunden wird. Für Wissenschaftlerinnen, die sich mit ihrem beruflichen, manchmal sogar dem ganzen Dasein der Entdeckung und Bekämpfung von Krankheiten verschrieben haben, ist es ohne Frage eine der höchsten Anerkennungen ihrer Mühen.

Der japanische Arzt Hakaru Hashimoto dürfte von einer solchen Auszeichnung geträumt haben, als er sich 1912 im Alter von 31 Jahren mit einer Entdeckung an die deutsche Zeitschrift *Archiv für klinische Chirurgie* wandte. Bei mehreren Patientinnen hatte er ungewöhnliche Veränderungen des Schilddrüsengewebes entdeckt, die er »lymphomatose Struma« taufte. Möglich ist auch, dass Hashimoto seinen Traum Jahrzehnte später aufgab, als seine Entdeckung auch 20 Jahre nach der Veröffentlichung immer noch keine Würdigung, geschweige denn größere wissenschaftliche Beachtung erfuhr. Leider können wir nur spekulieren, was Hakaru Hashimoto antrieb und welche Gedanken ihn beschäftigten. Persönliche Ansichten und Erinnerungen aus dem Leben des japanischen Mediziners sind nicht überliefert. Der Beginn des Ersten Weltkriegs beendete die Forscherkarriere abrupt, bereits kurz nachdem sie begonnen hatte. Hashimoto, der nach der Veröffentlichung seiner Entdeckung an die Universität Göttingen gegangen war, musste seine Laufbahn abbrechen und nach Japan zurückkehren.

Was wir aber sicher wissen, ist, dass Hakaru Hashimoto, dritter Sohn einer Familie, die über Generationen in der Medizin tätig war, ohne Zweifel nicht nur ein fähiger Wissenschaftler, sondern ein Arzt aus Überzeugung und Leidenschaft war, der sich mit Hingabe der

Behandlung seiner Patienten widmete. Zurück in Japan, übernahm Hashimoto 1916 die Landarztpraxis seines Vaters. In der Tradition seiner Familie widmete er sich dort bis zu seinem Lebensende der Behandlung von Patienten. In der bergigen Landschaft der Kinki-Region im Westen der japanischen Hauptinsel musste er dabei teilweise weite Strecken zurücklegen – Hausbesuche, die er in der Rikscha erledigte. Er sei ein Arzt gewesen, für den Medizin eine wohltätige Kunst darstellte, erinnerte sich später sein ältester Sohn. Dass er als Wissenschaftler noch tiefe Spuren in der Medizingeschichte hinterlassen sollte, erfuhr Hashimoto nicht mehr. Er starb am 9. Januar 1934 im Alter von 52 Jahren. Hashimoto hatte sich zuvor bei einem seiner Hausbesuche durch einen seiner Patienten mit Typhus infiziert. 1956 entdeckten zwei Forscherteams um den amerikanischen Wissenschaftler Noel Rose und der britisch-schweizerischen Immunologin Deborah Doniach unabhängig voneinander, dass die krankhaften Prozesse, die Hashimoto beschrieb, eine autoimmune Grundlage haben. Doniach sorgte maßgeblich dafür, dass der Japaner als Erstbeschreiber der Krankheit ins Gedächtnis gerufen wurde und untrennbar mit ihr verbunden bleiben sollte.

Wir sind überzeugt, dass mit den bestehenden Methoden der Hashimoto-Therapie mehr Patientinnen geholfen werden könnte, als das bislang passiert, sofern bestimmte Grundvoraussetzungen erfüllt sind. Dazu zählt ein vertrauensvolles Arzt-Patienten-Verhältnis, ein ganzheitliches Erfassen des Menschen in seiner Erkrankung und eine daraus folgende Absage an die Pauschalbehandlung nach Schema F.

Gleichzeitig müssen wir vor falschen Versprechungen warnen. Es gibt bislang keine zuverlässige Methode, »Hashimoto-Thyreoiditis« oder die Schilddrüse zu »heilen«, wie einige Bücher zu diesem Thema suggerieren. Die Krankheit stellt in den meisten Fällen einen lebenslangen Begleiter dar. Fast immer ist sie mit einer ebenso langen Einnahme von Medikamenten verbunden. Dies ist Teil der Wahrheit, die jeder Patient verdient. Längst nicht alle Fragen zur Hashimoto-Thyreoiditis sind geklärt. Auch mehr als 100 Jahre nach der Entdeckung der Krankheit ist zum Beispiel nicht gesichert, was sie eigentlich verursacht. Warum leiden Menschen in den westlichen Industrieländern häufiger an Hashimoto-Thyreoiditis (und Autoimmunstörungen insgesamt) als die Bevölkerung von Entwicklungsländern? Und warum nimmt die Zahl der Neuerkrankungen zu?

Mit diesem Buch möchten wir Antworten auf die drängendsten Fragen unserer Patienten geben. Es soll helfen zu verstehen, wie die Schilddrüse Hormone bildet, wie das Immunsystem funktioniert und was geschieht, wenn diese beiden Systeme bei Hashimoto-Thyreoiditis aufeinandertreffen. Wir stützen uns in Fragen zur Behandlung der Krankheit auf die Erfahrung, die wir in drei Jahrzehnten medizinischer, auf die Behandlung von Menschen mit Hashimoto-Thyreoiditis spezialisierter Praxis gesammelt haben. Das Buch fasst aktuelle wissenschaftliche Erkenntnisse zum Thema zusammen. Formulierungen wie »noch ist unklar«, »wahrscheinlich ist«, »die Ergebnisse legen nahe« mögen den Leser dort, wo sie auftauchen, vielleicht mit einem unbefriedigenden Gefühl zurücklassen. Sie sind eben jener Tatsache geschuldet, dass es in der Erforschung der Krankheit (neben allen wichtigen neuen Erkenntnissen) noch immer unleugbare Wissenslücken, widersprüchliche Ergebnisse, Uneinigkeit und andauernde fachliche Debatten gibt.

Wir erleben immer wieder, dass Patientinnen keine oder nur wenige Vorstellungen davon haben, was sich hinter dem Krankheitsbild »Hashimoto-Thyreoiditis« verbirgt. Begriffe, die im Zusammenhang mit der Erkrankung verwendet werden, können unter Umständen verwirrend sein. Bereits die Frage »Was ist Hashimoto-Thyreoiditis eigentlich?« kurz und knapp zu beantworten, ist gar nicht so einfach. Sind Sie an einer Hashimoto-Thyreoiditis erkrankt, dann leiden Sie an einer bestimmten Form der Schilddrüsenentzündung (Thyreoiditis). Genau genommen ist aber nicht die Schilddrüse selbst Ausgangspunkt der Krankheit. Hashimoto-Thyreoiditis ist eine Autoimmunerkrankung. Erkrankt ist im eigentlichen Sinne also das Immunsystem. Statt lediglich Krankheitserregern wie Bakterien und Viren aufzulauern, greifen seine Abwehrkräfte körpereigenes Gewebe an. Immunzellen und Antikörper umschwärmen die eigentlich gesunden Zellen der Schilddrüse wie aufgebrachte Bienen einen Honigdieb.

Häufig wird die Hashimoto-Thyreoiditis mit einer Schilddrüsenunterfunktion gleichgesetzt, als handele es sich um ein und dasselbe Phänomen. Richtig ist: Eine Schilddrüsenunterfunktion ist in den westlichen Industrienationen fast immer auf eine Hashimoto-Thyreoiditis zurückzuführen. Sie ist aber weder ein notwendiges noch ein hinreichendes Merkmal der Erkrankung. Längst nicht jeder Patient mit Hashimoto-Thyreoiditis leidet unter einer Schilddrüsenunterfunktion; zu bestimmten Phasen der Erkrankung kann sich die Krankheit sogar als Schilddrüsenüberfunktion bemerkbar machen. Hashimoto-Thyreoiditis kann nicht nur unterschiedliche Verläufe nehmen, sie tritt auch in verschiedenen Formen auf. Sie kennzeichnen sich dadurch, dass die Schilddrüse krankheitsbedingt größer (hypertrophe Form) oder kleiner wird (atrophe Form). Hashimoto-Patienten leiden häufiger an anderen Autoimmunkrankheiten wie zum Beispiel Zöliakie oder Diabetes mellitus. Jeder vierte Erkrankte ist davon betroffen. Dadurch vergrößert sich die Bandbreite möglicher Beschwerden.

Die gesunde Schilddrüse ist nur wenige Zentimeter groß, doch ihre Hormone beeinflussen alle wichtigen Funktionen des Körpers, allen voran den Reifeprozess von Kindern, die Entwicklung des Gehirns und des Nervensystems sowie das Wachstum der Knochen und vieles mehr. Sie ist eine vergleichsweise alte Erfindung der Evolution und ein echtes Erfolgsmodell. Bereits vor rund 500 Millionen Jahren entwickelten Larven der *Ammocoetes* und der Manteltiere Vorläufer des Organs, mit dem sie das in den Meeren unbegrenzt vorhandene Jod nutzten. Kein Wirbeltier kommt ohne Schilddrüse aus, auch wenn ihre Funktion mitunter variiert. Bei Fröschen steuern ihre Hormone zum Beispiel die Metamorphose. Dass aus den im Wasser lebenden, kiemenatmenden Kaulquappen landtaugliche Geschöpfe mit Lungen werden, ist das Werk der Schilddrüsenhormone T_3 und T_4.

Die Schilddrüse eines erwachsenen Menschen produziert pro Tag eine Menge von rund 70 bis 120 Mikrogramm (µg) an Hormonen, sofern der Baustoff Jod ausreichend vorhanden ist. Dabei geht die

Schilddrüse sehr vorausschauend vor. Sie kann Hormone speichern und von dem Vorrat bis zu zwei Monate zehren. Kommt über die Nahrung nicht mehr genug Jod bei ihr an, spornt sie den Körper an, ihr Nachschub zu verschaffen, indem sie die Freisetzung von Hormonen ankurbelt. In Zeiten übermäßiger Jodzufuhr hingegen drosselt sie ihre Produktion, damit der Körper nicht von Hormonen überflutet und ins Chaos gestürzt wird. Funktioniert sie normal, spüren wir gar nicht, dass sie da ist. Wenn Sie zu dem Kreis der schilddrüsengesunden Personen zählen, haben Sie vielleicht noch keinen Gedanken an dieses unscheinbare Organ in ihrem Hals verschwendet. In diesem Fall ist die Schilddrüse ganz sicher das faszinierendste Körperteil, von dem Sie noch nie gehört haben.

Bei einer organspezifischen Krankheit besteht immer die Gefahr, den Blick auf den Menschen allzu sehr zu verengen. Doch im Körper hängt alles mit allem zusammen. Wir haben versucht, diesem Umstand Rechnung zu tragen, indem wir das Buch mit Querverweisen versehen haben, die Sie zu verwandten Themen an anderen Stellen im Buch führen. Manche Aspekte zu Hashimoto-Thyreoiditis wie zum Beispiel Risikofaktoren und Behandlungsempfehlungen sind zwei Seiten derselben Medaille. Wir haben uns bemüht, Wiederholungen zu vermeiden. Nicht immer war es möglich.

Lange Zeit dachte man, Hashimoto-Thyreoiditis beträfe ausschließlich Frauen. Heutzutage ist klar, dass auch Männer an der Autoimmunstörung erkranken, wenngleich sehr viel seltener. Wo geschlechtsneutrale Formulierungen nicht möglich oder umständlich waren, haben wir zur besseren Lesbarkeit abwechselnd entweder die männliche oder die weibliche Form generisch verwendet. Dieses Buch richtet sich selbstverständlich an Männer, Frauen und Personen, die sich mit diesen Kategorien nicht identifizieren können, auch wenn jeweils nur ein Geschlecht ausdrücklich angesprochen wird.

Teil I

Hashimoto-Thyreoiditis verstehen

Kapitel 1

ENTDECKUNG EINES UNTERSCHÄTZTEN ORGANS

Haben Sie heute schon in den Spiegel geschaut? Falls ja, dann ist Ihr Blick mit großer Wahrscheinlichkeit über ein Organ gewandert, das ganz wesentlich dafür verantwortlich ist, ob Sie sich heute und an jedem anderen Tag in ihrer Haut wohlfühlen. Nein, wir sprechen nicht von Ihrem Kopf. Er kann schließlich nicht alles für Sie regeln. Wir meinen die Schilddrüse. Sie befindet sich, wie Menschen mit Hashimoto-Thyreoiditis im Gegensatz zur unbedarften Leserin natürlich bereits wissen dürften, gleich in der Mitte Ihres Halses, grob gesagt zwischen Kehlkopf und Brustbein, gleich unterhalb der Haut. Ein wahrhaft prominenter Platz. Kein Wunder, dass die Schilddrüse bereits vor Jahrtausenden das Interesse von gelehrten Menschen auf sich zog, ohne dass sie ihr ihre Geheimnisse entlocken konnten. Bis weit in das 19. Jahrhundert hinein mussten Ärzte und Anatomen glauben, die Schilddrüse könne nichts, außer sich zu vergrößern. Warum sie das bei einigen Menschen tat, blieb ihnen jedoch schleierhaft.

Der britische Anatom Thomas Wharton vermutete 1656, dass die Aufgabe der Schilddrüse darin bestünde, dass sie die Luftröhre befeuchte und den Hals verschönere. Wharton war es, der dem Organ den Namen gab, den wir noch heute verwenden: *Glandula thyreoidea* oder »Schilddrüse«. Den Beinamen *Thyreoidea* dürfte Wharton gewählt haben, weil der Begriff in der Anatomie bereits etabliert war, für einen anderen, ganz in der Nähe befindlichen Körperteil. Der griechische Arzt Galen wählte »Thyreoidea« rund 1500 Jahre früher zur Bezeichnung des Schildknorpels *(Cartilago thyreoidea)*. Man geht davon aus, dass ihn das Aussehen des Knorpels an die Schilde der Krieger im alten Griechenland erinnerte. In der antiken griechischen Literatur bedeutet *thyreos* so viel wie »großer länglicher Schild«.

Erst ab Mitte des 19. Jahrhunderts gelang es Forschern, zahlreiche Rätsel rund um die Schilddrüse zu lösen. Dazu zählt die Bedeutung des Elements Jod zur Vermeidung der bereits erwähnten krankhaften Vergrößerung der Drüse, genannt Kropf oder Struma (1820), die detaillierte Beschreibung der gesundheitlichen Folgen einer Überaktivität der Schilddrüse (1835–1886), die Erkenntnisse Hakaru Hashimotos (1912) oder auch die Entdeckung des Schilddrüsenhormons, das in der Folge Thyroxin oder T_4 genannt wurde (1914). Eine wissenschaftliche Leistung im Zusammenhang mit der Schilddrüse sollte allerdings alle anderen in den Schatten stellen. Als sie in den 50er-Jahren des 20. Jahrhunderts erbracht wurde, war sie so revolutionär, dass selbst ihre Entdecker sie nicht wahrhaben wollten.

Im Jahr 1951 begann der amerikanische Mikrobiologe Noel Rose mit einer Serie von Experimenten. Er wollte herausfinden, wie es das Immunsystem schafft, scheinbar vollkommen zielsicher zwischen Freund und Feind zu unterscheiden. Als Untersuchungsobjekt wählte der 23-jährige Doktorand ein Protein, das in der Schilddrüse und nur dort vorkam: das jodspeichernde Thyreoglobulin. Rose extrahierte das Protein aus der Kaninchen-Schilddrüse und injizierte es anschließend seinen Artgenossen. Welche Wirkung würde das Protein auf das Immunsystem der Nager haben? »Ich ging davon aus, dass das Tier, wenn ich es [das Thyreoglobulin, Anm. d. Verf.] gut aufbereitete und es dabei nicht zerstörte, keine Reaktion zeigen würde«, erinnerte sich Rose 2014 in einem Interview. Damals galt als ausgeschlossen, dass das Immunsystem Antikörper gegen den eigenen Körper produzieren könnte. »Die ersten Ergebnisse waren niederschmetternd. Das Tier produzierte Antikörper, die sich gezielt gegen das Thyreoglobulin richteten.« Rose dachte zunächst, dass das Protein bei der Aufbereitung im Labor Schaden genommen haben musste. Anders konnte er sich das Ergebnis nicht erklären. Dann ging er einen Schritt weiter. Rose gewann kleine Mengen Thyreoglobulin aus lebenden Kaninchen und injizierte sie anschließend in das Blut derselben Tiere. Wieder produzierten die Kaninchen passende Antikörper. Und nicht nur das. Es dauerte nicht lange, dann zeigten die Schilddrüsen der Kaninchen ernsthafte Anzeichen einer Entzündung. Rose zog seinen Laborleiter und Mentor Ernst Witebsky zurate. Der 1901 in Frankfurt geborene Immunologe (1901–1969) galt bereits im Alter von 32 Jahren als einer der größten Experten auf dem Teilgebiet der Serologie, bevor er 1933, vom NS-Regime verfolgt, zunächst in die Schweiz flüchtete und ein Jahr später in die USA emigrierte. Auch Witebsky war von Roses Ergebnissen verblüfft. »Er sagte, das sei verrückt. Niemand wird das glauben. Wie kann das sein?«,[2] erinnerte sich Rose später.

Zugegeben, zu diesem Zeitpunkt hatte das geltende Paradigma der Disziplin bereits Staub angesetzt. Es stammte noch aus den ersten Jahren des 20. Jahrhunderts und trug einen Namen, der auch auf eine Geburtsstunde im dunkelsten Mittelalter schließen lassen könnte: *Horror autotoxicus* (zu Deutsch »der Schrecken vor der Selbstvergiftung«). Erdacht wurde die Theorie, die ihm zugrunde liegt, vom deutschen Mediziner und Nobelpreisträger Paul Ehrlich. Doch Witebsky, ein Schüler Ehrlichs in zweiter Generation, sah vorerst keinen Grund, am Dogma des *horror autotoxicus* zu rütteln. Eher, so vermutete er, träfe wohl das Naheliegende zu: Der Doktorand musste einen Fehler gemacht haben. Wieder und wieder spornte Witebsky Rose an, das Experiment zu wiederholen. Doch die Ergebnisse blieben dieselben. Es bestand kein Zweifel, sie hatten das scheinbar Unmögliche erschaffen: eine Autoimmunkrankheit. Sie entschieden, ihre Erkenntnisse zur Veröffentlichung bei der renommierten britischen Fachzeitschrift *The Lancet* einzureichen. Dort wurde ihre Arbeit jedoch abgelehnt. Auch die Gutachterinnen hielten es für unmöglich, dass die Ergebnisse stimmen konnten. Es brauchte noch Jahre und ein weiteres fehlendes Puzzleteil, bis die Entdeckung schließlich in der Fachwelt für Furore sorgte. Rose und Witebsky ließen sich Blutserum-Proben von Patienten mit Hashimoto-Thyreoiditis zusenden und begannen zu suchen. Es dauerte nicht lange, dann hatten sie die verräterischen Thyreoglobulin-Antikörper entdeckt. Das genügte schließlich auch den Gutachtern. 1956 durften Rose und Witebsky endlich ihre Erkenntnisse veröffentlichen, fast zeitgleich mit einem Forscherteam aus England, Deborah Doniach und Ivan Roitt, das zu ähnlichen Ergebnissen kam. Der Nachweis, dass die Hashimoto-Thyreoiditis durch eine Autoimmunreaktion ausgelöst wird – und damit der, dass Autoimmunkrankheiten überhaupt existieren –, war erbracht. Ein völlig neues Kapitel der Medizingeschichte begann. In den Jahren danach folgte eine Entdeckung einer Autoimmunkrankheit auf die nächste. Noel Rose starb im Jahr 2020 im Alter von 92 Jahren.

Heutzutage ist die Zahl der bekannten Autoimmunstörungen auf mehr als 100 angewachsen. Weltweit, so wird geschätzt, sind etwa fünf Prozent der Bevölkerung betroffen. Längst sind nicht alle Fragen zur Autoimmunreaktion beantwortet, ebenso wenig sind alle Probleme gelöst. Auch im 21. Jahrhundert stoßen Betroffene auf der Suche nach medizinischer Hilfe vielfach auf taube Ohren, auf Unverständnis oder Unglaube, doch Millionen derer, die zuvor in ihrem Leid ratlos und alleine blieben, dürfen heutzutage Hoffnung schöpfen. Zu verdanken ist das auch der Schilddrüse, diesem unscheinbaren und doch in keiner Hinsicht unbedeutenden Organ, das seine Geheimnisse schließlich preisgeben musste.

Der Schmetterling im Hals – Aufbau und Lage der Schilddrüse

Die Schilddrüse besteht aus zwei Seitenlappen *(Lobus dexter* und *sinister),* die durch einen kleinen Steg, den sogenannten Isthmus, miteinander verbunden sind. Häufig wird diese Gestalt als »H-Form« beschrieben oder mit dem Körper eines Schmetterlings verglichen, weshalb die Schilddrüse auch das »Schmetterlingsorgan« genannt

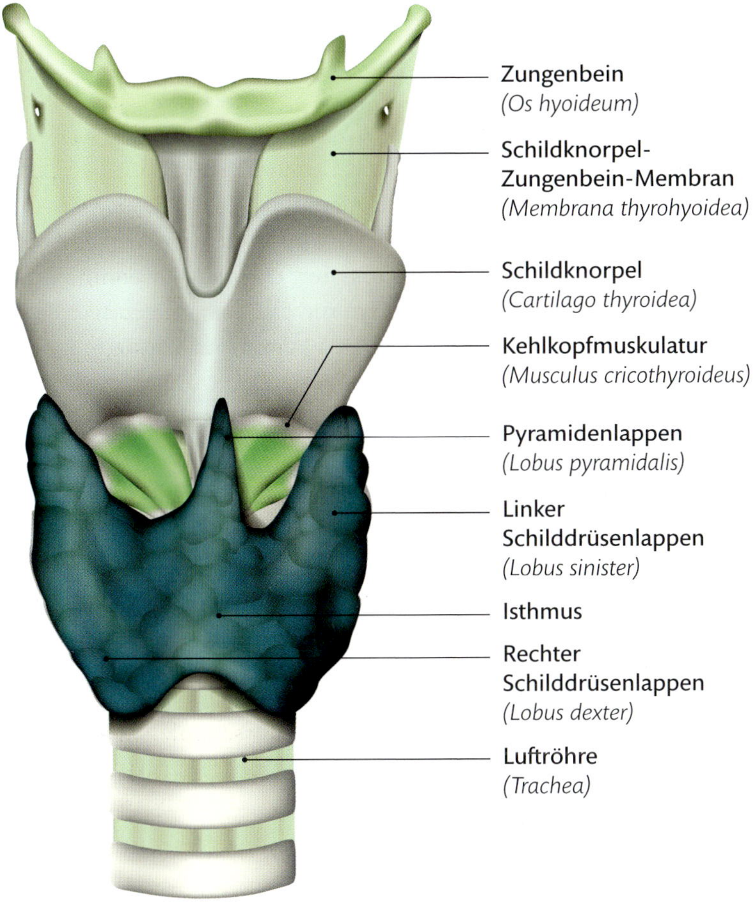

Abb. 1.1 Die Schilddrüse befindet sich an der Vorderseite des Halses, genau unterhalb des Kehlkopfes. Das schmetterlingsförmige Organ setzt sich anatomisch aus zwei Seitenlappen zusammen, die über den Isthmus miteinander verbunden sind.

wird. Der Isthmus lässt sich dabei als Rumpf des Tieres deuten. Er liegt etwa auf Höhe des zweiten oder dritten Luftröhrenknorpels. Rund jeder dritte Mensch verfügt über einen dritten Schilddrüsenlappen. Dieser spitz zulaufende Fortsatz wird Pyramidenlappen *(Lobus pyramidalis)* genannt. Stellen Sie ihn sich als nach oben zeigenden Kopf des Schmetterlings vor. Die oberen Ränder der seitlichen Lappen – sie bilden die Flügel – grenzen an den darüber liegenden Schildknorpel, den Knorpel des Kehlkopfes. Die Schilddrüse ist fest mit dem Bindegewebe der Luft- und Speiseröhre verbunden. Beim Schlucken macht sie den kleinen »Hüpfer« des Kehlkopfes mit und gleitet dabei nach oben und unten. Bei dem Großteil der Bevölkerung verwächst der Pyramidenlappen während der Embryonalentwicklung mit dem übrigen Drüsengewebe und verschwindet. In seltenen Fällen zieht sich der Fortsatz als Auswölbung der Schilddrüse bis in die untere Mundhöhle – ein Überbleibsel des Weges, den die Schilddrüse während der Embryonalentwicklung zurücklegt. Diese anatomische Besonderheit wird *Ductus thyreoglossus* genannt.

Auf der Rückseite der Schilddrüsenlappen sitzen die vier etwa linsengroßen Nebenschilddrüsen *(Glandulae paratyreoidea).* Sie produzieren das Parathormon, das den Kalziumhaushalt reguliert, wenn der Spiegel des Mineralstoffs abfällt. In ihrer zentralen Lage wird die Schilddrüse von wichtigen Gefäß- und Nervenleitungen eingerahmt. Eine Chirurgin muss daher bei einer Operation an der Schilddrüse besondere Vorsichtsmaßnahmen treffen und zum Beispiel die Aktivität des Nervs, der die Stimmbildung kontrolliert *(Nervus laryngeus recurrens),* überwachen.

Walnuss mit Wachstumspotenzial

In der Geschichte der Schilddrüsenmedizin spielte die Frage nach der Größe eine entscheidende Rolle. Das Phänomen des Kropfes, das heißt der sichtbaren Vergrößerung der Schilddrüse, ließ das Organ bereits vor rund 5000 Jahre zu einem Gegenstand der chinesischen Medizin werden. Doch wie groß ist die Schilddrüse im Normalzustand?

Dank moderner diagnostischer Methoden wie der Ultraschalluntersuchung (Sonografie) haben heutige Ärzte natürlich viel bessere Hilfsmittel als die Gelehrten des alten Chinas. Ganz so einfach ist die Beantwortung der Frage jedoch noch immer nicht. Die Schilddrüse erwachsener Frauen gilt heutzutage als normal groß, wenn sie ein

Volumen zwischen 6 und 18 Millilitern hat. Das entspricht ungefähr der Größe einer Walnuss. Bei Männern gilt ein Volumen von 9 bis 25 Millilitern als normal. Diese Werte bieten jedoch keinen zuverlässigen Rahmen, um im konkreten Einzelfall die Größe einer Schilddrüse als »noch normal« oder »schon krankhaft« einzuordnen. Ihr Volumen unterscheidet sich je nach Alter und Geschlecht und kann aufgrund individueller Besonderheiten auch im gesunden Zustand aus dem Rahmen der Normwerte fallen. Bei Kindern unterscheiden sich die Normwerte noch stärker nach Lebensjahren.

Wie funktioniert die Schilddrüse?

Die Schilddrüse ist eine endokrine Drüse. Das heißt, dass sie die von ihr gebildeten Stoffe direkt ins Blut abgibt, im Gegensatz zu exokrinen Drüsen wie Schweiß- oder Speicheldrüsen. Die geben ihr Sekret an eine innere oder äußere Körperoberfläche ab. Die von endokrinen Drüsen gebildeten Stoffe heißen Hormone. Sie werden über die Blutbahn transportiert und können an jedem beliebigen Zielorgan im Körper eine Wirkung hervorrufen.

Es kann vorkommen, dass ein Hormon die Zellen, auf die es einwirkt, nur in verminderter Menge oder Qualität erreicht oder dass sich seine Wirkung auf andere Weise verringert. Dann spricht man von einem Zustand, der als Hypofunktion bezeichnet wird. Eine Hyperfunktion tritt hingegen auf, wenn die Hormonproduktion und ihre Wirkung der Hormone auf die Zielzellen ansteigt. Beide Funktionsstörungen können die Ursachen von Krankheiten sein. Der Zielort endokriner Drüsen kann das Gehirn sein, das Herz, der Darm oder eine andere endokrine Drüse, die durch die Aktivierung bestimmter Rezeptoren ihrerseits Hormone freisetzt. Stellen Sie sich endokrine Drüsen als Mitarbeiter im Homeoffice vor. Theoretisch können diese Mitarbeiter von jedem beliebigen Ort aus arbeiten. Dank moderner Datenübertragung stehen sie dennoch mit ihrer Firma oder anderen Arbeitskolleginnen im regen Austausch. Statt Telefon, E-Mail oder Chat nutzen endokrine Drüsen Hormone. Exokrinen Drüsen auf der anderen Seite sollte unser ganzes Mitgefühl gelten. Sie wohnen quasi im Büro. Im Körper läuft die Kommunikation via Hormone über eine Reihe von Schritten (Kaskaden) und in teils hochkomplexen Regel- und Rückkopplungskreisen ab. Es funktioniert also nicht einfach so, dass der Mitarbeiter im Homeoffice (endokrine Drüse) eine kurze E-Mail (Hormone) an seinen Chef (Zielorgan) sendet, wenn er ihm etwas mitteilen möchte. Es läuft eher so, dass er eine E-Mail an einen anderen Mitarbeiter schickt, der daraufhin selbst eine Nachricht schreibt, die er an eine Kollegin schickt, die einen weiteren Kollegen benachrichtigt, der eine Kollegin benachrichtigt und so weiter, bis es schließlich im Postfach des Vorgesetzten klingelt.

Es gibt Hormonregelkreise, die so ineinander verwoben sind, dass die Forschung bislang nicht in der Lage ist, ihre Verläufe nachzuvollziehen. Wenn wir im weiteren Verlauf dieses Kapitels auf den Kreislauf blicken, der die Synthese der Schilddrüsenhormone regelt, bedenken Sie, dass es sich um eine vereinfachte Darstellung handelt.

Wo produziert die Schilddrüse ihre Hormone?

Blickt man durch ein Mikroskop in das Innere des Schilddrüsengewebes, stößt man auf viele kleine bläschenförmige Gebilde, genannt Follikel. Sie sind die Hormonkraftwerke der Schilddrüse. Jeder Follikel besteht aus einer gallertartigen Masse im Zentrum (Follikellumen) sowie einer zarten Membran, die es umgibt. In dieser von feinsten Kapillargefäßen durchzogenen Membran sitzen Epithelzellen, die man Thyreozyten nennt. Der Zusammenbau der Hormone erfolgt in einer Kette von Aktionen, die sich, ausgehend von den Epithelzellen, über die Membran bis hinein ins Lumen zieht. Ein entscheidender Schritt ist dabei die Herstellung des wichtigsten Werkzeugs zur Hormonsynthese: des Proteins Thyreoglobulin. Sind die Hormone fertiggestellt, bleiben sie an das Thyreoglobulin gebunden. Gemeinsam bilden sie das sogenannte Kolloid, welches das Lumen füllt.

Wie stellt die Schilddrüse Hormone her?

Bevor die Schilddrüse mit der Hormonsynthese loslegen kann, benötigt sie außer ihrem wichtigsten Werkzeug, dem Thyreoglobulin, zwei weitere Dinge: einen Rohstoff und einen Arbeitsauftrag. Den Rohstoff haben wir bereits erwähnt. Es handelt sich um Jod, genauer gesagt um Jodid. In dieser speziellen Form nehmen wir Jod aus der Nahrung auf. Der Arbeitsauftrag besteht aus dem Hormon einer anderen endokrinen Drüse. Abgekürzt wird es TSH genannt. Dazu später mehr.

Verdauen wir jodidhaltige Lebensmittel, gelangt der Mineralstoff über die Darmschleimhaut in die Blutbahn und so schließlich bis in die Schilddrüse. Damit der letzte Schritt gelingt, muss in der Oberfläche des Follikelepithels ein Mechanismus in Gang gesetzt werden, mit dem das Jodid entgegen dem Konzentrationsgefälle in die Zellen gepumpt werden kann. Der sogenannte Natrium-Jodid-Symporter funktioniert dabei wie eine Drehtür: Damit sich die Tür dreht, bedarf es des TSH. Liegt der Arbeitsauftrag der Schilddrüse vor, muss als Nächstes das Jodid in eine für den Körper verwertbare Form umgewandelt werden. Hier kommt das Enzym Jodperoxidase, auch Thyreoperoxidase (TPO) genannt, zum Einsatz. Es löst eine chemische Reaktion aus, durch die das Jodid schließlich zum biologisch aktiven Jod (I^2) oxidiert. Das entstandene Jod wird vom TPO direkt an das Thyreoglobulin im Lumen weitergereicht. Das Enzym ist mit einer Raffinerie vergleichbar, in der Rohöl zu Benzin umgewandelt wird. Ebenso wie unsere Autos auf Benzin angewiesen sind, damit sie fahren können, ist die Schilddrüse auf biologisch aktives Jod angewiesen, damit sie Hormone produzieren kann. Stellen Sie sich einmal vor, alle Raffinerien würden ihre Arbeit einstellen. Es dauerte nicht lange, und der gesamter Verkehr bräche zusammen. Wie wir noch sehen werden, ergeht es der entzündeten Schilddrüse bei Hashimoto-Thyreoiditis ähnlich.

In der gesunden Schilddrüse starten während der Umwandlung von Jodid zu Jod bereits diejenigen chemischen Prozesse, die am Ende in der Herstellung der beiden entscheidenden Schilddrüsenhormone T_3 und T_4 münden. Die Oxidation setzt Jodatome frei. Sie binden sich an

Oxidativer Stress für die Schilddrüse

Für die Umwandlung des Jodids zu Jod benötigt TPO Sauerstoff. Fündig wird es beim Molekül Wasserstoffperoxid (H_2O_2). Je mehr TSH auf die Schilddrüse trifft, desto mehr H_2O_2 wird gebildet – eine nicht ganz ungefährliche Sache für die empfindlichen Schilddrüsenzellen. Denn H_2O_2 ist ein sehr reaktionsfreudiger Stoff. Wo er auftaucht, zwingt er quasi Molekülen seinen Sauerstoff auf. Diese Eigenschaft lässt ihn zytotoxisch wirken, also zellzerstörend. Im Alltag wird Wasserstoffperoxid unter anderem in Färbungen und Tönungen zum Bleichen von Haaren eingesetzt. Der Körper tut also gut daran, sich vor dem ätzenden Stoff zu schützen. Zu diesem Zweck bringt er ein spezielles Enzym, die Glutathionperoxidase, zum Einsatz. Glutathionperoxidase ist ein sogenanntes Selenprotein. Es spaltet H_2O_2 auf und macht es so unschädlich. Glutathionperoxidase wird aufgrund dieser Eigenschaft zu den sogenannten Antioxidantien gezählt (siehe Kapitel 10, »Antioxidantien und wichtige Nährstoffe«). Was passiert, wenn es dem Körper nicht gelingt, seine Zellen vor H_2O_2 zu schützen? Auch dieser Effekt lässt sich an unseren Haaren beobachten. Wissenschaftler haben herausgefunden, dass oxidativer Stress sehr wahrscheinlich eine Ursache für die allmähliche Graufärbung der Haare ist. Im Alter nimmt die Fähigkeit ab, die schädliche Wirkung von H_2O_2 auf die Haarfollikel zu neutralisieren. Das verringert die Fähigkeit des Körpers, neue Pigmentzellen zu bilden.

die Tyrosinanteile des Thyreoglobulins. Das Ergebnis dieser Reaktion sind zwei Moleküle: T_1 (Monojodtyrosin) und T_2 (Dijodtyrosin) – je nachdem, ob sich entweder ein oder zwei Jodatome an den Tyronsinrest des Thyreoglobulins binden. In Fachbüchern werden für T_1 und T_2 häufig die Bezeichnungen »3-Monojodtyrosin« und »3,5-Dijodtyrosin« verwendet. Die Zahlen verweisen dabei auf die Positionen im Ring des Tyrosinrestes, an die die Jodatome binden.[3]

In einem weiteren Schritt gehen nun die entstandenen T_1- und T_2-Verbindungen untereinander ein. Je nachdem, ob sich T_1-Moleküle an T_2-Moleküle binden oder T_2- an andere T_2-Moleküle, entstehen verschiedene Hormone. Im ersten Fall ist das Resultat T_3 (Trijodthyronin), im zweiten Fall T_4 (Tetrajodthyronin), das auch Thyroxin genannt wird. Ist von Schilddrüsenhormonen die Rede, sind fast immer T_3 und T_4 gemeint, obwohl streng genommen auch die beiden Moleküle T_1 und T_2 Hormone der Schilddrüse darstellen; ebenso wie eine Sonderform des T_3, das reverse T_3 (rT_3).[4]

Von den beiden Schilddrüsenhormonen ist T_3 für den Körper von noch größerer Bedeutung als das T_4, denn es ist das im Körper hauptsächlich biologisch aktive Schilddrüsenhormon.[5] T_4 dient vorrangig als Hormonvorstufe und wird bei Bedarf durch Enzyme zu T_3 dejodiert. »Dejodierung« bedeutet, dass Jodatome von T_4 abgespalten werden. Dieser Schritt vollzieht sich allerdings nicht in der Schilddrüse, sondern unter Einsatz weiterer Enzyme sowie Zink im Gehirn, in der Leber oder in den Nieren, also dort, wo das biologisch aktive T_3 benötigt wird. Nur rund 20 Prozent des im Körper aktiven T_3 stammen aus direkt synthetisierten Hormonen. 80 Prozent stammen aus

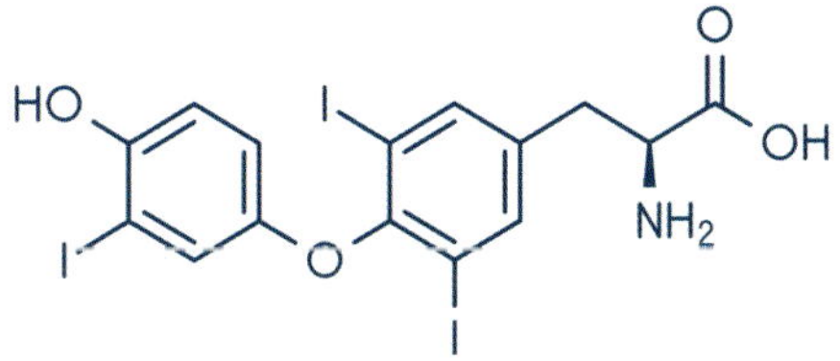

Trijodthyronin (T_3)

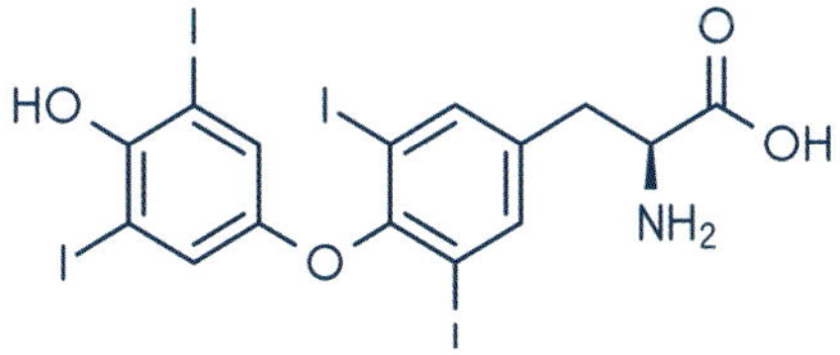

Thyroxin (T_4)

Abb. 1.2 Die Strukturformeln von T_3 und T_4 unterscheiden sich durch die Anzahl der enthaltenen Jodatome. T_3 enthält drei, T_4 vier Jodatome.

umgewandeltem T_4. Die Schilddrüse produziert etwa zehnmal mehr T_4 als T_3. Das hat für die weitere Verwendung ihrer Hormone, die bis zu ihrem Zielort weite Strecken im Körper zurücklegen müssen, einen entscheidenden Vorteil: In der Form des T_4 haben Schilddrüsenhormone eine Halbwertszeit von rund einer Woche, während Hormone mit dem fehlenden vierten Jodatom bereits nach etwa einem Tag abgebaut sind. Für Hormone gilt das Gleiche wie für Lebensmittel: Eine längere Haltbarkeit erleichtert das Haushalten. Noch besser gelingt das, wenn man eine große Vorratskammer besitzt.

Was passiert mit den fertigen Schilddrüsenhormonen?

Nach ihrer Fertigstellung landen T_3 und T_4 im Kolloid, der Vorratskammer der Schilddrüse. Der Name stammt aus dem Griechischen und bedeutet »leimähnlich«. Das Kolloid ist eine zähe Masse, die sich im Innern der rund drei Millionen Schilddrüsenfollikeln befindet. Die eingelagerten Schilddrüsenhormone bleiben an das Thyreoglobulin gebunden. Sind die Speicher der Schilddrüse gefüllt, lässt sich das im Mikroskop gut erkennen: Das Kolloid dehnt sich auf. Es kommt zu einer Abflachung der Follikel.

Die Vorratskammer ist eine äußerst hilfreiche Erfindung unseres Körpers. Ohne weitere Jodaufnahme kann die Schilddrüse bis zu zwei Monate von ihrem Vorrat zehren und eine normale Funktion aufrechterhalten. Thyreoglobulin dient in den Schilddrüsenfollikeln also nicht nur als Werkzeug der Hormonsynthese, sondern auch der Hormonspeicherung. Leert die Schilddrüse ihre Speicher und gibt T_3 und T_4 an die Blutbahn ab, zieht sich das Kolloid zusammen. Die Hormone, die dann im Blut zirkulieren, binden sich zu über 99,9 Prozent an Eiweißmoleküle, sogenannte Transporterproteine.[6] Nur ein verschwindend geringer Teil der Hormone bleibt frei und kann so unmittelbar im weiteren Stoffwechsel aktiv werden.

Woher weiß die Schilddrüse, wie viel Hormon sie produzieren soll?

Die Schilddrüse ist ein bemerkenswertes Organ, das im besten Fall ein äußerst feines Hormongleichgewicht aufrechterhält. Es wäre jedoch zu viel der Ehre, glaubten wir, dass die Schilddrüse etwas »weiß«. Ihre Zellen reagieren lediglich auf ankommende Signale und kennen genau zwei Zustände: aktiv oder inaktiv. Wenn sie von einem Zustand in den anderen übergehen, folgen sie einem durch Hormone codierten Arbeitsauftrag von höherer Stelle. Erteilt wird er in einem ersten Schritt vom Hypothalamus, dem Hirnareal, das gemeinsam mit der Hypophyse unsere endokrinen Drüsen steuert und dadurch das Körperwachstum, die Funktion der Nebennieren (Stressverarbeitung) oder die Sexualfunktion beeinflusst.

Der Hypothalamus schüttet das Hormon TRH aus. Mit TRH (*Thyrotropin-Releasing Hormone,* auch Thyreoliberin genannt) spricht der Hypothalamus in einer Sprache, die die in seiner Nachbarschaft angesiedelte Hypophyse versteht. Die Botschaft lautet: »Sorge dafür, dass mehr Schilddrüsenhormone produziert werden.« Daraufhin setzt die Hypophyse ihrerseits ein Hormon frei: das bereits erwähnte TSH (Thyreoidea-stimulierendes Hormon, auch Thyrotropin genannt). Über die Blutbahn gelangt TSH bis zur Schilddrüse, wo es an einem speziellen Rezeptor an den Zelloberflächen im Schilddrüsenzellgewebe andockt – ähnlich einem Schlüssel, der in ein passendes Schloss gesteckt wird. Damit ist der Arbeitsauftrag beim Empfänger angekommen. Er versetzt ihn auf unterschiedliche Weise in Aktion: Zum einen nimmt die Schilddrüse vermehrt Jodidionen auf und steigert das Wachstum ihrer Zellen;[7] die Hormonproduktion wird hochgefahren. Zum anderen gibt TSH der Schilddrüse das Signal, ihre mit T_3 und T_4 gefüllten Thyreoglobulinspreicher zu leeren und verstärkt T_4 in das biologisch aktive T_3 umzuwandeln.

Die gesunde Schilddrüse fährt mit der Herstellung und Ausschüttung von Hormonen so lange fort, bis deren Konzentration im Blut einen bestimmten Sättigungspunkt erreicht. Damit das funktionieren kann, müssen Hypothalamus und Hypophyse erfahren, dass ihr Arbeitsauftrag an die Schilddrüse erfüllt worden ist. Dies geschieht durch eine Rückkopplung der freigesetzten Schilddrüsenhormone mit der Hypophyse und dem Hypothalamus (siehe Abb. 1.3)

In dem Maß, in dem T_3 und T_4 in die Blutbahn gelangen, ihre Konzentration im Blut also steigt, hemmen sie die TSH- und TRH-Produktion. Sinken die T_3- und T_4-Spiegel hingegen, gehen Hypophyse und Hypothalamus ihrerseits dazu über, vermehrt Hormone freizusetzen. Entscheidend für diese Regulationsprozesse ist der Anteil der freien, nicht-proteingebundenen Schilddrüsenhormone im Blut. Neben Stoffwechselprozessen wie der Steigerung des Grundumsatzes oder der Bildung anderer wichtiger Hormone regulieren Schilddrüsenhormone also nebenbei die Menge ihrer eigenen Produktion.

Regulation durch Jod

Die Produktion von T_3 und T_4 wird nicht nur durch den Hormonregelkreis, sondern auch durch die Menge des Jodids im Blut beeinflusst. Ist die Konzentration von Jodid im Plasma niedrig, wird seine Aufnahme in den Magen-Darm-Trakt und in die Schilddrüsenzellen gesteigert. Die umgekehrte Wirkung tritt ein, wenn die Jodidkonzentration im Blut erhöht ist. Diese Art der Rückkopplung wird als Autoregulation der Schilddrüse bezeichnet.

Wie viel Jod ist gesund?

Schilddrüsenhormone sind die einzigen bekannten Moleküle in unserem Körper, die auf Jod angewiesen sind. Anhaltender Mangel an Jod verringert die Fähigkeit der Schilddrüse, Hormone zu bilden. Je nach Alter eines Menschen kann das unterschiedliche, teils schwerwiegende gesundheitliche Probleme wie die Jodmangel-Struma oder Entwicklungsstörungen bei Säuglingen verursachen (siehe Kapitel 2, »Funktionsstörungen der Schilddrüse«). Im Umkehrschluss heißt

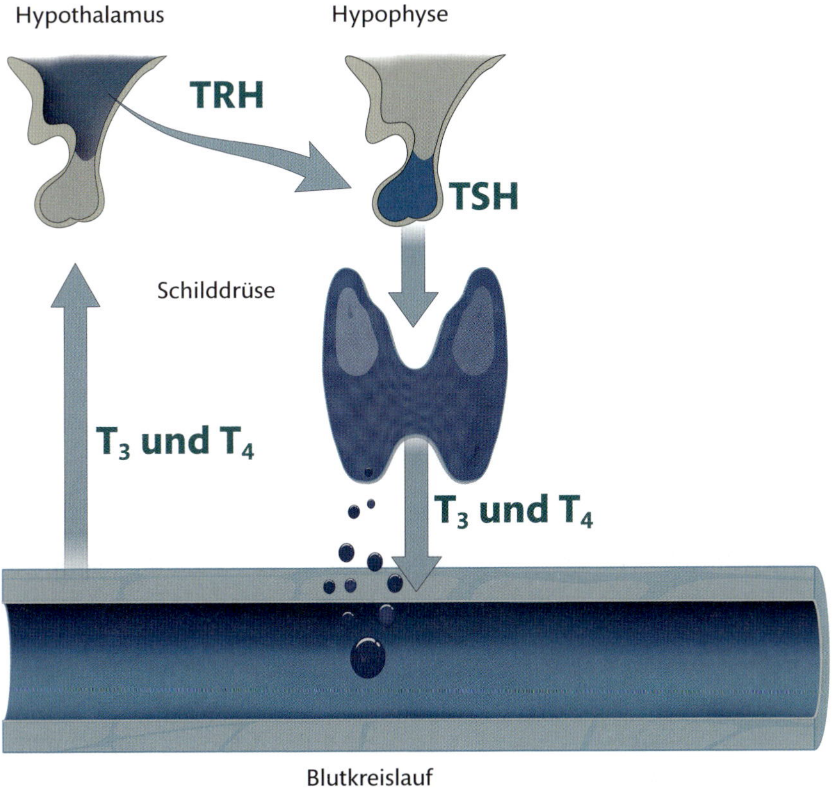

Abb. 1.3 Die Herstellung und Ausschüttung der Schilddrüsenhormone wird durch die Hypothalamus-Hypophyse-Schilddrüsen-Achse gesteuert. Das in der Hypophyse gebildete TSH regt die Schilddrüse an, Hormone zu bilden. Umgekehrt hemmen Schilddrüsenhormone die Produktion von TSH in der Hypophyse. Es entsteht ein Regelkreis, der zwischen den Hormonspiegeln ein Gleichgewicht herstellt.

das für die Schilddrüse aber nicht: je mehr Jod, desto besser. Die Schilddrüse hat zwar im Laufe der Evolution gelernt, Jod für sich nutzbar zu machen und kleinere Schwankungen der Menge auszugleichen. Dennoch ist sie ein sehr empfindliches Organ.

Allgemein lässt sich festhalten: Wie hoch das Maß an Jod ist, damit eine gesunde Schilddrüse normal funktionieren kann, ist individuell unterschiedlich. Es hängt vom Alter, vom Gewicht, von der genetischen Ausstattung und den Lebensumständen eines jeden Menschen ab. Richtwerte, wie sie von internationalen und nationalen Gesundheitsorganisationen erarbeitet werden, differenzieren bei ihren Empfehlungen in der Regel zwischen Kindern und Erwachsenen mit besonderer Berücksichtigung von schwangeren und stillenden Frauen. Laut Weltgesundheitsorganisation (WHO) und der Deutschen Gesellschaft für Ernährung (DGE) sollten Erwachsene rund 150 bis 200 µg Jod pro Tag zu sich nehmen, damit die Schilddrüse ihre normale Funktion aufrechterhalten kann.[8] Diese Werte gelten für Menschen, deren Schilddrüse keine Funktionseinschränkung, etwa durch Hashimoto-Thyreoiditis, aufweist. Schwangere und stillende Frauen haben einen erhöhten Bedarf an Jod. Ihre Tageszufuhr sollte laut DGE 230 µg beziehungsweise 260 µg betragen, während die WHO für beide Gruppen eine Menge von 200 µg angibt.

Empfehlungen zu einer Obergrenze der täglichen Jodzufuhr werden zwar ebenfalls von verschiedenen Gesundheitsorganisationen ausgesprochen. Diese Angaben gehen jedoch weit auseinander.[9] Zudem zeigen neuere Studien, dass erhöhter Jodkonsum keinesfalls so harmlos ist, wie die Grenzwerte suggerieren. Eine akute Jodvergiftung ist zwar in der Tat äußerst selten. Wenn die Jodzufuhr exzessiv oder dauerhaft gesteigert wird, können aber durchaus andere gesundheitliche Probleme auftreten. Eine zu hohe Aufnahme von Jod kann ebenso wie großer Jodmangel gravierende Folgen für die Produktion der Schilddrüsenhormone haben und sie sogar vollständig zum Erliegen bringen. Dieses paradox anmutende Phänomen, das die »normale« Beziehung von Jodangebot und Schilddrüsenhormonproduktion in ihr Gegenteil verkehrt, wird »Wolff-Chaikoff-Effekt« genannt. Jod

Wolff-Chaikoff-Effekt

Steigt der Jodidspiegel im Blut im Zuge einer hoch dosierten Einnahme des Spurenelements stark an, hemmt das Jodid die Jodperoxidase. Die Umwandlung zu Jod, das die Schilddrüse zum Bau ihrer Hormone benötigt, kommt zum Erliegen. Das Phänomen kann einige Tage bis wenige Wochen anhalten, bevor die Schilddrüse wieder normal funktioniert. Der Wolff-Chaikoff-Effekt ist ein eindrucksvolles Beispiel für die regulative Fähigkeit der Schilddrüse. Wie ein »Not-Aus-Schalter« verhindert er, dass die Welle an Jodid in einer Hormonüberschwemmung ausufert. Denn dies würde den gesamten Körper ins Chaos stürzen. Der genaue Mechanismus, der zur Blockierung der Hormonsynthese führt, ist noch nicht genau verstanden. Gleichwohl machen sich Chirurgen die hemmende Wirkung hoher Jodid-Konzentrationen auf die Aktivität des Schmetterlingsorgans bei Schilddrüsenoperationen zunutze. Diese Technik wird »Plummerung« genannt, nach ihrem Erfinder, dem amerikanischen Mediziner Henry Plummer. Der Name »Wolff-Chaikoff-Effekt« geht auf die Biochemiker Jan Wolff und Israel Lyon Chaikoff zurück. Sie haben das Phänomen erstmals 1948 an Ratten beschrieben.

in sehr hoher Dosis, verabreicht beispielsweise bei Röntgenuntersuchungen mit jodhaltigem Kontrastmittel oder in Form von Medikamenten, kann die Schilddrüse irritieren, vorübergehende oder dauerhafte Funktionsstörungen auslösen und bei Menschen mit genetischer Prädisposition Hashimoto-Thyreoiditis verursachen. Die Schilddrüse scheint übermäßige Jodzufuhr schlechter kompensieren zu können als einen leichten Jodmangel. Kurzzeitige Engpässe kann sie ausgleichen, indem sie auf gespeichertes Jod zurückgreift. Bei anhaltender Jodunterversorgung schaltet die Schilddrüse in eine Art Sparmodus. Bei Menschen mit leichtem bis mittlerem Jodmangel nutzt sie das begrenzt zur Verfügung stehende Angebot effektiver – allerdings auf Kosten einer Vergrößerung des Schilddrüsengewebes. Es kann zur euthyreoten Struma kommen. Mit fortgeschrittenem Alter wird eine betroffene Person mit großer Wahrscheinlichkeit eine Schilddrüsenüberfunktion entwickeln.

Wie lässt sich die Jodzufuhr messen?

Die Messung der Jodausscheidung im Urin ist eine Methode, um verlässliche Rückschlüsse auf die Zufuhr des Spurenelements ziehen zu können. Die Schilddrüse kann nur einen Bruchteil des aus Nahrung gewonnenen Jods speichern. Rund 80 bis 90 Prozent des Spurenelements werden über die Nieren ausgeschieden. Bei Erwachsenen ist es möglich, die Menge des Jods im Urin in Relation zum ausgeschiedenen Kreatinin zu messen. Auf diese Weise lassen sich Ungenauigkeiten minimieren, die durch unterschiedliche Urinkonzentrationen entstehen. Kreatinin ist ein Stoffwechselprodukt, das über die Niere ausgeschieden wird und dadurch eine Beurteilung der Nierenfunktion ermöglicht.

Wie steht es um die Jodversorgung in Deutschland?

Deutschland ist wie Mitteleuropa überhaupt ein natürliches Jodmangelgebiet. Das Spurenelement kommt im Boden, im Trinkwasser und damit in der pflanzlichen und tierischen Nahrung nur in geringer Menge vor. Unsere stammesgeschichtlichen Vorfahren und frühere Generationen waren vor allem auf den Verzehr von Meeresfrüchten angewiesen, um Jod aufzunehmen. Das änderte sich in den 1980er-Jahren, als begonnen wurde, Speisesalz zu jodieren. Die Jodversorgung in Deutschland stieg daraufhin deutlich an. 2007 ergab eine repräsentative Studie des Robert-Koch-Instituts eine Jodkonzentration von 117 µg pro Liter Urin im Median.[10]

Nach den Kriterien der WHO lag die Jodversorgung in Deutschland damit im unteren optimalen Bereich. Laut WHO gilt eine Bevölkerung dann als optimal versorgt, wenn die gemessene Jodausscheidung im Urin im Median zwischen 100 und 200 µg pro Liter liegt. Der Erfolg in der Steigerung der Jodversorgung kann jedoch schnell darüber hinwegtäuschen, dass noch immer rund ein Drittel der Deutschen mit ihrer täglichen Jodzufuhr unterhalb des mittleren geschätzten Bedarfs liegt. Wie eine andere Studie des Robert-Koch-Instituts zeigte, dürfen vor allem Frauen im Alter zwischen 18 und 29 als unterversorgt gelten. Fast jede zweite Frau dieser Altersgruppe nimmt danach zu wenig Jod zu sich. Bei den Männern der gleichen Altersgruppe ist rund jeder Dritte unterversorgt. Erste Ergebnisse des aktuellen Jodmonitorings (2014 bis 2017) in Deutschland deuten zudem darauf hin, dass sich die Jodversorgung auf der Bevölkerungsebene insgesamt weiter verschlechtert hat. Mit einer medianen Jodausscheidung von rund 89 µg Jod pro Liter verfehlt Deutschland laut der Studie die Empfehlungen der WHO und gilt wieder als Jodmangelgebiet.

Es ist daher wenig verwunderlich, dass die Forderung nach stärkerer Prophylaxe lauter wird. Vorgeschlagen wird etwa die Anhebung des Jodierungsgrads von Speisesalz von 20 auf 25 µg pro Gramm. Ein solcher Schritt zielt klarerweise darauf ab, die Jodversorgung in der Breite zu steigern. Für den Einzelnen erhöht sich damit allerdings das Risiko, das individuelle Maximum bei der Jodaufnahme zu überschreiten. Bereits fünf Gramm Jodsalz – das entspricht etwa der Menge eines Teelöffels – enthalten schon jetzt rund 100 µg Jod. Eine Ernährung, die vermehrt auf industriell vorgefertigte Speisen beruht, kann die aufgenommene Jodmenge schnell an die empfohlene Höchstgrenze oder darüber hinaus treiben (siehe den Abschnitt »1. Was ist die beste Ernährung bei Hashimoto-Thyreoiditis?« in Teil IV). Wer außerdem bestimmte Medikamente einnehmen muss oder auf frei verkäufliche Nahrungsergänzungsmittel zurückgreift, erlebt unter Umständen, wie sein Jodwert regelrecht explodiert. Wie wir noch sehen werden, gibt es gute Gründe, bei der Steigerung der Jodzufuhr über den Ausgleich eines festgestellten Mangelzustands hinaus Vorsicht walten zu lassen. Mehr Jod in Form von Salz zu sich zu nehmen, ist dabei übrigens ein denkbar schlechter Weg.

Menschen, die viel Salz essen, leiden nachweislich häufiger an Herz-Kreislauf-Erkrankungen. Die WHO empfiehlt daher, den täglichen Salzkonsum auf einen Teelöffel, also rund fünf Gramm, zu beschränken. Möchten Sie Ihrem Jodhaushalt und damit Ihrer Schilddrüse etwas Gutes tun, dann verschonen Sie sie mit Experimenten auf eigene Faust, vor allem wenn Sie Ihren Jodstatus nicht kennen.

Kapitel 2

FUNKTIONSSTÖRUNGEN DER SCHILDDRÜSE

Störungen der Schilddrüsenfunktion lassen sich allgemein in zwei Typen einteilen: die Unterfunktion und die Überfunktion, Hypothyreose beziehungsweise Hyperthyreose genannt. Werden bei einer Patientin TSH- und Schilddrüsenhormonspiegel gemessen, die außerhalb der Normbereiche liegen, handelt es sich um eine overte (manifeste) Form der Über- oder Unterfunktion. Befindet sich lediglich der TSH-Wert außerhalb seines Referenzrahmens, spricht man laut Definition von einer latenten Form. Betroffene empfinden dabei meist keine Krankheitssymptome. Die latente Funktionsstörung wird daher auch subklinisch genannt. Eine trennscharfe Unterscheidung zwischen den beiden Formen vorzunehmen, ist allerdings schwierig. In einigen Fällen entwickelt sich die latente Schilddrüsenunter- und überfunktion zur overten Form. Zudem kann es vorkommen, dass Patienten, die laborchemisch an einer overten Unterfunktion leiden, keine oder kaum Beschwerden spüren. Der Begriff »subklinisch« führt daher in diesem Zusammenhang in die Irre.

Neuere Forschungserkenntnisse deuten darauf hin, dass es sich bei einer latenten Schilddrüsenunterfunktion um ein frühes Stadium oder eine milde Form der overten Unterfunktion handelt (siehe den Abschnitt »Der TSH-Wert« in Kapitel 7).

Schilddrüsenunterfunktion (Hypothyreose)

Eine Schilddrüsenunterfunktion entsteht dann, wenn die Schilddrüse den Bedarf des Körpers an Hormonen nicht decken kann. Dazu kann es zum Beispiel kommen, wenn die Schilddrüse erkrankt ist oder wenn nicht genug Jod zum Bau der Hormone vorhanden ist. Zahlen, wie viele Menschen in Deutschland an einer Schilddrüsenunterfunktion leiden, werden nicht erhoben. Aufgrund von Studien aus dem europäischen Ausland sowie den USA darf man annehmen, dass die Häufigkeit der latenten Hypothyreose zwischen drei und zehn Prozent und der overten Hypothyreose zwischen 0,2 und 5,5 Prozent beträgt. Das Risiko, eine latente Hypothyreose zu entwickeln, nimmt mit dem Alter zu. Frauen sind deutlich häufiger betroffen als Männer. Menschen, die unter einer Autoimmunkrankheit leiden oder mit einem Downsyndrom geboren wurden, weisen ebenfalls ein erhöhtes Hypothyreose-Risiko auf.

Symptome: Da Patienten mit einer latenten Hypothyreose zumeist keine Krankheitssymptome empfinden oder sich derer nicht bewusst sind, wird die Diagnose meist beiläufig durch eine in anderem Zusammenhang erfolgte und anschließend wiederholte TSH-Wert-Bestimmung gestellt. Die Hormonminderproduktion führt zu einem Ansteigen des TSH-Wertes. Gleichzeitig liegen die T_3- und T_4-Werte innerhalb des normalen Referenzbereichs. Eine latente Hypothyreose, die nicht spontan wieder verschwindet, kann aber durchaus negative Folgen für Betroffene haben. Vor allem jüngere Patientinnen unter 65 Jahren sowie Patientinnen mit stark erhöhtem TSH-Spiegel leiden im Laufe ihres Leben häufiger an Herz-Kreislauf-Erkrankungen als Menschen mit normaler Schilddrüsenfunktion.

Bei der overten Krankheitsform der Schilddrüsenunterfunktion können die Symptome stark variieren. Die Bandbreite reicht von nicht oder kaum vorhandenen Beschwerden bis hin zu einem potenziell tödlichen Verlauf (äußerst selten). Patienten klagen am häufigsten über einen körperlichen und geistigen Leistungsabfall, Müdigkeit oder Depression. Es kommt vor, dass sich die Haut trocken und kühl

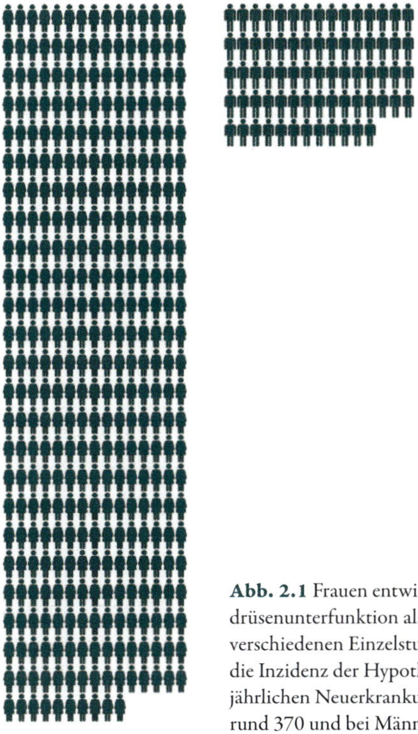

Abb. 2.1 Frauen entwickeln sehr viel häufiger eine Schilddrüsenunterfunktion als Männer. Einer Auswertung von verschiedenen Einzelstudien aus dem Jahr 2014 zufolge beträgt die Inzidenz der Hypothyreose in Europa, also die Zahl der jährlichen Neuerkrankungen pro 100 000 Menschen, bei Frauen rund 370 und bei Männern rund 72 Fälle.

anfühlt, eine teigige Konsistenz bekommt und blassgelb und schuppend wirkt. Die Schilddrüse selbst kann sich vergrößern, mitunter knotige Veränderungen entwickeln. Viele Betroffene berichten über eine unerklärliche Gewichtszunahme. Im Labor lässt sich die overte Hypothyreose nachweisen, wenn ein Patient einen erhöhten TSH-Spiegel bei erniedrigten T_3- und T_4-Werten hat. Patienten mit einer overten Schilddrüsenunterfunktion erkranken mit zunehmendem Alter häufiger an koronaren Herzerkrankungen. Lebensbedrohlich kann eine Schilddrüsenunterfunktion dann werden, wenn im Zuge eines schweren und unbehandelten Verlaufs ein sogenanntes Myxödemkoma eintritt. Diese schwerste Form der Hypothyreose ist heutzutage jedoch sehr selten.

Ursachen: Traditionell gilt eine mangelnde Jodzufuhr als häufigste Ursache einer Schilddrüsenunterfunktion. In westlichen Ländern mit entwickeltem Gesundheitssystem hat die Hashimoto-Thyreoiditis der Jodunterversorgung allerdings längst den Rang als größter Risikofaktor abgelaufen. Auch andere Schilddrüsenerkrankungen können eine Hypothyreose hervorrufen. Dazu zählen andere Formen der Schilddrüsenentzündung, wie die bakterielle (akute eitrige) Thyreoiditis oder die subakute Thyreoiditis de Quervain. Auch Karzinome können die normale Funktion des Organs beeinträchtigen. Zudem können medizinische Maßnahmen wie eine Arzneimittelgabe (siehe den Abschnitt »Arzneimittel und Bestrahlung« in Kapitel 8), eine Strahlen- oder Radiojodtherapie oder Operationen die Ursache sein.

Eine Unterfunktion muss nicht auf erworbenen Ursachen beruhen, sie kann auch aus einem angeborenen Defekt der Schilddrüse oder aus einem teilweisen oder vollständigen Fehlen des Organs resultieren. In seltenen Fällen ist die Ursache nicht in der Schilddrüse selbst, sondern an anderer Stelle des Hormonregelkreises wie der Hypophyse oder des Hypothalamus zu suchen. Eine angeborene Hypothyreose tritt bei einem von rund 3000 bis 5000 Neugeborenen auf. Da Schilddrüsenhormone eine entscheidende Rolle im Reife- und Wachstumsprozess von Kindern spielen, sind die Folgen der Hypothyreose für sie ungleich schlimmer als für Erwachsene. Es kann zu Hirnschäden, geistiger Retardierung und Wachstumseinschränkungen kommen. Je früher der Schilddrüsenhormonmangel nach der Geburt durch Hormonersatz ausgeglichen wird, desto besser können Fehlentwicklungen aufgehalten oder sogar rückgängig gemacht werden.

Eine Untersuchung auf erhöhtes TSH gehört in Deutschland zum sogenannten Neugeborenenscreening und wird standardmäßig in den ersten Lebenstagen durchgeführt. Bleibt die angeborene Unterfunktion unerkannt, kann sich im schlimmsten Fall das Vollbild des Kretinismus entwickeln.

Therapie: Entsteht die Schilddrüsenunterfunktion als Folge einer Hashimoto-Thyreoiditis, ist sie in der Regel nicht heilbar. Die Therapie der Schilddrüsenunterfunktion besteht dann standardmäßig aus dem Ersatz des körpereigenen T_4 durch das synthetische Hormon L-Thyroxin. Da der Hormonbedarf von Patient zu Patient variiert, muss das Präparat »eingeschlichen« werden, das heißt, seine Dosis muss sukzessive gesteigert werden, um eine Überdosierung zu vermeiden. Der Richtwert, mit dem man sich der optimalen Dosierung annähert, liegt zwischen 1,5 bis 1,8 µg pro Kilogramm Körpergewicht. Die Einnahme des Medikaments sollte auf leeren Magen erfolgen. Bei richtiger Einstellung der Hormondosis auf den Bedarf eines Patienten können die Symptome der Unterfunktion in der Regel gelindert oder gänzlich behoben werden. Die bakterielle Schilddrüsenentzündung lässt sich gut mit der Gabe von Antibiotika behandeln. Die subakute Thyreoiditis de Quervain heilt in 80 Prozent der Fälle spontan, also ohne weitere Maßnahmen, von alleine aus.

Schilddrüsenüberfunktion (Hyperthyreose)

Bei der Schilddrüsenüberfunktion produziert die Schilddrüse übermäßig viel Hormone. Es kommt zu einer erhöhten Aktivierung der Hormonrezeptoren auf den Zielzellen nahezu aller wichtigen Organe. Rund ein bis drei Prozent der Frauen und 0,1 Prozent der Männer entwickeln im Laufe ihres Lebens eine Hyperthyreose.

Symptome: Viele der Symptome, die mit einem Mangel von T_3 und T_4 einhergehen, verkehren sich bei der Überfunktion in ihr Gegenteil. Patientinnen berichten von Ruhelosigkeit, Nervosität, Reizbarkeit, Schlafstörungen und innerer Hitze. Der Körper reagiert mit übermäßigem Schwitzen, gesteigerter Herzfrequenz (Tachykardie) und Durchfall. Der Grundumsatz sowie der Fettsäure- und Kohlenhydratverbrauch sind erhöht, sodass Betroffene an Körpergewicht verlieren. Muskeln werden schwach und beginnen zu zittern. Tritt die Schilddrüsenüberfunktion als Folge der Basedow'schen Krankheit auf, können sich weitere charakteristische Symptome zeigen wie zum Beispiel sichtbare Veränderungen der Augenhöhle (endokrine Orbitopathie).

Leiden ältere Menschen über 60 Jahren an Schilddrüsenüberfunktion, entwickeln sie häufiger Herzrhythmusstörungen und Vorhofflimmern als gleichaltrige Menschen mit normaler Schilddrüsenfunktion. Bleibt eine Schilddrüsenüberfunktion über längere Zeit unbehandelt, steigt das Risiko, an Osteoporose zu erkranken. Neben typischen Beschwerden lässt sich die overte Hyperthyreose durch einen niedrigen TSH-Spiegel im Blut sowie durch erhöhte T_3- und T_4-Werte erkennen. Bei Patientinnen mit einer latenten Schilddrüsenüberfunktion ist lediglich der TSH-Spiegel erniedrigt, während T_3 und T_4 im normalen Referenzbereich liegen. Neben der Untersuchung von TSH- und Schilddrüsenhormonwerten stehen Medizinerinnen weitere Instrumente der Diagnose zur Verfügung. Dazu zählt die Messung der Blutkonzentration der TSH-Rezeptor-Antikörper (abgekürzt TRAK) und bildgebende Verfahren wie die Sonografie oder Szintigrafie.

Ursachen: In Gesellschaften mit adäquater Jodversorgung wird die Schilddrüsenüberfunktion am häufigsten durch den Morbus Basedow verursacht. Diese Autoimmunerkrankung steckt in rund 80 Prozent der Fälle hinter einer Hyperthyreose. Etwa jeder Fünfte entwickelt eine Schilddrüsenüberfunktion infolge einer toxischen Schilddrüsenautonomie. In Jodmangelgebieten kommt dieses Krankheitsbild häufiger vor. Dort verursacht die toxische Schilddrüsenautonomie jeden zweiten Fall von Hyperthyreose. Von einer Schilddrüsenautonomie spricht man, wenn Areale des Schilddrüsengewebes nicht mehr der Kontrolle der Hypothalamus-Hypophysen-Achse unterliegen. Oftmals entstehen dabei Knoten. Sie werden als »heiße Knoten« bezeichnet (siehe den Abschnitt »Weitere Möglichkeiten der Schilddrüsen-Diagnostik« in Kapitel 7). Kommt es in gleich mehreren abgegrenzten Teilen der Schilddrüse zu einer derartigen Rebellion, spricht man von einer multifokalen Autonomie. Ist nur ein einziges Gebiet betroffen, bezeichnet man es als autonomes Adenom oder unifokale Autonomie. In seltenen Fällen ist die gesamte Schilddrüse von kleineren autonomen Zellinseln durchsetzt, hier spricht man von disseminierter Autonomie. Bei der Schilddrüsensonografie kann die Größe und Struktur

Morbus Basedow

Morbus Basedow (im englischen »*Graves' Disease*«) genannt, ist wie die Hashimoto-Thyreoiditis eine Autoimmunerkrankung der Schilddrüse. Von 100 000 Menschen erkranken pro Jahr etwa 20 bis 50 an Morbus Basedow. Am häufigsten tritt die Krankheit im Alter zwischen 30 und 50 Jahren auf; Frauen sind rund sechsmal häufiger betroffen als Männer. Der Name der Krankheit (lateinisch: *morbus*) geht zurück auf Carl Adolph von Basedow (1799–1854). Der in Merseburg tätige deutsche Arzt beschrieb 1840 zahlreiche Beschwerden, die bis heute als charakteristische Symptome der Erkrankung zählen.

Bereits fünf Jahre zuvor präsentierte der irische Arzt Robert Graves der Wissenschaftswelt drei Patientinnen mit dem klinischen Bild einer Schilddrüsenüberfunktion bei Vergrößerung der Drüse und Tachykardie. Von Basedow fielen aber weitere Details auf. Seinen Beobachtungen zufolge verursachte die Erkrankung nicht nur eine Struma und eine Tachykardie, sondern auch, dass die Augäpfel hervortraten. Das Vorhandensein dieser drei Krankheitserscheinungen wird als Merseburger Trias bezeichnet. Obwohl beide Ärzte als Ursache der Symptome vornehmlich einen Defekt des Herzens vermuteten, wurden ihre Namen in Anerkennung ihrer Leistungen später namensgebend für die Krankheit.

Beim Morbus Basedow entstehen Autoantikörper, die die Regulation der Schilddrüsenhormone stören. Dabei handelt es sich um Antikörper, die mit dem TSH-Rezeptor-Antigen an Zellen der Schilddrüse kompatibel sind. Indem sie an den Rezeptor binden, signalisieren sie der Zelle, dass sie mehr Hormone bilden soll. Zudem regen sie das Wachstum des Gewebes an. Da sich TSH-Rezeptoren auch auf Zellen der Augenhöhle finden, kann es zur endokrinen Orbitopathie kommen, die von Basedow als Hervortreten der Augäpfel beschrieb.

der Schilddrüsenknoten dargestellt und betrachtet werden. Das Verfahren bietet sich vor allem für Untersuchungen an, bei denen überprüft wird, ob ein Knoten wächst. Eine Schilddrüsenszintigrafie mit radioaktiven ^{99m}Technetium-Pertechnetat (PTT) ist notwendig, wenn die Laborwerte Hinweise auf einen heißen Knoten ergeben.

Therapie: Eine unkomplizierte Hyperthyreose lässt sich medikamentös durch die Einnahme von Thyreostatika behandeln. Diese verringern die Schilddrüsenhormonproduktion, indem sie entweder die Umwandlung von T_4 zum biologisch aktiven Hormon T_3 hemmen oder indem sie das Jodperoxidase-Enzym ausschalten. Nach einem Zeitraum von ein bis zwei Jahren erreichen 40 bis 50 Prozent der Patienten mit Morbus Basedow dank dieser Therapie einen dauerhaften Rückgang der Hyperthyreose-Symptome. Alternativ kann eine durch Morbus Basedow oder durch eine toxische Schilddrüsenautonomie hervorgerufene Überfunktion durch eine Radiojodtherapie behandelt werden. Die Einnahme des radioaktiven Jodisotops ^{131}Jod führt zu einer strahlungsbedingten Schädigung des Schilddrüsengewebes und somit zu einer Reduzierung der Schilddrüsenhormonproduktion. Da die Schilddrüse das einzige Organ ist, das Jod aufnimmt und speichert, werden ausschließlich ihre Zellen durch diese Methode zerstört. Schwangere oder stillende Frauen kommen für die Radiojodtherapie allerdings nicht in Betracht. Erschweren Komplikationen eine nicht-invasive Therapie der Hyperthyreose, ist die Schilddrüse massiv vergrößert oder von Krebs befallen, kann es geboten sein, das Schmetterlingsorgan ganz oder teilweise chirurgisch zu entfernen (Thyreoidektomie). Im Fall von Morbus Basedow ist dieses Mittel die radikalste und zugleich effektivste Behandlung. Die Folge der operativen Entfernung von Schilddrüsengewebe ist ein Mangel an Schilddrüsenhormonen. Zur Behandlung nehmen Patienten Hormonersatzpräparate ein.

Kapitel 3

DAS IMMUNSYSTEM

In den Hunderttausenden Jahren seiner Evolution und Millionen Jahren der Entwicklung seiner Vorfahren hat der Mensch eine Reihe ausgeklügelter Abwehrmechanismen entwickelt, um sich vor Krankheitserregern wie Bakterien, Viren, Pilzen und Parasiten zu schützen. Die Gesamtheit dieser Mechanismen, der beteiligten Zellen und Organe wird als Immunsystem bezeichnet. Es lässt sich für unsere Zwecke grob in zwei Teile gliedern: die Schutzbarriere nach außen und die Abwehr im Innern.

Die Wirkungsweise des Immunsystems

Um sich ein Bild vom Aufbau unseres Immunsystems machen zu können, stellen Sie es sich vor wie die Sicherheitsvorkehrungen bei einem Bundesligaspiel. Im Körper übernehmen unsere Schleimhäute und Haut die Einlasskontrolle. Der Darm stellt dabei so etwas wie einen Haupteingang dar. Er wird pausenlos von Krankheitserregern und toxischen Stoffen bedrängt, belästigt und geprüft – und das auf einer Fläche, die um ein Vielfaches größer ist als die Haut. 99 Prozent aller Mikroorganismen, die unseren Körper besiedeln, befinden sich im Darm. Daher darf man wohl mit Recht sagen, dass er unsere wichtigste Barriere zur Außenwelt ist. Lange Zeit wurde seine enorme Bedeutung für unser Immunsystem verkannt. Man nahm an, er sei bloß für die Verdauung von Nahrung verantwortlich. Inzwischen ist klar, dass ein gesunder Darm eine entscheidende Rolle bei der Immunabwehr spielt – und nicht nur das. Der Darm besitzt ein kompliziertes Nervengeflecht mit einer direkten Leitung ins Gehirn und hat so großen Einfluss auf unser Wohlbefinden und auf unsere Gefühlswelt. Mehr als 90 Prozent des körpereigenen Glückshormons Serotonin wird in ihm gebildet. Kein Wunder also, dass inzwischen von einem »zweiten Gehirn« oder vom »Hirn im Bauch« die Rede ist.

Wie das Sicherheitspersonal vor dem Fußballstadion unterscheidet der Darm in einem unaufhörlichen Filterprozess zwischen Freund und Feind. Die Darm-Mikrobiota oder Darmflora, wie sie gemeinhin genannt wird, beherbergt rund 100 Billionen Bakterien unterschiedlicher Stämme und Arten. Ihre Anzahl entspricht etwa der zehnfachen Menge aller Körperzellen zusammengenommen – eine schier unvorstellbare Größe, gegen die selbst der größte Zuschauerandrang bei einem Spitzenspiel wirkt wie ein Rückzug in eine eremitische Einsamkeit.

Die Zusammensetzung der Darmflora, an der neben Bakterien auch Pilze und Viren ihren Anteil haben, hängt von verschiedenen Umweltbedingungen ab. Ihre Charakteristik wird denkbar früh geprägt, zum Beispiel bereits von Bakterien, mit denen der Fetus im Mutterleib konfrontiert wird, durch die Art der Entbindung und Versorgung in der Stillzeit. Von Natur aus sind es Bakterien aus dem Geburtskanal, dem Darm, der Haut und der Milch der Mutter, die den Darm eines Neugeborenen als Erstes kolonisieren. Im Laufe eines Lebens entwickelt sich die Darmflora durch individuelle Ernährungsgewohnheiten, Drogen- und Alkoholkonsum und durchgemachte Krankheiten zu einer einzigartigen Komposition – zu einem regelrechten Fingerabdruck auf Basis der Mikrobiota.

Zum Glück meinen es die meisten dieser Bakterien gut mit uns. Auf dem langen Weg unserer gemeinsamen Evolution hat sich eine Zusammenarbeit entwickelt, von der beide Seiten profitierten. Dort, wo die Sonne nicht scheint, herrschen für sie ideale Lebensbedingungen. Der Darm bietet (neben schattigen Plätzen) andauernde Wärme und eine ständige Versorgung mit Nahrung. Im Gegenzug wandeln Bakterien für uns Ballaststoffe zu wichtigen kurzkettigen Fettsäuren um. Ihnen ist es somit zu verdanken, dass wir viele pflanzliche Nahrungsmittel, auf die unsere Spezies in früheren Zeiten zur Energiegewinnung angewiesen war, überhaupt verdauen können.

Immer wieder kommt es jedoch vor, dass sich Krankheitserreger unter die Darm-Mikrobiota schummeln. Sie müssen nach Möglichkeit aufgehalten werden. Der Darm bedient sich dazu dreier Verteidigungslinien:

1. Gemeinsam mit der Vielzahl an freundlichen Bakterien, die den feindlich gesinnten Mikroben Nährstoffe zum Überleben wegnehmen, schützt eine dichte Schleimhaut mit dahinterliegender Epithelzellschicht den Eingang.
2. Die Zwischenräume zwischen den Epithelzellen sind durch sogenannte *Tight Junctions* abgedichtet. Sie sorgen dafür, dass der Schmutz in unserem Darm vor der Tür bleibt, während die Epithelzellen gleichzeitig den Durchfluss von Nährstoffen und Antigenen ermöglicht. Unser Immunsystem hält sich dank dieses cleveren Tricks ständig auf dem Laufenden, was uns in der Nahrung und Umgebung gerade umgibt und woraus sich die Mikrobiota zusammensetzt, wo also die Grenze zwischen Freund und Feind verläuft.
3. Verarbeitet werden diese Informationen von den darmeigenen Immunzellen – der dritten Verteidigungslinie. Sie beginnt unmittelbar hinter der Epithelzellschicht und besteht aus so vielen körpereigenen Abwehrzellen, dass sie zusammengenommen rund 70 Prozent der gesamten aktiven Zellen unseres Immunsystems entsprechen.

Stellt der Darm die Gesamtheit der Sicherheitskräfte vor dem Haupteingang dar, so sind die Immunzellen die Ordner in der Arena unseres Körpers. Sie sind über das gesamte Blutgefäß- und Lymphsystem verteilt und fischen Eindringlinge und Krawallmacher heraus, die sich ohne Eintrittskarte Zutritt verschafft haben oder sich schlicht nicht benehmen können. Immunzellen bestehen aus einer Vielfalt von weißen Blutkörperchen (Leukozyten). Ihr Bauplan liegt in unseren Genen. Gebildet werden sie im Knochenmark. Unsere Gene können logischerweise nicht genau wissen, auf welche Krankheitserreger wir im Laufe unseres Lebens stoßen werden. Daher haben Immunzellen zu einem frühen Zeitpunkt im Laufe der Evolution einige allgemeine Abwehrstrategien entwickelt, die sich als wirksame Verteidigung gegen eine Vielzahl von Erregern herausgestellt haben. Dieser Teil des Immunsystems wird als das »unspezifische Immunsystem« oder »angeborene Immunsystem« bezeichnet. Zu den Leukozyten des angeborenen Immunsystems zählen Makrophagen (sogenannte Riesenfresszellen), Granulozyten und dendritische Zellen. Sie erkennen feindliche Eindringlinge in den meisten Fällen sehr schnell und schalten sie innerhalb weniger Stunden aus. Meistens merken wir es nicht einmal, dass sich in uns diese Vorgänge abspielen.

Leukozyten können sich zu einer weiteren wichtigen Gruppe von Immunzellen entwickeln: den Lymphozyten. Lymphozyten untergliedern sich in drei aktive Typen von Immunzellen: B-Zellen, T-Zellen und Killerzellen. Letzte zählen zum angeborenen Immunsystem. Sie können lediglich feststellen, ob Zellen von Mikroorganismen wie Viren befallen sind oder sich zu Krebszellen entwickelt haben, um sie anschließend mit ihren Mitteln zu bekämpfen. B- und T-Zellen steuern hingegen eine auf den individuellen Angreifer abgestimmte Abwehr. Auch sie wissen natürlich nicht, mit welchen Krankheitserregern sie es im Laufe eines Lebens zu tun bekommen. Doch sie sind anpassungs- und lernfähig und in der Lage, so etwas wie ein Gedächtnis über schädliche Antigene anzulegen. Sie bilden das sogenannte erworbene Immunsystem. In der Arena unseres Körpers können sie nicht nur zwischen »Eintrittskarte vorhanden« und »nicht vorhanden« unterscheiden. Sie erkennen sogar raffinierte Fälschungen und merken sich die Gesichter von »Wiederholungstätern«.

Der erworbene Teil des menschlichen Immunsystems ist stammesgeschichtlich am jüngsten. In seine Entwicklung wurde also die längste Zeit investiert. Das macht ihn zur Krone der in der Evolution entwickelten Abwehr von Krankheitserregern. Ganz nebenbei ermöglicht er medizinische Techniken wie das Impfen, laborchemische Nachweise oder Schwangerschaftstests. Doch die höhere Komplexität des erworbenen Immunsystems ist für den Körper nicht ohne Risiko zu haben. Lymphozyten, vor allem die sogenannten T-Helferzellen, spielen bei der Entstehung von Autoimmunreaktionen eine zentrale Rolle.

Wie liefern B- und T-Zellen eine auf Krankheitserreger abgestimmte Immunantwort?

Die Immunzellen unseres erworbenen Abwehrsystems sind mit einer Vielfalt an unterschiedlichen Rezeptoren ausgestattet, mit denen sie an die Oberflächenstruktur von Krankheitserregern binden können. Eine Struktur, die von einem Rezeptor erkannt werden kann, wird Antigen genannt. Dank der vielfältigen Antigenrezeptoren ist das erworbene spezifische Immunsystem also in der Lage, eine auf verschiedene Krankheitserreger abgestimmte Immunantwort zu geben. B- und T-Lymphozyten arbeiten untereinander sowie mit Makrophagen und dendritischen Zellen Hand in Hand. Immunzellen können sogenannte Zytokine freisetzen. Das sind Botenstoffe wie Interleukine oder Interferone, mit denen sie im beschränkten Maße kommunizieren können.

Makrophagen stehen häufig am Beginn der in Kaskaden ablaufenden Immunprozesse. Sie werden auf zwei verschiedene Arten aktiv. Entweder sie greifen einen Erreger auf, oder sie stellen fest, dass Zellen und Gewebe beschädigt wurden. Beide Fälle führen dazu, dass die Makrophagen und dendritische Zellen Zytokine ausschütten, mit denen sie Alarm schlagen und Verstärkung anfordern. Makrophagen und dendritische Zellen sind zudem in der Lage, aufgegriffene Eindringlinge den T-Zellen »zu präsentieren«. T-Zellen regulieren wiederum, welcher Abwehrmechanismus in Gang gesetzt werden soll. Zur Wahl stehen die sogenannte zelluläre (oder zellvermittelnde) Immunität, die die T-Zellen selbst übernehmen, oder die nicht-zelluläre (humorale) Immunität, bei der die B-Zellen die wichtigste Rolle spielen.

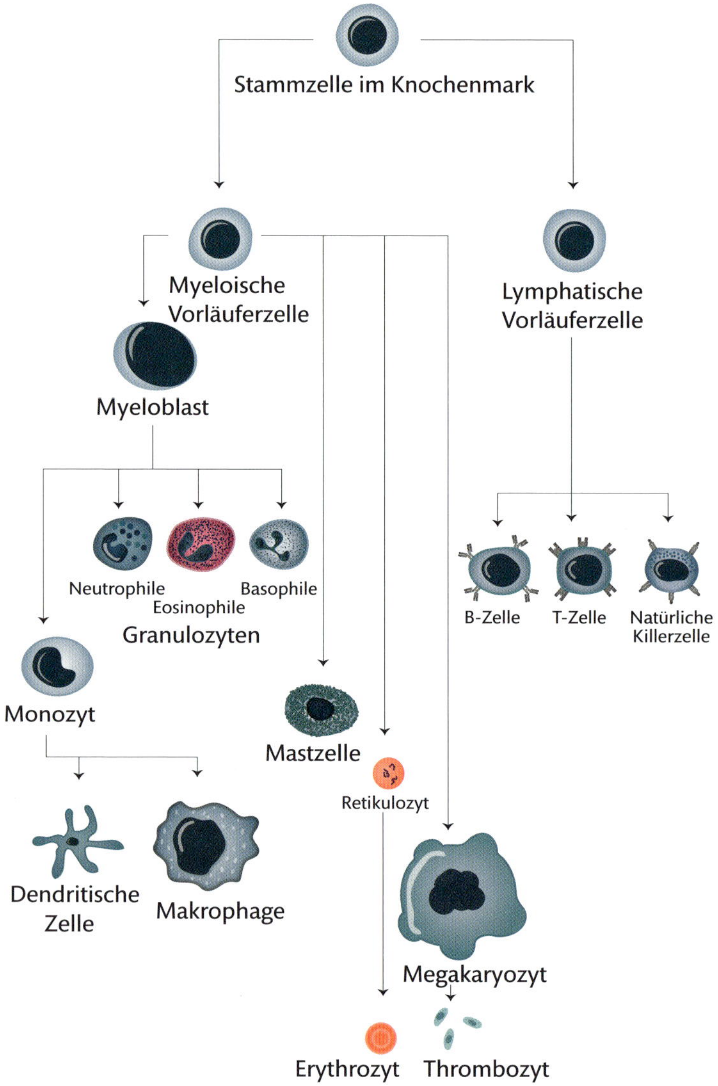

Abb. 3.1 Alle Zellen des Immunsystems stammen von den Stammzellen im Knochenmark ab. Aus ihnen entwickeln sich zwei Arten von Vorläuferzellen, die myeloide und lymphatische Stammzellen, die entweder im Knochenmark oder in lymphatischen Organen wie dem Thymus zu unterschiedlichen Arten von Leukozyten (Granulozyten, Monozyten und Lymphozyten) heranreifen.

Die humorale Immunantwort

Bei der humoralen Immunreaktion bilden B-Zellen passgenaue Antikörper, also Proteine, die sich wie ihr Antigenrezeptor an Erreger binden. Diese Proteine werden auch Immunglobuline (Ig) genannt. Sie besitzen eine y-förmige Struktur, die es dem einzelnen Antikörper ermöglicht, ein hochspezifisches Antigen zu erkennen. Die Bindungsstellen der Antikörper, die sich am Ende der beiden Arme des Y befinden, sind dabei so vielfältig, dass es ihnen gelingt, verschiedenste Antigene zu binden.

Jeder Mensch besitzt schätzungsweise mindestens 107 verschiedene Antikörperspezifitäten. Manche Antikörper gleichen sich in ihren Eigenschaften so sehr, dass man sie als eine Klasse zusammenfassen kann. Insgesamt fünf solcher Klassen hat man ausgemacht. Sie heißen IgM, IgD, IgG, IgA und IgE. Je nach Immunglobulin-Klasse lösen Antikörper unterschiedliche Abwehrmechanismen aus. IgG-Antikörper zum Beispiel, die bei der Abwehr von Viren und Bakterien eine wichtige Rolle spielen, machen Erreger unbeweglich. Indem sie an passende Antigene binden, verpassen sie dem Eindringling einen Klotz am Bein, den er nicht mehr loswird. So markiert, werden Krankheitserreger zu einem gefundenen Fressen für die Killerzellen. Doch das Immunsystem hat weitere Tricks auf Lager, und das ist auch dringend nötig, schließlich hat die körpereigene Abwehr es meistens zeitgleich nicht nur mit einem, sondern mit einer Vielzahl von Bakterien oder Viren zu tun.

Die zelluläre Immunantwort

T-Lymphozyten entstammen dem Knochenmark. Von dort wandern sie in den Thymus, eine Drüse des lymphatischen Systems. Dieser Drüse verdanken diese Lymphozyten das »T«, das sie näher bezeichnet. Der Thymus ist die Musterungsstelle des Immunsystems. T-Lymphozyten, deren Rezeptoren potenziell zu körpereigenen Antigenen passen, werden ausgemustert. Alle Übrigen werden rekrutiert.

Auf diese Weise bleibt die Selbsttoleranz des Immunsystems gewahrt. T-Zellen, die die Musterung überstehen, werden für ihre eigentlichen Aufgaben programmiert: der Bekämpfung von fremden Eindringlingen und dem Schutz der eigenen Körperzellen. Doch der Filterprozess gelingt nicht lückenlos. Es kann passieren, dass T-Zellen, die eine gefährlich große Ähnlichkeit mit körpereigenen Antigenen aufweisen, bei der Musterung durchrutschen. Tritt der Fall ein, muss er nicht zwangsläufig zu einer Autoimmunkrankheit führen, doch die notwendige Voraussetzung ist dann gegeben.

T-Zellen, die im Blut und im Lymphsystem zirkulieren, lassen sich in zwei verschiedene Arten einteilen: zytotoxische T-Zellen (CD8+-T-Zellen) und T-Helferzellen (CD4+-T-Zellen). Zytotoxische T-Zellen sind in der Lage, Erreger mit einem entsprechend passenden Antigen sofort zu attackieren. Zytotoxisch, also zellschädigend, wirken bestimmte Moleküle, die die Außenhülle von Erregern durchlässig machen. Am Ende einer Reihe von Zwischenschritten leiten zytotoxische T-Zellen den programmierten Zelltod (Apoptose) in den Zielzellen ein. T-Helferzellen übernehmen im Gegensatz dazu eher koordinative Aufgaben. Sie dirigieren die Abwehrreaktionen, indem sie nach ihrer Aktivierung unterschiedliche Zytokin-Profile produzieren. Je nach Profil lassen sich T-Helferzellen in folgende Typen unterscheiden:

T-Helferzellen vom Typ 1 (T_H1-Zellen) schütten große Mengen an Zytokinen wie Interferon-γ aus. Sie wirken entzündungsfördernd und verstärken vor allem die Immunantwort der schnellen Eingreiftruppe gegen Bakterien und Viren, bestehend aus Makrophagen, zytotoxischen T-Zellen und natürlichen Killerzellen. Die T_H1-vermittelte Entzündungsreaktion ist destruktiv; sie nimmt die Zerstörung von Zellen in Kauf, wenn sie damit Eindringlingen den Garaus machen kann.

T_H2-Zellen hingegen produzieren vornehmlich die Interleukine IL4, IL5, und IL13. Damit verstärken sie eine Entzündungsreaktion, die auf die Abwehr extrazellulärer Eindringlinge wie Würmer und anderer Parasiten ausgerichtet ist. Bei der T_H2-vermittelten Entzündungsreaktion werden antikörperproduzierende B-Lymphozyten, Mastzellen und bestimmte Leukozyten, die Eosinophile genannt werden, aktiviert. Gleichzeitig hemmen ihre Zytokine die Entzündungsreaktion der T_H1-Zellen.

T_H17-Zellen koordinieren Entzündungen, die Pilzen und extrazellulären Bakterien das Leben schwer machen sollen. Sie bedienen sich dabei hauptsächlich des Interleukin IL17, dem sie ihren Namen verdanken. IL17 regt die Freisetzung von Neutrophilen an, einer weiteren Gruppe von Leukozyten.

T_{FH}-Zellen unterstützen die anderen T-Helferzellen in ihrer jeweiligen Immunantwort. Sie produzieren Zytokine, die auch in den Entzündungsreaktionen von T_H1-, T_H2- und T_H17-Zellen eine Rolle spielen. Ihre besondere Stärke liegt darin, dass sie zusätzlich B-Zellen zur Antikörperproduktion anregen.

Regulatorische T-Zellen bilden schließlich noch eine weitere Gruppe von T-Helferzellen. Ihr kommt angesichts des breiten und schlagkräftigen Arsenals des Immunsystems eine enorme Verantwortung zu. Sie sollen die Hunde, die einmal von der Leine gelassen wurden, wieder einfangen. Kollateralschäden an körpereigenen Zellen und Geweben lassen sich in Anbetracht der gefräßigen oder toxischen Immunmechanismen zwar kaum vermeiden, regulatorische T-Zellen können sie aber reduzieren, indem sie die Selbsttoleranz erhöhen und die Dauer sowie die Intensität einer Entzündungsreaktion begrenzen. Ist der Anteil der regulatorischen T-Zellen im Gefüge der T-Zellen erniedrigt oder sind sie in ihrer Funktion eingeschränkt, kann das die Selbsttoleranz beeinträchtigen und Autoimmunreaktionen begünstigen.

Was passiert bei Autoimmunerkrankungen?

Um diese Frage zu klären, ist es wichtig zu verstehen, wodurch körperliche Zustände erreicht werden, die wir als »gesund« und als »krankhaft« bezeichnen. Wir neigen dazu zu glauben, dass das Immunsystem in Zeiten der Krankheit aktiv sei, während es in Zeiten des guten Wohlbefindens ruhe. Richtig ist: Das Immunsystem schläft nie. Nur weil es sich unermüdlich für uns im Einsatz befindet, ist es uns trotz aller Erreger und Gefahren, die uns zu jeder Zeit umgeben, überhaupt möglich, so etwas wie einen Normalzustand zu bewahren.

Aktiv ist dabei vor allem ein Teil des Immunsystems, nämlich derjenige, der antientzündliche Prozesse auslöst und die Selbsttoleranz des Körpers erhöht. Ein funktionierendes Immunsystem zu haben, bedeutet, dass entzündliche und antientzündliche Prozesse zu den richtigen Zeitpunkten und in adäquaten Maßen ablaufen. Gerät das selbstregulierende Gefüge von Zytokinen, die bestimmte Entzündungsreaktionen antreiben und andere dämpfen, aus dem Gleichgewicht, kann es passieren, dass Krankheitserreger die Oberhand gewinnen oder, wenn die Selbsttoleranz versagt, dass eigentlich harmlose körpereigene Antigene ins Fadenkreuz der Immunabwehr geraten.

Was passiert bei Hashimoto-Thyreoiditis?

Bei Autoimmunerkrankungen, die – wie Hashimoto-Thyreoiditis – nur bestimmte Organe betreffen, lässt sich beobachten, dass das Zytokinprofil von T_H1-Zellen die Oberhand gewinnt. Fresszellen schädigen das betroffene Gewebe. Große Mengen körpereigene Antigene werden freigesetzt, die weitere spezifische T-Zellen aktivieren. Bei Hashimoto-Patienten konnte zudem ein Übergewicht von T_H17-Zellen und deren charakteristischem Zytokin beobachtet werden.[11] Das legt den Verdacht nahe, dass sowohl T_H1- als auch T_H17-zellvermittelte Immunreaktionen an der Entstehung von Hashimoto-Thyreoiditis beteiligt sind.

Wie mehrere Studien zeigten, ist der Anteil regulatorischer T-Zellen im Schilddrüsengewebe von Patienten mit Hashimoto-Thyreoiditis sowie mit Morbus Basedow niedriger als bei gesunden Menschen. Andere Untersuchungen deuten eher darauf hin, dass die regulatorischen T-Zellen bei Betroffenen in ihrer Funktion eingeschränkt sind.[12] Bei Hashimoto-Thyreoiditis beginnen außerdem B-Lymphozyten, Autoantikörper gegen körpereigene Antigene zu bilden. Wohlgemerkt ist das Vorhandensein von Antikörpern gegen körpereigene Bestandteile noch keine hinreichende Bedingung dafür, dass eine chronische Entzündung entsteht. Autoantikörper in geringer Menge können auch bei klinisch gesunden Menschen vorhanden sein. Regulationsprozesse können in diesen Fällen noch greifen, die Entzündung eindämmen und letztlich einen Normalzustand herbeiführen. Bei Hashimoto-Patienten gelingt dies jedoch nicht. Die Entzündung schädigt weiteres Gewebe, was wiederum die Immunantwort verstärkt – ein Teufelskreis beginnt und die Entzündung wird chronisch.

Wodurch werden Autoimmunkrankheiten verursacht?

Trotz großer Fortschritte bei der wissenschaftlichen Suche nach der Ursache von Autoimmunkrankheiten ist es nicht geklärt, wie Autoimmunerkrankungen wie Hashimoto-Thyreoiditis ausgelöst werden. Eine eindeutige Ursache-Wirkungs-Beziehung, wie sie in den Naturwissenschaften als bevorzugte Erklärung angestrebt wird, konnte bislang nicht identifiziert werden. Dank einer Vielzahl von Beobachtungsstudien kennen wir heutzutage aber zumindest eine Reihe auffälliger Korrelationen.

Nach aktuellem Forschungsstand geht man davon aus, dass bei Menschen, die an einer Autoimmunstörung erkranken, mindestens zwei Ereignisse schicksalhaft zusammenkommen. Sie lassen sich unter zwei Kategorien zusammenfassen: *Bad Genes* (schlechte Gene) und *Bad Luck* (Pech). Dass das Erbmaterial bei der Entstehung von Autoimmunkrankheiten eine Rolle spielt, haben zahlreiche Studien nachgewiesen. Beispielsweise weiß man, dass Kinder von Eltern, von denen ein Partner unter einer Autoimmunerkrankung leidet, ein deutlich erhöhtes Risiko aufweisen, von derselben Krankheit betroffen zu sein. Noch höher ist das Risiko bei eineiigen (also genetisch identischen)

Zwillingen. In einigen Fällen von seltenen Multi-Organ-Autoimmunerkrankungen gelang es Forscherinnen, einzelne Gendefekte als Ursachen von Autoimmunerkrankungen zu identifizieren. Zwar ermöglichen diese »Ein-Gen-Krankheiten« Wissenschaftlerinnen wichtige Einblicke zum Verständnis des Zusammenhangs von Genen und Krankheiten, sie sind allerdings unter den Autoimmunerkrankungen eher selten. Meistens stehen gleich mehrere Gene beziehungsweise Gendefekte mit Autoimmunprozessen in Zusammenhang, ohne dass ihnen eine direkte Kausalität nachgewiesen werden kann.

Eine zuverlässige Prognose, dass eine bestimmte Autoimmunkrankheit ausbrechen wird, erweist sich als sehr schwierig, wenn man nur bestimmte Gene in den Blick nimmt. Familien- und Geschwisterstudien, die im Rahmen der Erforschung von Autoimmunkrankheiten durchgeführt wurden, ermöglichten noch eine weitere wichtige Erkenntnis: Eineiige Zwillinge weisen zwar, wie gesagt, ein deutlich höheres Risiko auf, an der gleichen Autoimmunerkrankung zu erkranken, als die übrige Bevölkerung, es ist jedoch gar nicht unwahrscheinlich, dass ein Zwilling erkrankt, während der andere gesund bleibt. Entsprechenden Untersuchungen zufolge trifft es beide Zwillinge in bis 67 Prozent der Fälle.[13] Im Umkehrschluss entsteht dadurch Raum für weitere nicht-genetische Faktoren wie ungünstige Umwelteinflüsse. *Bad Genes,* so zeigt sich, sind also eine notwendige, jedoch keine hinreichende Bedingung für eine Erkrankung.

Das Wissenschaftsfeld, dass den Einfluss von Umweltfaktoren auf Gene beziehungsweise die Genaktivität untersucht, ist die Epigenetik. Nach einer ihrer klassischen Theorien werden Krankheitserreger zu solchen Umweltfaktoren gezählt. Antigene von Bakterien, Viren oder Parasiten können körpereigenen Zellen so ähnlich sehen, dass sie die Bildung von potenziell selbstreaktiven Immunzellen auslösen. Diese Antikörper greifen dann sowohl Krankheitserreger als auch Zellen des Wirts an. Vorausgesetzt, der betroffene Mensch verfügt über entsprechende *Bad Genes,* kann eine solche Infektion den Schalter zur Autoimmunkrankheit umlegen. Am besten beschrieben wurde dieser Prozess, der als »molekulare Mimikry«[14] bekannt ist, am Beispiel des Bakteriums *Streptococcus pyogenes.* Der Erreger ruft beim Menschen mit großer

Vorliebe Mandelentzündungen hervor. Ein Bestandteil des Bakteriums ähnelt körpereigenen Antigenen im menschlichen Bindegewebe. So kommt es vor, dass durch die Antikörper, mit denen *Streptococcus pyogenes* attackiert wird, auch Zellen in der Herzklappe geschädigt werden. Die Entzündungen, die daraufhin entstehen, werden als rheumatisches Fieber bezeichnet. Ein anderes Beispiel für folgenreiche molekulare Mimikry liefert das Bakterium *Helicobacter pylori*. Es ähnelt Magenzellen und löst eine Autoimmunreaktion aus, die den Verdauungstrakt betreffen und Magengeschwüre hervorrufen kann.

Krankheitserreger können das Immunsystem aber noch auf anderen Wegen irritieren. Einer davon ist der sogenannte Zuschauereffekt *(Bystander Effect)*. Der Theorie des Zuschauereffekts zufolge schädigen Bakterien und die von ihnen provozierte Zytokinausschüttung die Körperzellen so sehr, dass Zellbestandteile, die bisher verborgen waren, freigesetzt werden. Antigene dieser Zellbestandteile aktivieren T-Zellen, die bis zu diesem Zeitpunkt nur unbeteiligte Zuschauer gewesen waren.

Krankheitserreger können das Immunsystem also auf eine falsche Fährte schicken. Ist es deshalb besser, wenn wir zur Vermeidung von Autoimmunstörungen unsere Hygiene erhöhen und uns stärker vor den Mikroorganismen schützen? Auch das ist wohl keine Lösung. Westliche Gesellschaften haben in den vergangenen Jahrzehnten enormen Aufwand betrieben, um die Zahl der Bakterien, Viren und Parasiten, die die Menschen umgeben, zu reduzieren. Dazu zählen zum Beispiel Trinkwasseraufbereitung, Pasteurisierung, ununterbrochene Kühlketten und Antibiotika. Seltsamerweise lässt sich beobachten, dass zeitgleich mit der Forcierung von Hygienemaßnahmen die Häufigkeit von Allergien und Autoimmunkrankheiten zu- und nicht abnimmt.

Der Erste, der Anhaltspunkte für einen Zusammenhang zwischen den beiden Phänomenen fand, war 1989 der britische Epidemiologe David Strachan.[15] Er machte eine vergleichsweise einfache Beobachtung: Kinder, die in größeren Familien mit älteren Geschwistern aufwuchsen (somit in Haushalten, in die mehr Mikroorganismen eingetragen werden), entwickeln seltener Heuschnupfen als Kinder aus kleineren Familien. Strachans Theorie, nach der das Abnehmen von Infektionskrankheiten mit einer Zunahme von Störungen des Immunsystems einhergeht, wurde in der Folgezeit als »Hygienehypothese« berühmt. Zahlreiche Studien zur Untersuchung des Phänomens stützten die Theorie. So zeigte sich zum Beispiel, dass es der Entwicklung von Heuschnupfen und Asthma vorbeugt, wenn Kinder auf einem Bauernhof aufwachsen. Andere Forschungsarbeiten belegten, dass die Hygienehypothese nicht nur auf Allergien, sondern auch auf Autoimmunerkrankungen wie Typ-1-Diabetes und Multiple Sklerose anwendbar ist. Es scheint tatsächlich so zu sein, dass das Immunsystem zu seiner Reifung die Reibung mit potenziellen Krankheitserregern benötigt.

Heutzutage wird die Hygienehypothese in abgewandelter und erweiterter Form favorisiert. Danach spielt auch der Lebensstil, also Faktoren wie Ernährung oder geringere körperliche Betätigung, eine Rolle, wenn die Häufigkeit von Autoimmunstörungen zunimmt. Zudem wird die Hygienehypothese inzwischen nicht mehr nur auf die Umstände der Kindheit eines Menschen angewendet, sondern – unter dem Namen »Alte-Freunde-Hypothese« *(Old Friends Hypothesis)* – auch auf stammesgeschichtliche Veränderungen von Lebensgewohnheiten, die bis in die Steinzeit zurückgehen.[16]

Die medizinische Forschung hat schließlich noch weitere Umwelteinflüsse identifiziert, die im Zusammenhang mit der Entstehung von Autoimmunerkrankungen stehen. Dazu zählen Rauchen, Arzneistoffe, bestimmte Ernährungsweisen und Hormone. Auch Stress ist, wie noch an anderer Stelle genauer erklärt werden soll (siehe Abschnitt »Stress« in Kapitel 8), in dieser Reihe zu nennen. Faktoren, die unter *Bad Luck* fallen, werden uns im zweiten Teil des Buches wieder begegnen. Dann wollen wir die Rolle von Umwelteinflüssen näher betrachten, die speziell bei der Entstehung der Hashimoto-Thyreoiditis eine Rolle spielen. Ein Faktor aus der Kategorie *Bad Luck* verdient hier allerdings noch besondere Aufmerksamkeit. Er hat sich in den vergangenen Jahren zu einem vielversprechenden Gegenstand der Erforschung von Autoimmunkrankheiten entwickelt. Es handelt sich um Veränderungen der Darm-Mikrobiota.

Der Darm und Autoimmunkrankheiten

Vieles spricht dafür, dass der Darm mehr als nur ein Wörtchen mitredet, ob jemand, der über eine genetische Prädisposition verfügt, an einer Autoimmunkrankheit erkrankt. Eine aus dem Gleichgewicht geratenen Darmflora (Dysbiose) wurde zum Beispiel im Zusammenhang mit Typ-1-Diabetes oder Multiple Sklerose beobachtet.

Eine wachsende Sammlung von Belegen legt nahe, dass die Darmflora auch bei Autoimmunerkrankungen der Schilddrüse eine Rolle spielt. Konkrete Erkenntnisse im Zusammenhang mit Hashimoto-Thyreoiditis basieren bisher aber vor allem auf Versuchen an Tieren und müssen sich in Beobachtungen an Menschen erst noch bestätigen.[17] Wissenschaftlerinnen stellt sich eine besondere Schwierigkeit. Der Darm zählt zu den Organen, die von einem hashimotobedingten Mangel an Schilddrüsenhormonen direkt betroffen sind. Ein schwankender Schilddrüsenhormonspiegel kann die Darmmuskulatur und damit die Darmbewegungen (Peristaltik) beeinträchtigen sowie Symptome wie Blähungen und Verstopfungen hervorrufen, die viele Hashimoto-Patienten nur zu gut kennen. Das Hormon T_3 ist einer der wichtigsten Regulatoren der Entwicklung und Differenzierung von Epithelzellen in der Darmschleimhaut, unserer ersten Verteidigungslinie gegen randalierende Mikroben. Schließlich kann eine Schilddrüsenunterfunktion auch Störungen der Darm-Mikrobiota verursachen.

Eine in den Jahren 2005 und 2006 durchgeführte Studie aus Italien zeigte, dass Patienten mit einer durch Hashimoto-Thyreoiditis verursachten Schilddrüsenunterfunktion signifikant häufiger eine bakterielle Überwucherung des Dünndarms entwickeln.[18] Eine solche Überwucherung ist problematisch, weil sich dabei Bakterien, die eigentlich im Dickdarm ansässig sind, im Dünndarm ausbreiten. Das kann zu Bauchschmerzen oder Durchfall führen. Was ist in der Beziehung zwischen gestörter Darm-Mikrobiota und Hashimoto-Thyreoiditis nun Ursache, was ist die Wirkung? Die Frage ist auf Grundlage von Beobachtungsstudien nicht leicht zu klären. Das Problem spiegelt das Dilemma wider, in dem sich Hashimoto-Patienten befinden. Ihre Darm-Gesundheit wird von der Versorgung von Schilddrüsenhormonen beeinflusst, die wiederum von der Darm-Gesundheit beeinflusst wird. Die Mikrobiota hat große Auswirkungen auf das darmassoziierte und das sonstige Immunsystem. Von ihr hängt ab, wie gut Nährstoffe wie Selen, Zink oder Eisen aufgenommen werden, die für die Schilddrüse wichtig sind. Last, but not least kann eine Dysbiose die Aufnahme von L-Thyroxin im Rahmen einer Hormonersatztherapie erschweren.

Wie die Antwort auf die Frage nach Ursache und Wirkung auch ausfällt: Was zuerst da? Henne oder Ei? Eins sollte klar sein: Die Darm-Schilddrüsen-Achse ist keine Einbahnstraße. Die Gesundheit ihres Verdauungsorgans ist in jedem Fall für Patienten mit Hashimoto-Thyreoiditis ein wichtiges Thema.

Teil I – kurz und bündig: Die Hormonproduktion der gesunden Schilddrüse ist ein selbstregulierender Mechanismus, der in seiner Abhängigkeit vom Rohstoff Jod in enger Verbindung zu der Umwelt steht. Ein raffinierter Hormonregelkreis, feine Ausgleichsreaktionen sowie ein großer Kolloidspeicher für Jod und synthetisierte Hormone ermöglichen dem Schmetterlingsorgan, natürliche Schwankungen in der Jodzufuhr auszugleichen. Das im Körper hauptsächlich biologisch aktive Hormon heißt T_3. Der Großteil des T_3 wird aus umgewandeltem T_4 gewonnen. Innere und äußere Störungen können die Schilddrüse aus dem Gleichgewicht bringen, ihre Funktion beeinträchtigen und krankhafte Veränderungen herbeiführen. Schilddrüsenfunktionsstörungen lassen sich in zwei Typen einteilen – Unterfunktion und Überfunktion. Die Hashimoto-Thyreoiditis ist die häufigste Ursache einer Schilddrüsenunterfunktion und zählt zu den häufigsten Autoimmunkrankheiten. Wodurch sie entsteht, ist noch nicht geklärt. Als wahrscheinlich gilt, dass sie durch eine Kombination von genetischer Veranlagung und Umwelteinflüssen verursacht wird, die zum Verlust der Selbsttoleranz und zur Bildung von Antikörpern gegen körpereigene Antigene führt.

Teil II

Hashimoto-Thyreoiditis erkennen

Kapitel 4

IMMUNANGRIFF AUF DIE SCHILDDRÜSE

Am 19. Juni 1905 begab sich eine 55-jährige Frau in die Universitätsklinik Kyushu in Fukuoka, einer Stadt im äußersten Südwesten Japans. Sie suchte einen Arzt auf, weil sie einige Tage zuvor eine Geschwulst bemerkt hatte, die sich an der Vorderseite ihres Halses befand. Die Frau, von deren Namen wir heutzutage nur noch die Initialen S. T. kennen, litt zudem seit Längerem unter Kopfschmerzen und einem Spannungsgefühl, das sich von ihrem Hals hinunter bis zu den Schultern zog.

Bereits am nächsten Tag fand sich S. T. auf dem Operationstisch wieder. Die behandelnden Ärzte diagnostizierten bei der Patientin einen Kropf. Die empfohlene Therapie bestand, wie zur damaligen Zeit üblich, in der operativen Entfernung der Schilddrüse – ein Standardeingriff für die Chirurgen der Kyushu-Klinik. Noch etwas heiser, aber bei allgemein gutem Wohlbefinden konnte die Patientin zwei Wochen später die Klinik verlassen. Operation und Heilung verliefen nach damaligen Maßstäben völlig normal. Kein Mediziner außerhalb der Klinik und weder Sie noch wir hätten jemals vom Fall der Frau Notiz genommen, wäre nicht der 24-jährige Student Hakaru Hashimoto gewesen, der mit der Nachuntersuchung des entnommenen Schilddrüsengewebes beauftragt worden war.

Hakaru Hashimoto wurde am 5. Mai 1881 in Midai, einem Dorf in der Präfektur Mie, rund 100 Kilometer östlich der heutigen Millionenstadt Osaka geboren. Er war der dritte Sohn einer Familie, die schon seit Generationen Mediziner hervorbrachte. Vor allem sein Großvater, der es als Arzt zu überregionaler Bekanntheit brachte, beeindruckte Hashimoto so sehr, dass er beschloss, die Familientradition fortzuführen.

1903 begann Hashimoto das Studium der Medizin an der neu gegründeten medizinischen Hochschule Fukuoka (1910 in *Kyushu Imperial University* umbenannt). Vier Jahre später zählte er zu den ersten Absolventen der Universität. Seine erste Stelle trat er in der chirurgischen Abteilung der Universitätsklinik an. Mit der Unterstützung des Leiters der Abteilung, Prof. Hayari Miyake, vertiefte Hashimoto seine im Studium begonnenen Untersuchungen der Schilddrüse. Das Bild, das sich ihm zwei Jahre zuvor bei der Betrachtung des Schilddrüsengewebes von Frau S. T. darbot, ließ ihn nicht mehr los. In den folgenden Jahren konnte Hashimoto den auffälligen Befund bei weiteren Patientinnen finden. Was war es, das er unter dem Mikroskop entdeckte und später schlicht »bemerkenswert«[19] nannte?

Zellen des Immunsystems waren in die Schilddrüsen seiner Patientinnen eingewandert. Sie fanden sich zwischen den Zellen oder hatten diese infiltriert. Bei einer Patientin waren die Follikel vergrößert und mit Kolloid angefüllt, in den übrigen Fällen waren sie stark verändert, nur noch diffus verbreitet und gering angefüllt. Zahlreiche Lymphfollikel hatten sich im Gewebe gebildet. Darin drängten sich Lymphozyten wie in einem Maschenwerk dicht aneinander. Offenbar, so folgerte Hashimoto richtig, hatten sich in den Schilddrüsen der Frauen »eigentümliche«[20] chronisch-entzündliche Prozesse abgespielt. Bei den Proben, die er vor sich hatte, handelte es sich keineswegs um das Gewebe einer »normalen« Jodmangel-Struma. In mindestens einer Schilddrüse wucherte Bindegewebe. Es zerstörte die normale Anordnung der Schilddrüsenfollikel. Die hormonproduzierenden Bläschen waren nur noch spärlich und in kleinerer Gestalt auszumachen. Das Gewebe war regelrecht verwüstet worden.

Im Jahr 1912 fasste er seine Erkenntnisse in einem Aufsatz zusammen. Die Krankengeschichte der Patientin S. T. findet sich darin als einer von insgesamt vier Fällen, von denen Hashimoto berichtet –

allesamt Frauen, alle im Alter von über 40 Jahren. Hashimoto vermutete zunächst, dass Bakterien die Entzündung der Schilddrüse ausgelöst haben könnten, doch »trotz eifrigen Suchens wurden nirgends Mikroorganismen gefunden«[21]. Die Ursache der Erkrankung blieb ihm rätselhaft: »Über die infectiösen oder toxischen Einflüsse haben wir keinen Anhaltspunkt.«[22] Es sollte 44 Jahre dauern, bis Witebsky, Rose, Doniach und Roitt das Rätsel lüfteten. Dank ihnen wissen wir heutzutage, dass das, was Hashimoto unter dem Mikroskop erblickte, der Befund einer Schilddrüse war, in der das Immunsystem bereits jahrelang unter Mobilisierung aller zur Verfügung stehenden Kräfte Zerstörungen anrichtete.

Hat die Schilddrüse derart massiv gelitten, können sich bei erkrankten Personen mannigfaltige Beschwerden zeigen. Der Anfang der Hashimoto-Thyreoiditis jedoch verläuft im Verborgenen. Die Krankheit beginnt lautlos und bleibt meist lange Zeit unbemerkt. Welche Umstände den Ausbruch des Immunangriffs markieren, ist nicht endgültig geklärt. Klar ist, dass das Immunsystem zu einem Zeitpunkt X seine entscheidende Fähigkeit zur Selbsttoleranz aufgibt. Ist die Alarmschwelle einmal überschritten, ist es dem Immunsystem nicht mehr möglich, zu seinem ausgeglichenen Grundzustand der »Homöostase« zurückzukehren. Verschiedene Theorien liefern Erklärungen für den Beginn der Autoimmunkaskade.

Eine Möglichkeit ist, dass Immunzellen durch eine Infektion aktiviert werden – etwa durch eine Virusinfektion der Schilddrüse (Zuschauereffekt) oder durch Erreger, deren Antigene körpereigenen Antigenen ähneln (molekulare Mimikry). Bei Patienten mit beginnender Hashimoto-Thyreoiditis konnte eine Anhäufung von dendritischen Zellen und Makrophagen beobachtet werden. Dabei handelt es sich um Immunzellen, die in der Lage sind, den T-Zellen bestimmte als fremd oder gefährlich eingestufte Antigene zu präsentieren. Wahrscheinlich ist, dass sie die T-Zellen aktivieren, indem sie ihnen schilddrüsenspezifische Antigene präsentieren. Einer anderen Theorie zufolge wird der Angriff ausgelöst, weil die Schilddrüsenzellen beginnen, ihre Oberflächenstruktur zu verändern. Einige Schilddrüsenexperten wie Anthony Weetman von der Universität Sheffield geben zu bedenken, dass die

Schilddrüse nicht unbedingt das unschuldige Opfer eines entfesselten Immunsystems sein muss, für das sie normalerweise gehalten wird. Es ist durchaus möglich, dass die Zellen der Schilddrüse als Folge genetischer Faktoren oder von Umwelteinflüssen selbst mit den Immunzellen interagieren. Auf der Oberfläche von Schilddrüsenzellen entdeckte man bei Hashimoto-Patienten bestimmte Moleküle wie MHC- oder ICAM-1-Proteine (siehe Abschnitt »Gesteigerte Jodzufuhr« in Kapitel 8), die bei gesunden Personen nicht vorhanden sind. Diese Moleküle könnten dazu führen, dass die Thyreozyten die zerstörerische Kettenreaktion des Immunsystems vorantreiben oder sogar in Gang setzen.

Welcher Mechanismus letztlich zu der Aktivierung von T-Zellen führt, ist nicht bekannt; sicher weiß man aber, was als Nächstes passiert: Die im Gewebe von Hashimoto-Patienten vorherrschenden Typen von T-Helferzellen, T_H1- und T_H17-Zellen, fachen die Entzündung im Schilddrüsengewebe an (siehe Abschnitt »Was passiert bei Autoimmunerkrankungen?« in Kapitel 3). Ihre Signalstoffe geben der Immunabwehr die Richtung vor und bestimmen über das weitere Schicksal des Schmetterlingsorgans. Regulatorische T-Zellen, die jetzt in der Lage wären, das Immunsystem zu zügeln und die Selbsttoleranz wieder herzustellen, versagen ihren Dienst.

Die von T_H1-Zellen ausgeschütteten Zytokine aktivieren weitere Immunzellen wie Makrophagen und dendritische Zellen. Zytotoxische T-Lymphozyten wandern verstärkt in die Schilddrüse ein. Ein Teil von ihnen verfügt über spezifische Rezeptoren, die Antigene der Schilddrüsenproteine Thyreoperoxidase und Thyreoglobulin erkennen. Sie interagieren mit den Molekülen, die die Schilddrüse an der Oberfläche ihrer Zellen präsentiert. Daraufhin entleeren die T-Zellen toxische Stoffe, die die Schilddrüsenzellen zugrunde richten. Die proentzündlichen Zytokine, die von den Makrophagen und T_H1-Zellen gebildet werden, haben zudem noch eine weitere tödliche Eigenschaft: Sie stimulieren die Schilddrüsenzellen dazu, bestimmte aktivierende Proteine und den sogenannten Todesrezeptor auf ihrer Oberfläche zu bilden. Die Thyreozyten leiten den programmierten Zelltod (Apoptose) ein. In der Folge schrumpfen die Zellen der Schilddrüse, bis sie schließlich in kleinere Teilstücke zerfallen.

Antikörper bei Hashimoto-Thyreoiditis

Zu den vielfältigen Prozessen, die T-Helferzellen in der Schilddrüse auslösen, zählt die Aktivierung von B-Lymphozyten. Diese beginnen, wenn sie zu Plasmazellen herangereift sind, in Lymphknoten außerhalb der Schilddrüse Antikörper gegen Bestandteile der Follikel zu produzieren. Im weiteren Verlauf der Erkrankung wandern sie in das Schilddrüsengewebe ein, um den Schwerpunkt ihrer Arbeit direkt an den Ort der Entzündung zu verlagern. Bei den meisten Hashimoto-Patientinnen finden sich zwei Sorten von Antikörpern. Sie richten sich zum einen gegen das Enzym Thyreoperoxidase (TPO), zum anderen gegen das Thyreoglobulin (TG). TPO und TG spielen in der intakten Follikelepithelzelle eine entscheidende Rolle bei der Herstellung der Schilddrüsenhormone. Das Protein TG bindet Jodatome. Auf diese Weise synthetisiert und speichert es die Schilddrüsenhormone im Kolloid (siehe Abschnitt »Wie stellt die Schilddrüse Hormone her?« in Kapitel 1).
TG-Antikörper (TG-AK oder MAK genannt) und TPO-Antikörper (TPO-AK oder TAK) lassen sich bei rund 80 bis 90 Prozent aller Hashimoto-Patienten in erhöhter Konzentration feststellen. Bei ihnen ist entweder einer der beiden Titer erhöht oder beide. Die Konzentration der Antikörper im Blut ist daher für den Nachweis der Hashimoto-Thyreoiditis der wichtigste Laborparameter.

Bei einigen Hashimoto-Patienten können aber auch andere Antikörper nachgewiesen werden. Dazu zählen vor allem Antikörper gegen den Natrium-Jodid-Symporter und den TSH-Rezeptor (TRAK). Letztere sind in »agonistischer« Form bei der Entstehung von Morbus Basedow entscheidend. Agonistische Antikörper lösen durch Kopplung an Rezeptoren Wirkungen in den Zellen aus, statt sie zu blockieren (antagonistische Wirkung). Im Fall von Morbus Basedow imitieren die agonistischen TSH-Rezeptor-Antikörper (TRAb) also die Wirkung von TSH und stimulieren so die Thyreozyten, Schilddrüsenhormone zu bilden. In wenigen Fällen können bei Patientinnen auch Antikörper gegen die Follikelepithelzellmembran, Kolloid-Antigene oder gegen die Endprodukte der Hormonsynthese in der Schilddrüse, die Hormone T_3 und T_4, nachgewiesen werden.

Welche Wirkung haben Antikörper auf den Krankheitsverlauf?

Lösen TPO- und TG-Antikörper die Hashimoto-Thyreoiditis aus? Verschlimmern sie den Krankheitsverlauf? Oder haben sie eventuell überhaupt keinen Einfluss auf die Schwere der Symptome? Unbestritten ist das Vorhandensein von Antikörpern, die sich gegen Bestandteile der Schilddrüse richten – ein wesentliches Charakteristikum von Hashimoto-Thyreoiditis. Antikörper und Krankheit treten so zuverlässig gemeinsam auf, dass es naheliegend erscheint, eine Ursache-Wirkung-Beziehung zwischen beiden anzunehmen. Aber Vorsicht vor voreiligen Schlüssen! *Cum hoc ergo propter hoc** nennen Lateiner diesen logischen Fehlschluss. Bloße Korrelation darf nicht irrtümlich als Kausalität aufgefasst werden. Nur weil zwei Phänomene in zeitlicher oder räumlicher Nähe zueinander stehen, heißt das noch nicht, dass das eine das andere verursacht. Ehrlicherweise muss man sagen, dass auch mehr als 60 Jahre nach der revolutionären Entdeckung der TG-AK durch die amerikanische Forschungsgruppe um Noel Rose und die britische Gruppe um Deborah Doniach nicht zweifelsfrei klar ist, welche Rolle die Antikörper bei der Entwicklung und dem Verlauf der Hashimoto-Thyreoiditis eigentlich spielen.

Einerseits lässt sich in Tierversuchen zeigen, dass Mäuse, denen entweder TG- oder TPO-Antigene verabreicht wurden, an einer Autoimmunthyreoiditis erkranken. Die Proteine scheinen bei der Pathogenese, also der Entstehung der Krankheit, beteiligt zu sein. Bei Menschen lassen sich zudem auf der Grundlage eines erhöhten TPO-Antikörperspiegels Vorhersagen über die Entwicklung einer latenten zu einer overten Schilddrüsenunterfunktion treffen.[23] Andererseits – das zeigen Untersuchungen am Menschen – hat die Mehrheit mit messbaren Antikörperspiegeln eine normale Schilddrüsenfunktion. Erhöhte Antikörperkonzentrationen lassen sich bei rund zehn Prozent der Bevölkerung feststellen. Bei Frauen nach der Menopause könnte

* Auf Deutsch: »Mit diesem, folglich deswegen«

der Anteil laut verschiedenen Studien mehr als doppelt so hoch sein. Viele Frauen haben nach der Geburt einen erhöhten TPO-Titer. Und es wird noch vertrackter: Fast alle Menschen, die an Hashimoto-Thyreoiditis erkrankt sind, entwickeln Antikörper gegen TPO und TG oder nur eine Art, aber längst nicht jeder, der diese Antikörper in sich trägt, leidet unter Symptomen der Hashimoto-Thyreoiditis. Bei Hashimoto-Patienten kann es zudem vorkommen, dass zu einem frühen Zeitpunkt der Erkrankung keine erhöhten Antikörperkonzentrationen festgestellt werden können. Auch später kann es passieren, dass die Werte stark schwanken und zum Teil bis unter die Nachweisbarkeitsschwelle absinken. Das bedeutet jedoch nicht, dass die Krankheit verschwunden sein muss. Natürlich schließen sich die wissenschaftlichen Ergebnisse nicht gegenseitig aus. Es zeigt sich aber, dass der Zusammenhang zwischen Antikörpern und dem Auftreten der Hashimoto-Thyreoiditis kein einfacher ist. Zu seinem Verständnis bedarf es unbedingt weiterer Forschungen.

Nach unserer Erfahrung sind hohe Antikörpertiter in der Regel ein Zeichen für eine starke Entzündung der Schilddrüse. Das deckt sich mit den Ergebnissen, zu denen einige Studien in den letzten Jahren kamen.[24] Danach hängt vor allem die Höhe der TPO-Antikörperkonzentration mit Schäden des Schilddrüsengewebes und Infiltration durch Lymphozyten zusammen.[25] TPO-Antikörper vom Typ IgG sind durchaus in der Lage, durch sogenannte Komplementbindung an spezifische Antigene zytotoxische Prozesse auszulösen. Ihre Wirkung könnte demnach darin bestehen, dass sie die Zerstörung der Schilddrüse verstärken. Es gibt allerdings keine Hinweise darauf, dass sie der hauptsächliche Faktor bei der Schädigung des Gewebes sind. Rätselhaft erscheint dagegen die Rolle der TG-Antikörper. Ihre funktionalen Auswirkungen sind unbekannt; an der Zellzerstörung sind sie jedenfalls nicht direkt beteiligt. Diese Erkenntnis entbehrt nicht einer gewissen Ironie, bedenkt man die enorme historische Bedeutung, die TG-Autoantikörper in der Entdeckung der Autoimmunkrankheiten spielten und in der heutigen Diagnostik von Hashimoto-Thyreoiditis zum Teil noch spielen. Die häufigsten TPO-Antikörper vom Typ IgG sind die sogenannten IgG1- und IgG4-Antikörper. Sind IgG4-Antikörper die vorherrschenden Triebkräfte der Autoimmunreaktion in der Schilddrüse, nimmt die Hashimoto-Thyreoiditis einen eigenwilligen und schnelleren Verlauf. Er kann zum Beispiel dadurch gekennzeichnet sein, dass Plasmazellen verstärkt ins Gewebe einwandern und es zu einem höheren Grad der Bindegewebsbildung kommt. Dieser Zusammenhang wurde erst Anfang des vergangenen Jahrzehnts entdeckt. Das führte dazu, dass man heutzutage die IgG4-Form der Hashimoto-Thyreoiditis von anderen Formen (hypertrophe und atrophe Form) der Erkrankung abgrenzt. Kurioserweise ist die IgG4-Thyreoiditis im Gegensatz zu den übrigen Hashimoto-Subtypen die einzige, die bei Männern häufiger auftritt als bei Frauen. Es bleibt zu hoffen, dass die Forschung in der Frage nach der kausalen Rolle der Antikörper bei Hashimoto weitere Ergebnisse zutage fördert. Das genaue Verständnis der Entstehung der Hashimoto-Thyreoiditis ist notwendig, um neue Therapiemöglichkeiten, zum Beispiel Formen der Immuntherapie für Betroffene, zu entwickeln.

Bildung von Bindegewebe

Wenn die Zerstörung eines Schilddrüsenareals abgeschlossen ist und die Schlacht an einen anderen Ort weiterzieht, gehen in der Trümmerlandschaft des Organs spezielle Makrophagen ans Werk. Für sie beginnt dann das große Resteessen. Sie umschließen abgestorbene Schilddrüsenfollikel, nunmehr bloße Zerfallsprodukte, und verdauen sie. Die Makrophagen produzieren Zytokine, die Fibroblasten empfangen. Sie deuten die Signalstoffe als Startsignal, um ihrerseits verstärkt in die Schilddrüse einzuwandern. Bei Fibroblasten handelt es sich um Zellen, die wichtige Funktionen etwa bei der Wundheilung erfüllen. Ausgelöst durch den Ruf der Makrophagen, beginnen die Fibroblasten sich zu vermehren und schließlich mit ihrer speziellen Art der »Gewebereparatur« zu beginnen. Es kommt zur Fibrose, also zur Bildung von Bindegewebe. An der Stelle, an der zuvor die Hormonkraftwerke der Schilddrüse T_3 und T_4 produzierten, bleibt am Ende nichts weiter zurück als ein ausgedehntes Narbengewebe.

Kapitel 5

KRANKHEITSVERLAUF UND SYMPTOME

Geht das Immunsystem zum Angriff auf die körpereigenen Zellen der Schilddrüse über, ist dies für die betroffene Person nicht wahrnehmbar. Fieber, Rötungen oder Schwellungen – untrügliche Anzeichen akuter Entzündungen – treten bei der sich einschleichenden chronischen Entzündung der Hashimoto-Thyreoiditis nicht auf. Die ersten kleinen Schäden an ihrem Gewebe beeinträchtigen die Schilddrüse kaum. Es wird für sie mit zunehmendem Zellschwund lediglich schwieriger, einen optimalen Hormonspiegel aufrechtzuerhalten.

Die Hypophyse setzt verstärkt TSH frei, um die Hormonproduktion der Schilddrüse anzukurbeln. Die Folgen, die dieser Mechanismus für den einzelnen Patienten hat, können sehr unterschiedlich sein. In einigen Fällen nimmt die Schilddrüse allmählich an Größe zu. Betroffene bemerken vielleicht ein Gefühl der Enge am Hals, leiden unter Heiserkeit, Atem- oder Schluckbeschwerden. Selten berichten sie von einer empfindlichen oder schmerzenden Schilddrüse. Es kann vorkommen, dass sich bereits früh erste Symptome einer Hypothyreose einstellen. Ebenso ist es möglich, dass die Schilddrüse die Zellschäden kompensiert und das Hormondefizit ausgleicht. Welchen Weg die Hashimoto-Thyreoiditis zu Beginn nimmt, lässt sich nicht vorhersagen. Warum die Erkrankung bei einem Patienten auf die eine Weise, bei einem anderen aber auf eine ganz andere verläuft, ist bislang nicht bekannt.

Symptomlose Verläufe sind möglich

Die meisten Hashimoto-Patientinnen bemerken auch mit fortschreitender Erkrankung nicht, dass in ihrer Schilddrüse ein zerstörerischer Umbau des Gewebes stattfindet. Eine Untersuchung ihres Blutes im Labor zeigt möglicherweise erhöhte Antikörpertiter, jedoch normale Schilddrüsenhormon- und TSH-Werte (Euthyreose) oder lediglich einen erhöhten TSH-Wert (latente Hypothyreose). In diesen Fällen kann es sein, dass die Veränderung der Schilddrüsenkonsistenz als Erstanzeichen der Erkrankung festgestellt wird.

Die Beschaffenheit des Schmetterlingsorgans ändert sich mit zunehmender Einwanderung von Leukozyten und mit der Bildung von Lymphfollikeln. Das Schilddrüsengewebe verliert an Festigkeit, es wird gummiartig. In einigen Fällen schwillt die Schilddrüse an. Ursache ist die Invasion der Lymphozyten und die mit der Entzündung einhergehende Vergrößerung der Schilddrüsenfollikel. In anderen Fällen wird die Schilddrüse mit der Zeit kleiner. Die Hashimoto-Thyreoiditis nimmt dann einen atrophischen Verlauf, auch »Ord-Thyreoiditis« genannt.

Hashitoxikose – die giftige Hormonflut

Zu Beginn der Hashimoto-Thyreoiditis kann zeitweise ein Überangebot an Schilddrüsenhormonen entstehen. Dabei kann der Spiegel von T_3 und T_4 im Blut so stark ansteigen, dass er toxisch auf die Zielzellen der Hormone wirkt. Diese spezielle Form der Schilddrüsenüberfunktion wird im Zusammenhang der Hashimoto-Erkrankung als »Hashitoxikose« bezeichnet. Tritt sie infolge anderer Schilddrüsenerkrankungen auf, spricht man von »Thyreotoxikose«.

Ursache dieser Überfunktionsphase ist ein Krankheitsschub. Wie erwähnt, produziert die Schilddrüse Hormone auf Vorrat. Schreitet die Zerstörung der Schilddrüsenzellen voran, kann es vorkommen, dass die Hormonspeicher unkontrolliert geleert werden. Für Betroffene gleicht dieser Krankheitsverlauf einer Achterbahnfahrt. An einigen Tagen fühlen sie sich müde und schlapp, als sei ihnen Blei an Arme und Beine gehängt. Sie stehen morgens nur unter Mühen auf und fallen direkt nach Feierabend ins Bett. Zu anderen Zeiten kommen sie nachts nicht zur Ruhe, obwohl sie den erholsamen Schlaf herbeisehnen. Sie sind nervös und gereizt. Bei bloßen Nichtigkeiten bewirkt die rebellische Drüse am Hals, dass ihnen beinahe buchstäblich »der Kragen platzt«. Nicht nur zu Beginn, auch im weiteren Verlauf der Hashimoto-Thyreoiditis kann es in Phasen einer besonders hohen Entzündungsaktivität zu vorübergehenden Symptomen einer Schilddrüsenüberfunktion kommen.

In der Regel bedürfen die Beschwerden, die infolge einer Hashitoxikose entstehen, keiner medikamentösen Behandlung. Sie verschwinden von selbst innerhalb einiger Tage oder weniger Wochen. Es ist immer noch kaum bekannt, dass die Hashimoto-Thyreoiditis mit Symptomen verbunden sein kann, die Unterfunktionsbeschwerden diametral entgegengesetzt sind. Die Bandbreite der mit Hashimoto-Thyreoiditis verbundenen Krankheitserscheinungen ist groß. Sie reicht bis zu Symptomen der Schilddrüsenüberfunktion.

Hashimoto-Thyreoiditis und Schilddrüsenunterfunktion

Der typische Verlauf einer Hashimoto-Thyreoiditis ist durch eine fortschreitende Zerstörung der Schilddrüse gekennzeichnet, in deren Folge immer mehr hormonproduzierende Zellen stillgelegt werden, bis schließlich der Bedarf an Hormonen in den Zielorganen nicht mehr gedeckt werden kann. Symptome einer Schilddrüsenunterfunktion treten daher im weiteren Krankheitsverlauf in der Regel in den Vordergrund. Die Wirkung der Schilddrüsenhormone im Körper ist unglaublich vielseitig. Noch längst sind nicht alle damit zusammenhängenden Mechanismen verstanden.

Schilddrüsenhormone, vor allem T_3, regulieren zum Beispiel die Genexpression, indem sie mittelbar durch das zentrale Nervensystem oder unmittelbar durch Interaktionen mit Zielzellen ihre Wirkung entfalten. Auf diese Weise beeinflussen sie, ob und in welchem Maße eine Zelle Proteine bildet. Außerdem wirken Schilddrüsenhormone auf die Funktion der Mitochondrien. Diese Zellbestandteile, die auch »Kraftwerke der Zelle« genannt werden, erzeugen die vom Körper benötigte Energie. Sie sind am zahlreichsten in Zellen mit hohem Energieverbrauch zu finden, wie Muskel- oder Nervenzellen.

Ebben die stimulierenden Signale der Schilddrüsenhormone an die Mitochondrien ab, werden die Stoffwechselprozesse in vielen Organen auf Sparflamme gesetzt. Rezeptoren für Schilddrüsenhormone finden sich praktisch in allen Geweben. Je nach Organ kann eine Unterfunktion der Schilddrüse unterschiedliche Probleme verursachen. Die wichtigsten haben wir hier zusammengefasst:

Allgemeiner Stoffwechsel

- Der Grundumsatz wird herabgesetzt.
- Weniger Kalorien werden verbraucht.
- Der Fettstoff- und Kohlenhydratstoffwechsel wird verlangsamt.
- Weniger Fett wird zur Energiegewinnung genutzt, mehr Kohlenhydrate werden eingelagert.
- Der verringerte Fettstoffwechsel führt zu einer Erhöhung von Triglyceriden, Cholesterin, vor allem LDL (»schlechtes Cholesterin«) im Blut.
- Die Zahl von Glukose-Transportern auf den Zelloberflächen verringert sich. Die Resistenz der Zellen gegenüber Insulin und damit das Risiko zur Ausbildung des sogenannten metabolischen Syndroms (siehe Abschnitt »Folgen für das Herz-Kreislauf-System« in Kapitel 6,) erhöht sich. Beides führt dazu, dass die Aufnahme von Glukose aus dem Blut in die Zellen gestört wird. Dies kann den Blutzuckerspiegel bis hin zur Unterzuckerung fallen lassen. Glukose ist der hauptsächliche »Brennstoff«, aus dem die Mitochondrien lebenswichtige Energie gewinnen. Der höchste »Verbrauch« an Glukose entfällt auf das Gehirn.

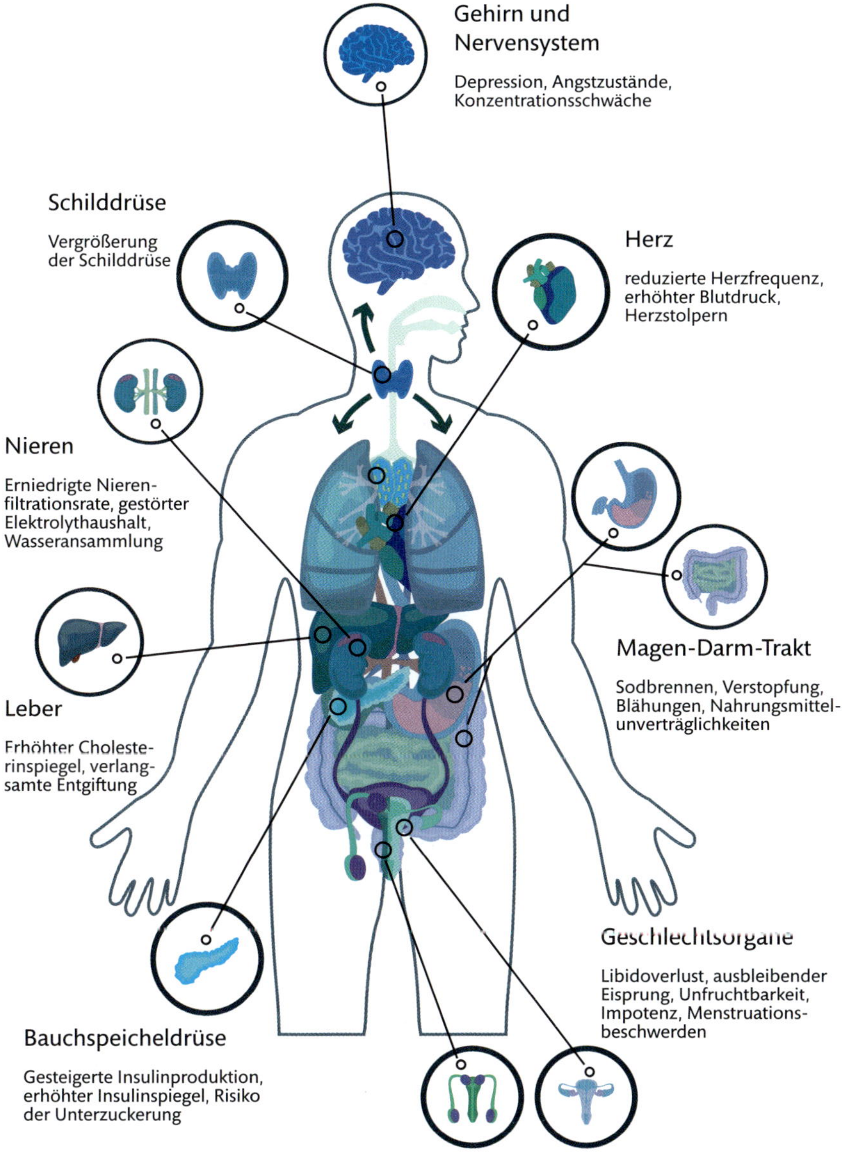

Abb 5.1 Die Schilddrüse beeinflusst über ihre Hormone die Funktionen praktisch aller wichtigen inneren Organe.

Die möglichen Folgen sind Konzentrationsschwierigkeiten und Gedächtnisschwäche; der Body-Mass-Index steigt an (Gewichtszunahme), Müdigkeit und Erschöpfung, gesteigertes Kälteempfinden (Kälteintoleranz), bei unbehandelter Unterfunktion erhöhtes Arterioskleroserisiko und Herz-Kreislauf-Folgeerkrankungen.

Herz und Gefäße

- T_3 kann direkt auf die glatte Muskulatur der Gefäße einwirken. Infolge eines Mangels an T_3 erhöht sich der Fließwiderstand in den Gefäßen.
- Die Fähigkeit des Herzmuskels, sich zusammenzuziehen, verringert sich.
- Die Leistung des Herzens wird vermindert, die Herzfrequenz sinkt.
- Die Durchblutung wird herabgesetzt.
- Der diastolische Blutdruck steigt.

Betroffene ermüden unter Anstrengung schneller und sind schon bei moderater Belastung außer Atem. Langfristig steigt das Risiko, eine Herz-Kreislauf-Erkrankung (siehe den Abschnitt »Folgen für das Herz-Kreislauf-System« in Kapitel 6) zu entwickeln.

Verdauungstrakt

- Die Muskelaktivität der Speiseröhre und des Darms nimmt ab.
- Die Bildung von Magensäure wird gestört.

Patienten leiden unter Sodbrennen, chronischer Verstopfung, Blähungen und Nahrungsmittelunverträglichkeiten.

Leber und Nieren

- Infolge der allgemein verminderten Durchblutung sinkt die sogenannte glomeruläre Filtrationsrate (GFR), also die Menge an flüssigen Blutbestandteilen, die einer bestimmten Zeitspanne in den Nierenkörperchen filtriert wird.

- Wasser staut sich im Gewebe, der Elektrolythaushalt wird gestört. Abbauprodukte, die normalerweise über den Urin ausgeschieden werden, sammeln sich im Blut.
- Die dämpfende Wirkung, die der Mangel an Schilddrüsenhormonen auf den Stoffwechsel ausübt, beeinträchtigt die Leber in ihrer Funktion, Toxine unschädlich zu machen. Die Entgiftung des Körpers verlangsamt sich.
- Cholesterin wird über die Leber durch die Gallenwege in den Darm ausgeschieden. Durch die verringerte Anzahl an Rezeptoren für LDL in der Leber erhöht sich die LDL-Konzentration. Der Gallenfluss nimmt ab.

Die möglichen Folgen sind Muskelkrämpfe, Gewichtszunahme, Gallensteine, selbstverstärkende Wirkung der Hypothyreose aufgrund einer geringeren Umwandlung von T_4 zu T_3 in der Leber.

Hormonsystem

- Schilddrüsenhormone spielen eine Rolle bei der Bildung verschiedener anderer Hormone, die ihrerseits Funktionen im Körper regulieren.
- Die Schilddrüsenunterfunktion kann zu einem Absinken des Testosteronspiegels bei Männern und zu einem Ungleichgewicht des Östrogen- und Progesteronspiegels bei Frauen führen. Als Ursachen wird unter anderem die verringerte Aufnahme von Cholesterin vermutet, das zur Produktion der Steroidhormone benötigt wird, sowie eine Fehlregulation in der Hypothalamus-Hypophyse-Eierstöcke-Achse und eine verringerte Aufnahme von Progesteron in die Zielzellen.

Mögliche Symptome sind Zyklusunregelmäßigkeiten, verstärkte Regelblutung, ausbleibender Eisprung, Symptome der Wechseljahre, Libidoverlust, Unfruchtbarkeit und Impotenz bei Männern.

Körperentwicklung, Wachstum und Regeneration

- Hormone, die das Wachstum fördern, sind nicht nur für Kinder und Jugendliche wichtig. Auch Erwachsene sind auf diese Stoffe angewiesen, sei es für Zellerneuerung oder für das Muskelwachstum.
- Der allgemein reduzierte Grundumsatz wirkt sich auf den Knochenstoffwechsel aus. Knochenzellen sind in ihrer Ausreifung und Differenzierung verzögert.
- Schilddrüsenhormone spielen in der Signalkette des Wachstumshormons Somatropin eine Rolle. Fehlen sie, führt das dazu, dass Zellen weniger Aminosäuren aufnehmen und Eiweiße produzieren.

Knochenbildung, Körperwachstum und Hirnentwicklung bei Kindern sind möglicherweise gestört. Es kommt zu Minderwuchs und verzögerter geistiger Entwicklung. Erwachsene lagern eher Körperfett ein, können weniger Muskelmasse aufbauen oder leiden sogar an Muskelschwund.

Tab. 5.2 rechte Seite Symptome der Hashimoto-Thyreoiditis können nicht nur durch eine Unter- oder Überfunktion der Schilddrüse hervorgerufen werden, sondern auch durch Folge- und Begleiterkrankungen. Auch ein symptomloser Verlauf ist möglich.

Symptome der Unterfunktion	Symptome der Überfunktion	Symptome von Begleiterkrankungen	Krankheit
Müdigkeit	Nervosität, Unruhe und Reizbarkeit	Bauchschmerzen, Blähungen, Müdigkeit	Zöliakie
Erschöpfung	Schlaflosigkeit	Entfärbung der Haut	Vitiligo
Gewichtszunahme	Gewichtsabnahme trotz gesteigertem Hunger und Durst	Rötung, Quaddeln und Juckreiz	Urtikaria
Vergrößerung der Schilddrüse	Vergrößerung der Schilddrüse	Gelenkschmerzen, Schwäche, Müdigkeit und Nachtschweiß	Rheumatische Erkrankungen, Sarkoidose und Fibromyalgie
Gesteigerte Kälteempfindlichkeit	Innere Hitze und Schwitzen	Gewichtsverlust, Durst, häufiges Wasserlassen	Diabetes
Weitere Symptome		Dunkelfärbung der Haut, Salzhunger, Libidoverlust	Morbus Addison
Libidoverlust, Zyklusstörungen, unerfüllter Kinderwunsch	Bei Frauen: Störungen des Menstruationszyklus	Muskelschwäche	Myasthenia gravis
Herzstolpern und Arteriosklerose	Hoher Blutdruck und Herzklopfen	Blutarmut, Schwäche, Gelbfärbung der Haut, Missempfinden	Perniziöse Anämie
Verstopfung und Blähungen	Weicher Stuhlgang	Durchfälle, Blut im Stuhl, Fieber und Bauchschmerzen	Morbus Crohn
Traurigkeit, Depressionen und Angstzustände	Muskelschwäche und -schmerzen	Schmetterlingsförmiger Ausschlag, Schwäche	Systemischer Lupus erythematodes
Konzentrationsschwäche	Konzentrationsschwäche	Bewusstseinsstörungen, Krampfanfälle, kognitive Störungen	Hashimoto-Enzephalopathie
Trockene, kühle teigige, blassgelbe und schuppende Haut	Exzeme, Pigmentstörungen und andere Hautveränderungen	Haarausfall	Alopecia areata
Trockenes und brüchiges Haar	Haarausfall	Augenprobleme	Endokrine Orbitopathie, Myasthenia gravis
Nachlassendes Hörvermögen	Sehprobleme, hervortretende Augäpfel	Zyklusstörungen, Unfruchtbarkeit	Polyzystisches Ovarialsyndrom
Raue, heisere Stimme, Einschlafen der Hände	Zitternde Hände	Menstruationsschmerzen, Unfruchtbarkeit	Endometriose

Kapitel 6

MIT HASHIMOTO-THYREOIDITIS VERBUNDENE ERKRANKUNGEN

Folgen für das Herz-Kreislauf-System

Obwohl die physiologischen Effekte von T_3 und T_4 für das Herz und die Blutgefäße seit langer Zeit bekannt sind, hielten sich in der Medizin hartnäckig Zweifel, ob eine Unterfunktion tatsächlich ein unabhängiger Risikofaktor für die koronare Herzkrankheit, den Herzinfarkt oder eine höhere Sterblichkeit infolge von Herzversagen ist. Zahlreiche wissenschaftliche Studien zu diesem Thema haben die Zweifel beseitigt.

Die Auswirkungen der Hypothyreose auf das Herz-Kreislauf-System sind mittlerweile so gut untersucht wie keine andere Folge dieser Funktionsstörung. Wie wir bereits erwähnten, kann der Mangel an Schilddrüsenhormonen den Blutgefäßwiderstand erhöhen, die Pumpleistung des Herzens beeinträchtigen und zu erhöhtem Blutdruck führen. Für die Leber wird es schwieriger, Cholesterin, vor allem das schlechte LDL-Cholesterin, aus dem Blut aufzunehmen. Je stärker die Konzentration von Cholesterin ansteigt, desto eher können sich Ablagerungen bilden, die die Blutgefäße verengen (Arteriosklerose). Die Schilddrüsenfunktionsstörung begünstigt die Entstehung des sogenannten metabolischen Syndroms. Mit diesem Begriff wird eine Gruppe von Symptomen bezeichnet, die zusammengenommen den größten Risikofaktor für Herz-Kreislauf-Erkrankungen (neben dem Rauchen) darstellt. Man spricht vom metabolischen Syndrom, wenn ein Patient zwei oder mehrere Merkmale aus der folgenden Reihe aufweist: Übergewicht (vor allem Bauchfett); ein gestörter Fett- und Cholesterinhaushalt (erhöhte Triglyceride, vermindertes HDL-Cholesterin); Bluthochdruck und erhöhter Blutzuckerspiegel oder Typ-2-Diabetes.

Gemeinhin wird das metabolische Syndrom als Folge der Fehl- und Überernährung sowie des Bewegungsmangels in Wohlstandsgesellschaften angesehen. Und tatsächlich ist es unstrittig, dass es sich bei dem Phänomen vorrangig um ein Wohlstandssyndrom handelt. Der Überfluss in der Versorgung der westlichen Industrienationen hat zu einer rasanten Zunahme der Risikofaktoren für Herz-Kreislauf-Erkrankungen geführt. Gleichzeitig spielen aber auch Faktoren wie genetische Veranlagung und eben auch der Gesundheitszustand der Schilddrüse eine Rolle.

Das wichtigste Element, das die Hypothyreose und das metabolische Syndrom miteinander verbindet, ist die Insulinresistenz. Das Bauchspeicheldrüsenhormon Insulin regt die Zellen des Körpers an, Glukose aus dem Blut aufzunehmen. Verliert das Hormon an den Zellen an Wirksamkeit, spricht man von Insulinresistenz. Ursache ist in den meisten Fällen eine falsche Ernährung, bestehend aus übermäßig viel zucker- und kohlenhydrathaltigen Lebensmitteln. Werden zum Beispiel die Zellen der Muskeln wieder und wieder mit Insulin bombardiert, bauen sie irgendwann Insulinrezeptoren auf ihrer Oberfläche ab. Die Bauchspeicheldrüse muss die Hormonproduktion steigern, um die normale Wirkung an den Zellen aufrechtzuerhalten. Der Insulinspiegel im Blut steigt. Die Aufnahme von Glukose in die Zellen kann aber auch erschwert werden, wenn die Stimuli der Schilddrüsenhormone infolge einer Hypothyreose ausbleiben.

Eine im Januar 2017 veröffentliche Metaanalyse, an der Kardiologinnen verschiedener chinesischer Universitäten sowie der Mayo Clinic in den USA mitarbeiteten, belegt den Einfluss der Schilddrüsenhormone auf Herz und Kreislauf.[26] Die Gruppe wertete die Ergebnisse von 55 Studien mit insgesamt 1,9 Millionen Patienten in Europa und Nordamerika aus. Die Ergebnisse zeigen: Menschen mit Schilddrüsenunterfunktion haben ein erhöhtes Risiko, Erkrankungen des Herzens und der Gefäße zu entwickeln sowie an diesen Erkrankungen zu versterben – und das gilt nicht nur für die overte Schilddrüsenunterfunktion, sondern ebenfalls für die häufiger unbehandelte, latente Form (siehe Kapitel 12, »Ab wann sollte Hashimoto-Thyreoiditis behandelt werden?«).

Hashimoto-Thyreoiditis und psychische Gesundheit

Hashimoto-Thyreoiditis kann die Funktionen des Gehirns stören. Das äußert sich nicht nur an kognitiven Einschränkungen, Konzentrationsproblemen oder Gedächtnisschwäche, sondern auch an Beeinträchtigungen des psychischen Befindens. Die Symptome können von negativen Gefühlen wie Niedergeschlagenheit und Antriebslosigkeit bis hin zu schweren psychischen Störungen wie Panikattacken oder Pseudodemenz[27] reichen. Häufig lassen sich parallel zu einer Störung der Schilddrüsenfunktion Symptome einer Depression oder Angststörung beobachten.

Wissenschaftler von mehreren deutschen Universitäten haben die Verbindung psychischer Störungen mit Schilddrüsenerkrankungen untersucht. Die Ergebnisse präsentierten sie 2018 im Fachjournal *JAMA Psychiatry*. Die Autoren nahmen 19 Studien mit insgesamt rund 36 000 Teilnehmern unter die Lupe. Das Ergebnis: Patientinnen, bei denen Hashimoto-Thyreoiditis, Morbus Basedow oder eine latente oder overte Schilddrüsenunterfunktion diagnostiziert wurde, haben ein um den Faktor 3,5 erhöhtes Risiko, Symptome der Depression zu entwickeln. Die Wahrscheinlichkeit, dass sie unter Ängsten leiden, ist mehr als doppelt so hoch wie bei Menschen mit gesunder Schilddrüse.[28] Andere Arbeiten fanden heraus, dass Menschen mit Depressionen, Angststörungen sowie bipolarer Störung häufiger erhöhte Werte von Antikörpern gegen TPO und TG aufweisen als die gesunde Bevölkerung. Die Forschungslage ist in diesem Punkt jedoch nicht eindeutig und andere Untersuchungen widersprechen diesem Zusammenhang.[29] Allerdings zeigten klinische Studien wiederholt, dass sich die Ergebnisse der Behandlung depressiver Patientinnen verbesserte, wenn sie während der Therapie ergänzend Schilddrüsenhormone erhielten – sogar dann, wenn ihre Schilddrüsenwerte gar nicht darauf hindeuteten, dass sie unter Hormonmangel litten.[30]

Im Vergleich zu den körperlichen Beschwerden, die durch Hashimoto-Thyreoiditis verursacht werden, ist über den psychischen Leidensdruck, den Betroffene erfahren, bislang noch relativ wenig bekannt – dies trotz der Häufigkeit, mit der Erkrankungen wie Depressionen und Angststörungen in den westlichen Gesellschaften auftreten, trotz der Schwere der Folgen für den einzelnen Betroffenen und dessen Umfeld sowie der hohen sozialen und wirtschaftlichen Kosten, die daraus entstehen. Das Robert Koch-Institut fand im Rahmen seiner 2015 veröffentlichten repräsentativen »Studie zur Gesundheit Erwachsener in Deutschland« heraus, dass rund neun Prozent der Teilnehmer im Laufe der letzten zwölf Monate Kriterien für die Diagnose »Depression« erfüllten.[31] Auf die Bevölkerung Deutschlands übertragen, entspricht das der Zahl von rund sechs Millionen Menschen. Zu Recht wurde die Abklärung der Schilddrüsenfunktion in die Versorgungsleitlinien vieler psychiatrischer Störungen aufgenommen. Dass es notwendig ist, bei Patienten mit Anzeichen einer Depression oder Angsterkrankung eine Fehlfunktion der Schilddrüse auszuschließen, ist aber leider längst nicht in allen Arztpraxen angekommen. Hashimoto-Erkrankte erhalten oftmals zunächst Fehldiagnosen wie »Burn-out«, »psychosomatische Beschwerden« oder, im Fall von Frauen nach einer Geburt, »Babyblues«. Besonders leicht kann eine beginnende Hashimoto-Thyreoiditis Krankheitszeichen einer bipolaren Störung imitieren, wenn die Symptome infolge der Hashitoxikose zwischen Depression (Hypothyreose) sowie Überaktivität und Gereiztheit (Hyperthyreose) schwanken. Menschen mit bipolarer Störung durchleben starke Stimmungsschwankungen, die sich durch abwechselnd auftretende manische und depressive Phasen kennzeichnen.

Wie entstehen Depressionen und Angststörungen infolge von Hashimoto?

Schilddrüsenhormonrezeptoren kommen weit verteilt im Gehirn vor. In besonders hoher Konzentration lassen sie sich etwa in der Großhirnrinde, im Hippocampus und in der Amygdala finden. Von der Amygdala ist bekannt, dass Störungen ihrer Funktion Depressionen und Ängste auslösen. Noch steht die Wissenschaft allerdings am Beginn, die komplexen Wirkungen von Schilddrüsenhormonen auf das zentrale Nervensystem und auf die psychische Gesundheit zu verstehen. Über die genauen Wirkmechanismen bei der Entstehung von Depressionen und Ängsten in Zusammenhang mit Hashimoto-Thyreoiditis ist noch relativ wenig bekannt.

Einen Ansatz, den Forscherinnen zur Erklärung des Zusammenhangs verfolgen, konzentriert sich auf das Serotonin-Dopamin-System im Gehirn. Es ist eng mit dem Stoffwechsel der Schilddrüse verbunden. Serotonin und Dopamin sind sogenannte Neurotransmitter, wichtige Botenstoffe, mit denen unsere Nervenzellen Signale übermitteln. Sie beeinflussen das Herz-Kreislauf-System, den Verdauungstrakt oder die Bewegungssteuerung (Dopamin). Da sie auch Wirkungen in einer Hirnregion auslösen, die als Belohnungszentrum bekannt ist, werden sie umgangssprachlich auch »Glückshormone« oder »Belohnungshormone« genannt. Gern werden Serotonin und Dopamin herangezogen, wenn zum Beispiel von der stimmungsaufhellenden Wirkung von Schokolade oder anderen Süßigkeiten die Rede ist. Schokolade enthält tatsächlich Spuren von Serotonin. Das ist allerdings nicht der Grund, warum manche Menschen bei dem Verzehr ein Gefühl der Zufriedenheit empfinden. Aus der Nahrung aufgenommenes Serotonin kann die Blut-Hirn-Schranke nicht überwinden. Für den Glückseffekt braucht es daher Glückshormone, die direkt im Gehirn gebildet werden. Schokolade kann bewirken, dass sie ausgeschüttet werden, vorausgesetzt, wir haben unser Gehirn im Laufe unseres Lebens (meist bereits in der Kindheit) entsprechend trainiert oder besser gesagt konditioniert. Bei Menschen mit Depressionen sind die wichtigen Neurotransmitter häufig in reduzierter Konzentration zu finden. Das Schilddrüsenhormon T_4 spielt eine wichtige Rolle bei der Synthese von Dopamin.

Aus Versuchen mit Tieren weiß man, dass die Dopaminproduktion sinkt, wenn im Gehirn ein Mangel an T_4 herrscht, und umgekehrt, dass der Dopaminspiegel steigt, wenn Tieren T_4 injiziert worden ist.[32] Manche Patientinnen fühlen sich besser, wenn sie anstatt mit einer T_4-Monotherapie mit einer Kombination von T_4- und T_3-Hormonen behandelt werden. Der Grund könnte eine genetisch bedingte Variabilität der Dejodase im Gehirn sein, also des Enzyms, das das T_4 in das biologisch aktive T_3 umwandelt. Einer anderen Theorie zufolge wirkt sich bei Patienten mit Schilddrüsenunterfunktion der verlangsamte Glukosetransport in die Zellen auch auf die Produktion und die Aktivität von Neurotransmittern aus.

Eine Angststörung entsteht möglicherweise infolge bestimmter körperlicher Krankheitserscheinungen der Hashimoto-Thyreoiditis. Es ist bekannt, dass Menschen mit erhöhtem Blutdruck und nächtlichem Herzrasen – beides sind mögliche Folgen der Schilddrüsenunterfunktion – eher zu Angststörungen neigen. Eine Depression, die im Zusammenhang mit Hashimoto-Thyreoiditis besteht, erfordert neben dem Hormonersatz durch L-Thyroxin unter Umständen besondere therapeutische Maßnahmen. Menschen mit Schilddrüsenunterfunktion sprechen etwa nicht so gut auf die klassischen trizyklischen Antidepressiva an. Diese Psychopharmaka können sogar andere Symptome der Hypothyreose verstärken. Die Behandlung sollte daher unbedingt mit einem Psychiater oder einer Endokrinologin abgestimmt werden.

Hashimoto-Thyreoiditis und Morbus Basedow

Auf den ersten Blick sind Hashimoto-Thyreoiditis und Morbus Basedow zwei Krankheiten, die unterschiedlicher kaum sein können. Wenn sich Hashimoto-Patienten fühlen, als sei ihnen Blei an die Gliedmaßen gehängt, fühlt sich eine Person, die an Morbus Basedow erkrankt ist, als sei ihr Körper unter Strom gesetzt. Leiden Erstere unter einem ständigen Gefühl der Kälte und der Erschöpfung, empfinden Letztere Hitze und Rastlosigkeit. Bei genauerem Hinsehen erkennt man jedoch, dass die beiden Erkrankungen mehr Gemeinsamkeiten haben, als es auf den ersten Blick scheint. Es ist möglich, dass die eine Krankheit fließend in die andere übergeht oder sich eine Mischform einstellt, bei der beide gleichzeitig nebeneinander existieren. Im Labor kann sich dies in dem wechselnden Vorhandensein von schilddrüsenstimulierenden (Morbus Basedow) und schilddrüsenhemmenden Antikörpern (Hashimoto-Thyreoiditis) widerspiegeln. TPO- und TG-Antikörper, die bei rund 90 Prozent der Hashimoto-Patientinnen gemessen werden, sind auch bei dem Großteil der Morbus-Basedow-Patienten vorhanden. Umgekehrt finden sich TRAK, die funktional wirksamen Antikörper bei Morbus Basedow, auch bei Hashimoto-Patienten, allerdings nur in jedem zehnten Fall.

Die größten Unterschiede zwischen den Erkrankungen liegen offenbar in den Immunprozessen, die infolge der Störung der Selbsttoleranz ablaufen. Während das Immunsystem im Fall der Hashimoto-Thyreoiditis eher in Richtung der T-Zellen-vermittelten Immunantwort aus der Balance gerät, kippt es im Fall von Morbus Basedow eher in Richtung der humoralen, antikörpervermittelten Reaktion. Doch auch dieser Unterschied scheint eher gradueller als wesensverschiedener Natur zu sein.

Es kann mitunter schwierig sein zu differenzieren, unter welcher der beiden Krankheiten ein Patient leidet oder ob bei ihm eine Mischform vorliegt. Manche Patientinnen erhalten in der einen Arztpraxis die Diagnose »Morbus Basedow« und erfahren dann in einer anderen, dass die Diagnose falsch sei; es handele sich um Hashimoto-Thyreoiditis. Solche Widersprüche entstehen, wenn Diagnosen auf der Grundlage von Momentaufnahmen und von zu engen Krankheitsvorstellungen gestellt werden. Auf Patienten kann sich das fatal auswirken. Nicht nur werden sie möglicherweise auf einen falschen therapeutischen Weg geschickt. Es lässt sich immer wieder beobachten, dass ihr Vertrauen in Ärztinnen und in die Schulmedizin insgesamt nachhaltig erschüttert wird. Das kann im weiteren Verlauf notwendige Korrekturen in Diagnose und Behandlung ungemein erschweren.

Hashimoto-Thyreoiditis und andere Autoimmunkrankheiten

Hashimoto-Thyreoiditis ist eine Erkrankung, die vergleichsweise gut behandelbar ist. Bei einem Teil der Erkrankten bestehen jedoch trotz Therapie mit Hormonersatzmedikamenten weiterhin Probleme. Ein möglicher Grund ist, dass die anhaltenden Beschwerden nicht durch die Störung der Schilddrüsenfunktion verursacht werden, sondern durch andere Autoimmunerkrankungen, die die Hashimoto-Thyreoiditis begleiten. Zu den Beschwerden können auch Symptome zählen, die auf das ins Ungleichgewicht geratene Immunsystem zurückzuführen sind. Es kann zu unspezifischen Immunsymptomen wie Infektanfälligkeit, Erschöpfung, Vergrößerung der Lymphknoten, Gelenk- und Muskelschmerzen oder Verdauungsbeschwerden sowie zu organspezifischen Symptomen wie Hautveränderungen oder Darmentzündungen kommen.

Bei manchen Menschen mit Autoimmunkrankheiten beschränkt sich die Attacke des körpereigenen Abwehrsystems nicht nur auf ein einziges Organ. Autoimmunerkrankungen neigen zur »Clusterbildung«. Hashimoto-Thyreoiditis tritt bei jedem vierten, mindestens bei jedem siebten Patienten zusammen mit einer oder mehreren weiteren Autoimmunkrankheiten auf. Schilddrüsenantikörper sind so auffällig oft bei Menschen mit Autoimmunkrankheiten zu sehen, dass es fast scheint, als sei ein entgleistes Immunsystem besonders anfällig dafür, Schilddrüsenantikörper zu produzieren.

Die Liste möglicher autoimmuner Begleiterscheinungen der Hashimoto-Thyreoiditis ist lang. Sie umfasst Beschwerden, die von organspezifischen Krankheiten wie Typ-1-Diabetes, perniziöse Anämie, Vitiligo, Zöliakie, Morbus Addison, Alopecia areata, Morbus Crohn oder Colitis ulcerosa ausgehen, sowie Symptome, die von systemischen Erkrankungen verursacht werden. Dazu zählen rheumatoide Arthritis, Sarkoidose, SLE, Sjögren-Syndrom, Fibromyalgie, Myasthenia gravis. Einige von diesen Krankheiten werden wir im Folgenden genauer vorstellen.

Wieso treten verschiedene Autoimmunerkrankungen zusammen auf?

Menschen, die an einer Autoimmunerkrankung leiden, entwickeln mit größerer Wahrscheinlichkeit als die gesunde Bevölkerung eine zusätzliche Autoimmunstörung. Dies könnte ein weiteres Indiz dafür sein, dass genetische Anlagen eine entscheidende Rolle spielen. Bei

Das polyendokrine Autoimmunsyndrom (PAS)

Bei dem gleichzeitigen Auftreten von verschiedenen Autoimmunkrankheiten in endokrinen Geweben unterscheidet man vorrangig zwei Typen: Das PAS 1 (juvenile Form) und das PAS 2 (adulte Form).

PAS 1: Das Muster des PAS-Typs 1 besteht aus den drei typischen Krankheiten der Autoimmunerkrankung der Nebennierenrinde (Morbus Addison), einer Unterfunktion der Nebenschilddrüsen (Hypoparathyreoidismus) und einer Infektionskrankheit durch Pilze (Candidiasis). Zudem können weitere Krankheiten auftreten, wie eine Unterfunktion der Keimdrüsen oder die Autoimmunhepatitis (Autoimmunkrankheit der Leber). Die meisten Patienten mit PAS-Typ 1 erkranken an drei oder mehreren Krankheitskomponenten. Dabei zählen Hypoparathryeoidismus und Nebennierenrindeninsuffizienz zu den häufigsten Erkrankungen. Eine Autoimmunerkrankung der Schilddrüse kann eine Komponente des PAS-Typs 1 sein, ist jedoch selten. Da sich die ersten Beschwerden des Syndroms meist in jungen Jahren, vor allem im ersten Lebensjahrzehnt, bemerkbar machen, wird der Typ 1 auch juveniler Typ genannt.

PAS 2: Das Muster des zweiten Typs besteht in erster Linie aus der Autoimmunthyreopathie, Morbus Addison und Diabetes mellitus Typ 1. Weitere gleichzeitig auftretende Autoimmunerkrankungen sind ebenso wie beim Typ 1 möglich, aber seltener. Das PAS-Typ 2 tritt erst im Erwachsenenalter ab dem zweiten Lebensjahrzehnt auf. Frauen erkranken bis zu dreimal häufiger als Männer.

mehreren Autoimmunkrankheiten ließen sich Varianten der Gene feststellen, die die T-Zell-Aktivität regulieren. Diese Gene tragen Name wie CTLA-4, PTPN22 oder IL2RA. Zudem können Gene betroffen sein, die Informationen für wichtige Selbsttoleranz-Antigene (HLA-Klasse I und II) auf körpereigenen Zellen tragen. Auf der anderen Seite teilen einige Autoimmunkrankheiten Gemeinsamkeiten hinsichtlich der Umweltfaktoren, die gemäß der *Bad-Genes-Bad-Luck*-Theorie notwendig sind, damit sie schließlich ausgelöst werden. Dazu zählen zum Beispiel Rauchen, Stress oder Vitamin-D-Mangel.

Bei Kombinationen von mindestens zwei Autoimmunerkrankungen, die Drüsen betreffen, spricht man von polyendokrinen Autoimmunsyndromen (PAS), auch autoimmun-glanduläre Syndrome genannt. Wir wollen im Folgenden auf häufige autoimmune Begleiterkrankungen blicken, unter denen Hashimoto-Patientinnen leiden. Bei der Liste handelt es sich wohlgemerkt um eine Auswahl und sie erhebt keinen Anspruch auf Vollständigkeit.

Morbus Addison

Symptome: Brauntönung der Haut, Müdigkeit, Erschöpfung, Muskelschwäche, Übelkeit, Salzhunger, Potenzprobleme bei Männern, Verlust der Libido und der Schambehaarung bei Frauen

Morbus Addison ist eine Autoimmunkrankheit, die die Nebennieren, genauer gesagt die Nebennierenrinde befällt. Die körpereigene Abwehr schädigt das dortige Gewebe und beeinträchtigt die Bildung der Hormone Cortisol, Aldosteron und Androgenen (Sexualhormone). Morbus Addison ist die häufigste Ursache einer Unterfunktion der Nebennierenrinde, jedoch im Vergleich zu anderen Autoimmunstörungen wie Hashimoto-Thyreoiditis oder Typ-1-Diabetes insgesamt sehr selten.

Das als »Stresshormon« bekannte Cortisol spielt eine wichtige Rolle bei der Energieversorgung des Körpers, indem es den Blutzuckerspiegel und den Fettstoffwechsel beeinflusst. Außerdem hat es eine entzündungshemmende Wirkung. Kommt es infolge des Morbus Addison zu einem Mangel an Cortisol, setzt die Hypophyse zur

Stimulation der Nebennierenrinde verstärkt das Hormon ACTH (Adrenocorticotropin) frei. Als Nebenwirkung des ACTH wird die Produktion des Hautfarbstoffs Melatonin angekurbelt. Es kommt zur Brauntönung der Haut (vor allem der Handinnenflächen und der Mundschleimhaut) – ein klassisches Anzeichen für Morbus Addison. Weitere Symptome sind Müdigkeit, Erschöpfung, Übelkeit und Bauchschmerzen. Der Mangel an Aldosteron kann zu erniedrigtem Blutdruck und Hunger auf Chips, Pommes und anderes salziges Essen führen. Aldosteron reguliert den Mineral- und Wasserhaushalt. Bei Männern kann die verringerte Produktion von Androgenen Potenzprobleme verursachen, bei Frauen einen Verlust der Schambehaarung und der Libido. Ähnlich wie bei Hashimoto-Thyreoiditis treten die Symptome mit der fortschreitenden Zellzerstörung (wenn mehr als 90 Prozent des Gewebes geschädigt ist) und der damit einhergehenden Unterfunktion der Nebennierenrinde auf. Das schleichende Versagen der Nebennierenrinde durch Morbus Addison kann sich unter akutem Stress oder hoher körperlicher Belastung als Addison-Krise zeigen. Dabei handelt es sich um einen potenziell lebensbedrohlichen Schockzustand.

Treten Hashimoto-Thyreoiditis und Morbus Addison zusammen auf, spricht man vom sogenannten Schmidt-Syndrom. In der Patientenliteratur wird häufig eine »Nebennierenerschöpfung« als mögliche Erklärung eines komplizierten Verlaufs der Hashimoto-Thyreoiditis genannt (siehe Abschnitt »Die erschöpfende Frage nach Nebennierenerschöpfung« in Kapitel 8). Es ist jedoch wahrscheinlicher, dass Patienten, die auffällige Nebennierenblutwerte aufweisen, stattdessen an einer latenten Form des Morbus Addison leiden.

Hinweise auf Morbus Addison liefern neben den klinischen Anzeichen die Messung des Elektrolytspiegels im Blut. Nachweisen lässt sich die Erkrankung, wenn der Cortisol- und ACTH-Spiegel sowie die Konzentration von Antikörpern gegen bestimmte Nebennierenenzyme bestimmt wird. Mit einem ACTH-Stimulationstest, bei dem synthetisch hergestelltes ACTH verabreicht wird, kann die Funktion der Nebennierenrinde überprüft werden. Dieser Test wird in Hausarztpraxen jedoch leider zu selten durchgeführt. Nebennierenschwäche wird deshalb oft übersehen, nicht selten aber auch fälschlicherweise diagnostiziert.

Alopecia areata

Symptome: Kreisrunder Haarausfall mit einem oder mehreren Herden und plötzlichem Auftreten

Alopecia areata ist besser bekannt als »kreisrunder Haarausfall«. Auf der Kopfhaut, manchmal auch im Bart oder in den Augenbrauen von Betroffenen bilden sich eine oder mehrere kahle Stellen mit klarer Begrenzung. Als Ursache wird eine Autoimmunreaktion gegen Zellen der Haarwurzeln vermutet.

Die Krankheit tritt oft im Kindes- und Jugendalter auf. Häufig beginnen die Haare auf den kahlen Stellen nach einiger Zeit spontan wieder zu wachsen. Es kann aber im fortschreitenden Verlauf zu weiteren Schüben kommen, die wiederum andere Areale betreffen. Das Spektrum reicht von milden Krankheitserscheinungen, von einem oder wenigen Kahlstellen bis hin zu ernsten Schweregraden mit dem Verlust aller Körperhaare, einschließlich Wimpern und Schambehaarung *(Alopecia areata universalis)*. Vor allem Patientinnen mit schwerem Verlauf haben ein signifikant erhöhtes Risiko, an einer autoimmunen Schilddrüsenerkrankung (Autoimmunthyreopathie) zu erkranken.

Morbus Crohn und Colitis ulcerosa

Symptome: Durchfall, Schmerzen, Fieber, Blut im Stuhl, Hautveränderungen, enteropathische Spondyloarthritis

Chronisch-entzündliche Darmerkrankungen wie Morbus Crohn und Colitis ulcerosa können ernste Beschwerden wie Durchfälle, Fieber, heftige Bauchschmerzen und blutigen Stuhlgang verursachen. Während sich die Entzündungen bei Colitis ulcerosa auf die Schleimhaut des Dickdarms beschränken, kann bei Morbus Crohn der gesamte Verdauungstrakt vom Mund bis zum Anus betroffen sein. Daneben können beide Erkrankungen Symptome hervorrufen, die potenziell alle Organe betreffen, vor allem die Haut, Gelenke, Augen und Leber. Der ursächliche Mechanismus, der zu der Entstehung chronisch-entzündlicher Darmerkrankungen führt, ist noch nicht entschlüsselt. Er dürfte wie bei anderen Autoimmunstörungen auch auf einer Kombination von bestimmten genetischen und umweltbedingten Faktoren beruhen.

Morbus Crohn und Colitis ulcerosa betreffen häufig junge Menschen zwischen 15 und 35 Jahren. Da die chronisch-entzündlichen Darmerkrankungen gehäuft mit Hashimoto-Thyreoiditis einhergehen, sollten Patienten mit diesen Erkrankungen auf eine Autoimmunerkrankung der Schilddrüse untersucht werden. Die in Schüben verlaufenden chronisch-entzündlichen Darmerkrankungen lassen sich nicht leicht nachweisen. Zur Diagnose ist das Gesamtbild aus klinischen Erscheinungen, laborchemischen Werten (Entzündungswerte, Antikörper) und endoskopischen Untersuchungen entscheidend.

Rheumatische Erkrankungen

Symptome: Gelenkschmerzen und -schwellungen, Morgensteifigkeit, Muskelschmerzen, Schwäche, Hautausschlag und -veränderungen, Nachtschweiß

Gelenk- und Muskelschmerzen, Müdigkeit, Hautveränderungen oder andere Symptome, die bei Hashimoto-Thyreoiditis vorkommen, können auch von einer koexistierenden autoimmunen Rheuma-Erkrankung hervorgerufen werden. Bei diesen systemischen Autoimmunerkrankungen greift das Immunsystem nicht die Zellen spezifischer Organe an, sondern Zellen von Geweben, die an unterschiedlichen Stellen des Körpers vorhanden sind.

Die häufigste Form der rheumatisch-entzündlichen Gelenkerkrankung ist die rheumatoide Arthritis. Sie tritt oftmals mit Schwellungen und Schmerzen der kleinen Gelenke an Händen und Füßen in Erscheinung, schreitet schubweise voran und führt zur Zerstörung von Gelenken. Neben dem Bewegungsapparat können aber auch das Herz-Kreislauf-System, Lunge, Leber, Nieren, Magen und Darm, das Nervensystem oder Drüsengewebe geschädigt werden. Einer großen

Bevölkerungsstudie aus Großbritannien zufolge ist die rheumatoide Arthritis sogar die häufigste autoimmune Begleiterkrankung der Hashimoto-Thyreoiditis.[33] In jedem Fall kommt sie bei Menschen mit Autoimmunthyreopathie häufiger vor als bei Menschen mit gesundem Immunsystem. Zudem tritt Hashimoto-Thyreoiditis gehäuft mit rheumatischen Erkrankungen auf, die vorrangig das Bindegewebe betreffen (Kollagenosen). Dazu zählt die systemische Sklerose, SLE und das Sjögren-Syndrom.

Endokrine Orbitopathie

Symptome: Hervortretende Augäpfel, unvollständiger Lidschluss, Fremdkörpergefühl und Trockenheit der Augen

Die endokrine Orbitopathie ist eine Erkrankung der Augenhöhle (lateinisch: *Orbita*), die zusammen mit Autoimmunthyreopathien auftritt. Der enge Zusammenhang zwischen krankhaften Veränderungen der Schilddrüse und dem Hervortreten der Augen (Exophthalmus) – eines der Leitsymptome der endokrinen Orbitopathie – wurde bereits von Carl Adolph von Basedow, dem Entdecker der nach ihm benannten Krankheit, beschrieben. Tatsächlich ist die Augenerkrankung in mehr als 90 Prozent der Fälle mit dem Morbus Basedow verbunden. Nur in Ausnahmefällen besteht parallel die Hashimoto-Thyreoiditis oder (wohl eher) eine Mischform zwischen Morbus Basedow und Hashimoto-Thyreoiditis. Nach gängigem Erklärungsmodell gehen Autoantikörper, die beim Morbus Basedow gegen den TSH-Rezeptor gebildet werden, eine Kreuzreaktion mit Rezeptoren im Fett- und Bindegewebe der Augenhöhle ein. Es kommt zu Entzündungen, durch die die betroffenen Gewebe anschwellen und die Augen hervortreten. Weitere Symptome sind Lichtempfindlichkeit, Sehen von Doppelbildern, Fremdkörpergefühl, Schmerzen und ein Zurückbleiben des Oberlids. Die erste Maßnahme in der Therapie ist die Behandlung der Schilddrüsenfunktionsstörung mit Thyreostatika. Bei schwereren Verläufen kann die Gabe von Glukokortikoiden und Immunsuppressiva nötig sein.

Zöliakie

Symptome: Durchfall, Blähungen, Bauchschmerzen, Nährstoffmangel, Müdigkeit, Blutarmut

Menschen, die an Zöliakie erkranken, leiden unter einer genetisch bedingten und durch Glutenbestandteile ausgelösten Fehlreaktion des Immunsystems. Immunzellen greifen das Getreideprotein sowie das körpereigene Enzym Gewebetransglutaminase an. Die Zöliakie hat daher sowohl Merkmale einer Allergie als auch einer Autoimmunkrankheit. Die überschießende Immunantwort verursacht Entzündungen der Darmschleimhaut des Dünndarms. Bei chronischem Verlauf wird die Schleimhaut geschädigt. In der Folge verringert sich die Nährstoffaufnahme aus der Nahrung.

Gluten ist ein Protein, das in Getreide wie Weizen, Roggen, Gerste und Dinkel vorkommt. Rund ein Prozent der Bevölkerung in Europa leidet an Zöliakie. Die Krankheit wird allerdings immer häufiger diagnostiziert, was tatsächlich auf eine Zunahme der Fälle statt ausschließlich auf verbesserte Diagnostik zurückzuführen sein dürfte. Lange wurde Zöliakie als eine Krankheit verstanden, die nur den Darm betrifft. Heutzutage wird sie zunehmend als systemische Störung verstanden, die auch organübergreifende Beschwerden verursachen kann. Hashimoto-Patientinnen erkranken häufiger an Zöliakie als die gesunde Normalbevölkerung. Rund fünf bis sieben Prozent der Menschen mit Autoimmunthyreopathie weisen Antikörper gegen Gewebetransglutaminase auf. Umgekehrt fällt der Test auf Schilddrüsenantikörper bei Zöliakie-Patienten je nach Studie bei rund jedem dritten bis zehnten Betroffenen positiv aus. Ein eindrucksvolles Beispiel für die Verbindung zwischen den beiden Erkrankungen liefern Untersuchungen, die zeigen, dass die Umstellung auf eine glutenfreie Ernährung zu einer Verringerung von Schilddrüsenantikörpern führen kann (siehe den Abschnitt »Streichen Sie unverträgliche Nahrungsmittel von ihrem Speiseplan, meiden Sie Gluten!« in Kapitel 13).[34]

Zöliakie lässt sich mithilfe eines Tests auf Antikörper im Blut sowie durch eine Dünndarmbiopsie nachweisen. In vielen Fällen kann ein

Großteil der Beschwerden gelindert oder sogar beseitigt werden, wenn Betroffene die Zufuhr von Gluten durch die Nahrung abstellen.

Vitiligo

Symptome: Punktuelle oder großflächige weiße Flecken auf der Haut (Hypo- und Depigmentierung)

Der Vitiligo wird auch Weißfleckenkrankheit genannt, was ihr wesentliches Symptom bereits beschreibt. Die Hautflecken erscheinen weiß, weil Melanozyten in den betroffenen Hautpartien zu wenig oder gar kein Melanin (Farbstoff der Haut) produzieren. Das Problem ist vordergründig rein kosmetischer Natur und die Krankheit ist nicht ansteckend, kann aber je nach Patientin – vor allem für Menschen mit dunklerer Hautfarbe – eine hohe psychische Belastung darstellen. Die entfärbten Hautstellen sind besonders anfällig für Sonnenbrand und damit verbundene Hautschäden. Betroffene sollten daher für ausreichenden UV-Schutz sorgen. Der ursächliche Mechanismus, der die Erkrankung auslöst, ist nicht geklärt. Man geht jedoch davon aus, dass eine autoimmunbedingte Zerstörung der pigmentbildenden Zellen für den Vitiligo verantwortlich ist. Die Krankheit betrifft weltweit schätzungsweise rund ein Prozent der Bevölkerung, tritt aber gehäuft zusammen mit Hashimoto-Thyreoiditis auf.

Typ-1-Diabetes

Symptome: Anstieg des Blutzuckerspiegels, starker Durst, Schwäche, Schwindelgefühl, Bewusstseinsstörungen bis hin zum hyperglykämischen Koma infolge des Insulinmangels

Aufgrund einer Autoimmunreaktion gegen die Betazellen der Bauchspeicheldrüse wird bei einem Typ-1-Diabetes die Insulinproduktion gestört. Das Hormon Insulin fördert die Aufnahme von Glukose aus dem Blut in die Zellen. Dadurch ermöglicht es die Energieversorgung des Körpers und senkt die Blutzuckerkonzentration im Blut. In Erscheinung tritt die Erkrankung meist erst dann, wenn rund 80 Prozent der hormonproduzierenden Zellen zerstört ist. Dies kann aber bereits im Kindes- oder Jugendalter eintreten. Nur lediglich zehn Prozent der Diabetiker leiden am autoimmunen Diabetes vom Typ 1. Zu den auslösenden Faktoren des häufigeren Typ-2-Diabetes zählt neben der genetischen Veranlagung vor allem Überernährung – ein wachsendes Problem in den »Wohlstandsgesellschaften«. Rund 10 bis 15 Prozent der Menschen mit Typ-1-Diabetes erkranken auch an einer Autoimmunkrankheit der Schilddrüse. Je nach Studie lassen sich bei bis zu 40 Prozent der Patientinnen TPO-AK nachweisen. TG-AK konnten bei 15 bis 30 Prozent gemessen werden. Bei Patienten mit Diabetes mellitus lassen sich meist schon Jahre vor Ausbruch der Erkrankung Autoantikörper gegen die Inselzellen der Bauchspeicheldrüse nachweisen.

Urtikaria (Nesselsucht)

Symptome: Gerötete Haut, juckende, teils brennende Quaddeln

Bei der Urtikaria, auch Nesselsucht genannt, handelt es sich um eine Hauterkrankung, die bei vielen Menschen im Laufe des Lebens einmal auftritt. Sie zeichnet sich durch eine gerötete Haut und teils stark juckende Quaddeln (flüssigkeitsgefüllte Schwellungen) aus. Man unterscheidet zwischen einer akuten (spontanen) Form und einer chronischen Form. In den meisten Fällen, in denen eine akute Urtikaria entsteht, ist eine allergische Reaktion Auslöser. Verursacht werden kann sie zum Beispiel durch Medikamente, Nahrungsmittel, Giftstoffe oder Insektenstiche. Es kann vorkommen, dass das Auftreten der Erkrankung mit keinem Auslöser in Verbindung gebracht werden kann. In diesem Fall spricht man von einer idiopathischen Urtikaria. Meistens verschwinden die Symptome innerhalb einiger Wochen spontan. Bleiben sie jedoch länger als sechs Wochen bestehen, handelt es sich um eine chronische Urtikaria. Bei einem Teil der Erkrankungen lassen sich Autoantikörper feststellen, sodass ein Autoimmunprozess als Ursache wahrscheinlich ist. Die idiopathische und chronische Urtikaria tritt gehäuft bei Menschen mit Autoimmunerkrankungen auf, so auch bei Patientinnen mit Hashimoto-Thyreoiditis. Je nach Studie konnten bei 10 bis 30 Prozent der Patienten mit chronischer Urtikaria Schilddrüsenantikörper gemessen werden. Eine große Bevölkerungsstudie mit rund 13 000 Patienten mit chronischer Urtikaria über einen Zeitraum von 17 Jahren in Israel ergab, dass Schilddrüsenerkrankungen die häufigsten Begleiterkrankungen bei chronischer Urtikaria waren, allen voran die Schilddrüsenunterfunktion (9,8 Prozent).[35] Eine Hormontherapie bei Hashimoto-Thyreoiditis kann dazu beitragen, die Symptome der Urtikaria zu mildern oder zu beseitigen.

Perniziöse Anämie

Symptome: Müdigkeit, Schwäche, blasse Hautfarbe, manchmal Gelbfärbung der Haut, Taubheitsgefühl und allgemeine Leistungsminderung

Bei der perniziösen Anämie greift das Immunsystem die Parietalzellen in der Magenschleimhaut und das von ihnen gebildete Protein Intrinsischer Faktor an. Es kommt zur Entzündung der Magenschleimhaut (Autoimmungastritis, Typ-A-Gastritis), die aber nicht zu den typischen Symptomen sonstiger Magenschleimhautentzündungen führt. Fehlt Intrinsischer Faktor, kann der Körper nicht genug Vitamin B_{12} aus der Nahrung aufnehmen. Mangel an Vitamin B_{12} führt zu Blutarmut (Anämie), Krankheitsanzeichen wie Müdigkeit, Schwäche, blasse Hautfarbe und allgemeine Leistungsminderung kommen hinzu. Zudem können sich Symptome wie eine entzündlich gerötete, glatte Zunge und Zungenbrennen oder eine Gelbfärbung der Haut einstellen. Daneben kann Vitamin-B_{12}-Mangel neurologische Beschwerden verursachen. Dazu zählen Taubheitsgefühl der Haut oder andere Missempfindungen. In schweren Fällen kann es zu Lähmungen oder motorischen Störungen bis hin zum Vollbild der funikulären Spinalerkrankung kommen. Zur Diagnose führen eine Magenspiegelung, die eine entzündete Magenschleimhaut zeigt, ein erniedrigter Vitamin-B_{12}-Spiegel und eine erhöhte Konzentration des Hormons Gastrin in der Blutuntersuchung. Der Nachweis gelingt über einen positiven Test auf Autoantikörper. Dass die perniziöse Anämie und Hashimoto-Thyreoiditis gehäuft zusammen auftreten, ist gut dokumentiert. Die Kontrolle des Vitamin-B_{12}-Wertes sollte daher zu den ersten Folgeuntersuchungen nach Diagnose der Hashimoto-Thyreoiditis zählen.

Die perniziöse Anämie lässt sich durch den lebenslangen Ausgleich des Vitamin-B_{12}-Mangels in Form von Injektionen unter die Haut oder in den Muskel, oft auch durch Tabletteneinnahme, gut behandeln. Perniziöse Anämie und die chronische Entzündung der Magenschleimhaut erhöhen das Risiko, an Magenkrebs zu erkranken. Betroffene sollten daher in regelmäßigen Kontrolluntersuchungen ihren Magen untersuchen lassen.

Das Rätsel Hashimoto-Enzephalopathie

Hashimoto-Thyreoiditis steht in einem bisher weitgehend rätselhaften Zusammenhang mit einer sehr seltenen autoimmunbedingten Erkrankung des Gehirns: der Hashimoto-Enzephalopathie (HE). Die HE geht mit Symptomen einher, die einem Schlaganfall ähneln können, mit Orientierungs- und Bewusstseinsstörungen bis hin zum Koma sowie zu Krampfanfällen. Mögliche Krankheitserscheinungen können auch Persönlichkeitsveränderungen und kognitive Einschränkungen sein, die der Demenz ähneln. Des Weiteren sind Psychosen, Manie, Depressionen und Angststörungen beschrieben. Der Krankheitsbegriff der HE wird auf Patientinnen angewandt, die Zeichen einer Enzephalopathie bei gleichzeitig stark erhöhten TPO-AK-Titern zeigen, ohne dass andere Ursachen einer Enzephalopathie wie toxische, ischämische, infektiöse und neurodegenerative Faktoren oder ein Tumor vorliegen. Die Diagnose ist also das Resultat des Ausschlusses anderer häufiger auftretender Erkrankungen wie der Creutzfeldt-Jakob-Krankheit oder schnell fortschreitender Demenz. Es ist unklar, welche Rolle Schilddrüsenantikörper bei der Entstehung der HE spielen. Möglich ist, dass sie ein reines Begleitphänomen darstellen und die Ursache der HE stattdessen eine bisher unbekannte Autoimmunerkrankung ist. Die meisten Patienten mit HE sprechen positiv auf eine Dämpfung der Immunreaktion durch hoch dosierte Kortikosteroide wie Kortison an. Eine Linderung und Beseitigung der Symptome ist in vielen Fällen möglich.

Hashimoto-Thyreoiditis und Krebs

Entzündungen sind natürliche, in der Evolution bewährte Abwehrreaktionen, mit denen unser Immunsystem Krankheitserreger bekämpfen kann. Doch so effektiv sie im Kampf gegen Bakterien, Parasiten und Viren sind – sie können unangenehme Kollateralschäden verursachen, wenn sie in einem Gewebe anhaltend oder wiederkehrend auftreten.

Chronische Entzündungen erhöhen das Risiko, an Krebs zu erkranken – das erkannte bereits der berühmte Mediziner Rudolf Virchow (1821–1902). Seit den 2000er-Jahren belegt eine wachsende Zahl an Forschungsarbeiten den Zusammenhang von chronischen Entzündungen und Krebs in gewissen Organen. Patienten, die zum Beispiel unter chronisch-entzündlichen Darmerkrankungen leiden, erkranken häufiger an Darmkrebs als Menschen ohne entsprechende Vorerkrankungen. Dass eine chronische Entzündung der Schilddrüse in ähnlicher Weise das Krebsrisiko erhöht, erscheint daher naheliegend. Eine Verbindung zwischen Hashimoto-Thyreoiditis und dem Auftreten eines papillären Schilddrüsenkarzinoms, der häufigsten Form von Schilddrüsenkrebs, wurde 1955 erstmals beschrieben. Studien, die seither zu dem Thema erschienen sind, liefern zusammengenommen allerdings keine eindeutigen Ergebnisse. Einige Arbeiten berichten von einem dreifach höheren Schilddrüsenkrebsrisiko für Patientinnen mit Autoimmunthyreopathie, während andere keine Unterschiede zu Kontrollgruppen feststellen konnten.

Offenbar, so fand eine amerikanische Auswertung von 17 Originalstudien heraus, scheint die große Differenz der Ergebnisse durch die Untersuchungsmethode beeinflusst zu werden, die die Wissenschaftler jeweils anwandten.[36] In Forschungsarbeiten, für die das Gewebe nach einer Thyreoidektomie untersucht wurde, fanden Medizinerinnen eine größere Häufigkeit von papillären Schilddrüsenkarzinomen bei Hashimoto-Patienten als in Studien, in denen die Proben durch Feinnadelbiopsie gewonnen wurden. Während die Feinnadelbiopsie tendenziell positive Befunde unentdeckt lässt, neigt die Thyreoidektomie eher zu Stichprobenverzerrung. Wenn die Annahme eines dreifach höheren Schilddrüsenkrebsrisikos für Patienten mit Autoimmunthyreopathie folglich wohl zu hoch angesetzt sein dürfte, so muss nichtsdestoweniger davon ausgegangen werden, dass Hashimoto-Patienten stärker gefährdet sind.

Eindeutiger liegt der Fall bei Hashimoto-Patientinnen mit Schilddrüsenknoten. Einer italienischen Studie aus dem Jahr 2019 zufolge haben Hashimoto-Patientinnen mit Schilddrüsenknoten ein viermal höheres Risiko, ein Schilddrüsenkarzinom zu entwickeln als eine Kontrollgruppe ohne Hashimoto-Erkrankungen.[37] Die Forscher teilten rund 300 Patienten in zwei Gruppen ein. Die erste Gruppe bestand aus Teilnehmerinnen, denen aufgrund eines Karzinomverdachts die Schilddrüse entfernt werden musste. Bei der zweiten Gruppe handelte es sich um Hashimoto-Patientinnen, die vor allem aufgrund von gleichzeitig bestehenden Schilddrüsenknoten einer Thyreoidektomie unterzogen wurden. Während die Gewebeproben der ersten Gruppe auf eine Begleiterkrankung mit Hashimoto-Thyreoiditis untersucht wurden, analysierte man die zweite hinsichtlich eines Karzinoms. Das Ergebnis: Bei 28,6 Prozent der wegen Verdacht auf ein Karzinom operierten Patienten (Gruppe 1) konnte eine Hashimoto-Thyreoiditis festgestellt werden. In der zweiten Gruppe konnte bei 31,3 Prozent ein Zusammenhang zwischen Hashimoto-Thyreoiditis und Schilddrüsenkrebs nachgewiesen werden. Bei der Kontrollgruppe wurde dagegen nur bei 7,7 Prozent Schilddrüsenkrebs diagnostiziert.

Dass Hashimoto-Thyreoiditis als ein Risikofaktor für Schilddrüsenkrebs angesehen werden muss, stützt auch eine große, ebenfalls 2019 veröffentlichte prospektive Studie aus den USA.[38] Die Wissenschaftlerinnen untersuchten knapp 10 000 Patienten mit Schilddrüsenknoten, die zur Abklärung des Befunds in einem Zeitraum von 22 Jahren eine Klinik in Boston aufgesucht haben. Dabei stellten sie fest, dass sich die Knoten bei Hashimoto-Patienten in 23,3 Prozent der Fälle als krebsartig erwiesen, während dies bei Patienten ohne Hashimoto-Thyreoiditis lediglich in 15,9 Prozent der Fälle zutraf. Das Risiko, dass sich ein Schilddrüsenknoten als bösartig herausstellt, ist demnach bei Menschen mit Hashimoto-Thyreoiditis 1,7-fach höher als bei Patientinnen ohne diese Autoimmunerkrankung.

Kapitel 7

UNTERSUCHUNGSMETHODEN

Um eine Erkrankung der Schilddrüse aufzuspüren, steht Ärzten eine ganze Palette an Untersuchungen zur Verfügung. Für den Nachweis der Hashimoto-Thyreoiditis sind die Bestimmung der relevanten Antikörper im Blut und die Ultraschalluntersuchung der Schilddrüse die wichtigsten diagnostischen Maßnahmen. Ihnen voraus gehen die Anamnese, der klinische Befund und das Abtasten der Schilddrüse sowie die Kontrolle der sogenannten Schilddrüsenwerte, TSH, T_3 und T_4. Trotz dieser vielfältigen Möglichkeiten kommt es leider immer wieder vor, dass eigentlich klinisch auffällige Patientinnen mit Hashimoto-Thyreoiditis erst spät die Diagnose erhalten.

Obwohl sie retrospektiv bereits eindeutige Symptome wie Müdigkeit, Gewichtszunahme oder Kälteempfindlichkeit zeigten, erfahren diese Patienten manchmal erst nach Jahren, was die Quelle ihrer Beschwerden ist. Einige Betroffene haben in dieser Zeit gleich mehrere Ärztinnen, Heilpraktiker oder Psychotherapeutinnen konsultiert und wurden mit zahlreichen anderen Diagnosen konfrontiert. Es ist unverständlich, wieso die Hashimoto-Thyreoiditis vielfach erst spät entdeckt wird. Schließlich handelt es sich um eine Krankheit mit hoher Verbreitung, vergleichsweise einfacher Diagnostik und kostengünstiger Behandlung.

Wieso bleibt die Hashimoto-Thyreoiditis dennoch so oft unerkannt? Unserer Erfahrung nach ist dieser Missstand vor allem auf eine

Fehlinterpretation der Schilddrüsenwerte zurückzuführen, genauer gesagt auf die falsche Vorstellung davon, was der TSH-Wert in der Diagnostik leisten kann und was nicht. Bevor wir zu den Instrumenten kommen, mit denen sich die Hashimoto-Thyreoiditis in der Regel nachweisen lässt, müssen wir uns daher zunächst der Kontroverse um die Rolle des TSH widmen.

Der TSH-Wert

Was der TSH-Wert leisten kann

In unserem Körper regelt die negative Rückkopplung der Schilddrüsenhormone mit der TSH-Produktion in der Hypophyse, dass die Schilddrüse ihre Hormonproduktion auf ein ausgewogenes Maß (Homöostase) einstellt (siehe den Abschnitt »Woher weiß die Schilddrüse, wie viel Hormon sie produzieren soll?« in Kapitel 1). Das TSH-Screening ist standardmäßig die erste Untersuchung, die veranlasst wird, wenn die Schilddrüse bei Verdacht auf eine Funktionsstörung überprüft werden soll. Liegt der TSH-Wert deutlich oberhalb des Normbereichs, weist der Patient mit erhöhter Wahrscheinlichkeit eine Schilddrüsenunterfunktion auf, liegt er darunter, liefert das einen Hinweis auf eine Schilddrüsenüberfunktion.

Eine unbehandelte Schilddrüsenunterfunktion führt im Verlauf der fortschreitenden Hashimoto-Thyreoiditis früher oder später relativ zuverlässig zu erhöhten TSH-Werten. Die alleinige Untersuchung der TSH-Konzentration im Blut kann bei einem Ergebnis oberhalb des Normbereichs daher also zwei Dinge leisten:

1. **Bei entsprechenden Symptomen:** den Verdacht auf eine Hypothyreose (als Folge von Hashimoto-Thyreoiditis) erhärten.
2. **Bei fehlenden Symptomen:** einen Verdacht auf latente Hypothyreose, asymptomatische oder beginnende Hashimoto-Thyreoiditis wecken.

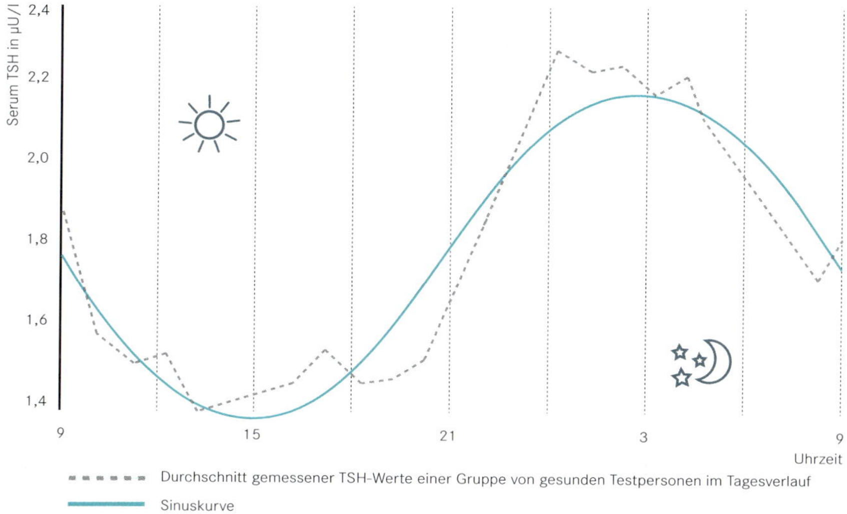

Abb. 7.1 Die Produktion von TSH folgt einem zirkadianen Rhythmus mit Höchstwerten gegen 3 Uhr morgens und abnehmenden Werten am Tag. Der Verlauf über 24 Stunden gleicht einer Sinuskurve. Zur besseren Vergleichbarkeit sollten Blutentnahmen zur Kontrolle des TSH-Spiegels daher nach Möglichkeit stets zur gleichen Tageszeit erfolgen.

Quelle: Russell, W., Harrison, R. F., Smith, N., Darzy, K., Shalet, S., Weetman, A. P., & Ross, R. J. (2008). Free triiodothyronine has a distinct circadian rhythm that is delayed but parallels thyrotropin levels. The Journal of Clinical Endocrinology & Metabolism, 93 (6), 2300–2306. https://doi.org/10.1210/jc.2007-2674.

Betrachtet man den TSH-Wert isoliert von anderen Parametern, besitzt er zwar positive Aussagekraft für die Feststellung einer Schilddrüsenfunktionsstörung. Sein Nutzen beschränkt sich aber darauf, gewisse Wahrscheinlichkeiten einer Diagnose zu erhöhen. Einen Nachweis für eine Krankheit liefert der TSH-Wert nicht. In jedem Fall sind weitere Untersuchungen notwendig, um die Wahrscheinlichkeiten in den Bereich einer sicheren Diagnose zu treiben.

Was der TSH-Wert nicht leisten kann

Die Messung der TSH-Konzentration im Blut ist nicht geeignet, um eine Schilddrüsenfunktionsstörung bei klinisch auffälligen Patientinnen auszuschließen. Patienten können unter Hypothyreose und Hashimoto-Thyreoiditis leiden, sogar wenn der TSH-Wert im Normbereich liegt.

Seit der TSH-Spiegel als Regulator der Schilddrüsenhormone entdeckt wurde, durchlief der Laborwert eine steile Karriere in der Schilddrüsendiagnostik. Dank der Fortschritte in der Medizintechnik und immer feinerer Messmethoden zur Bestimmung seiner Konzentration im Blut erlangte er ab den 1980er-Jahren den Ruf, ein idealer diagnostischer Parameter zu sein – ein Spiegel der Schilddrüsenfunktion, genauer als die Schilddrüsenhormone selbst und dazu noch relativ günstig und einfach durchzuführen.[39] Diese Entwicklung ging so weit, dass, ausgehend vom TSH-Wert, neue Krankheitsformen geschaffen wurden: die latente Hypo- und Hyperthyreose. Dabei handelt es sich um Krankheiten, die nur auf Grundlage der Abweichung eines einzigen Laborwertes von der Norm definiert werden.

Geistig Pate stand dieser Entwicklung das vereinfachte Konzept der Hormonregulation der Hypophysen-Schilddrüsen-Achse, das bis heute das Paradigma der Diagnose und Behandlung der Schilddrüsenfunktionsstörungen prägt. Ein Patient, bei dem der TSH-Wert innerhalb des Normbereichs liegt, kann daher nicht unter einer Schilddrüsenfunktionsstörung leiden, selbst dann nicht, wenn er Symptome aufweist, so die verbreitete Meinung. Doch hier ergeben sich gleich mehrere Probleme:

- Der TSH-Wert ist nicht der unbestechliche Zeuge des Zustands der Schilddrüse, für den er oft gehalten wird.
- Es gibt gute Gründe, den angelegten Referenzrahmen, nach dem TSH-Werte als noch unbedenklich oder schon krankhaft definiert werden, als zu eng abzulehnen.
- Schwierigkeiten grundsätzlicher Art.

Der TSH-Wert ist nicht der unbestechliche Zeuge, für den er oftmals gehalten wird

Der TSH-Spiegel ist zu Beginn der Hashimoto-Thyreoiditis nicht dauerhaft erhöht. Selbst im weiteren Verlauf der Krankheit kann es vorkommen, dass er zeitweise auf ein »normales« Niveau absinkt und wieder ansteigt. Leichte Abweichungen vom Referenzbereich kommen auch bei Gesunden vor, schon weil die Produktion von Schilddrüsenhormonen nicht konstant ist (siehe Abb. 7.1).

Die Hypophyse gibt das TSH pulsatil ab. Es gelangt also stoßweise ins Blut. Der Spiegel des Hormons ändert sich im Tagesverlauf – mit Höchstwerten in den Stunden nach Mitternacht und abfallender Konzentration bis zum Nachmittag – und ist abhängig von den Jahreszeiten: Zu Beginn des Winters ist der Hormonbedarf oft erhöht, zu Beginn des Sommers benötigt man dagegen weniger Schilddrüsenhormone.

Der TSH-Spiegel nimmt mit steigendem Lebensalter zu und liegt bei Menschen mit erhöhtem Körpergewicht durchschnittlich höher. Er wird von der Jodzufuhr, hoch dosiertem Biotin (Bestandteil von Nahrungsergänzungsmitteln) und anderen Ernährungsgewohnheiten beeinflusst. Zudem kann die Einnahme bestimmter Medikamente wie Heparin, Lithium (bei Depressionen und anderen psychischen Erkrankungen), Glukokortikoiden (zum Beispiel in Form von Kortisontabletten oder -cremes) oder Amiodaron (bei Herzrhythmusstörungen) ebenso wie Erkrankungen anderer Organe als der Schilddrüse und verborgene Autoimmunstörungen dazu führen, dass der TSH-Wert sinkt oder ansteigt (siehe den Abschnitt »Arzneimittel und Bestrahlung« in Kapitel 8). Während einer Schwangerschaft benötigt der Körper mehr Schilddrüsenhormone, ebenso bei der Einnahme der Antibabypille, wodurch der Spiegel des TSH naturgemäß ansteigt.

Sogar die Ethnie scheint eine Rolle zu spielen. So fand eine amerikanische Studie heraus, dass Menschen europäischer Herkunft durchschnittlich höhere TSH-Werte aufwiesen als Afroamerikaner oder Menschen mexikanischer Abstammung.[40]

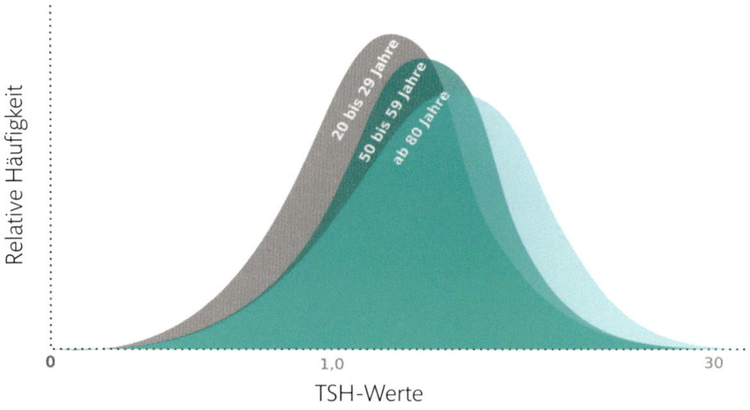

Abb. 7.2 Der TSH-Spiegel steigt bei gesunden Menschen mit höherem Lebensalter physiologisch an. Das Diagramm zeigt die Verschiebung des Medians der gemessenen TSH-Werte bei verschiedenen Altersgruppen.

Quelle: Surks, M. I., & Boucai, L. (2010). Age- and race-based serum thyrotropin reference limits. *The Journal of Clinical Endocrinology & Metabolism*, 95 (2), 496–502. https://doi.org/10.1210/jc.2009-1845.

Es gibt gute Gründe, den angelegten TSH-Referenzrahmen als zu eng abzulehnen

Medizinische Labore, in denen Blutproben von Patientinnen analysiert werden, geben die TSH-Konzentration im Blut in der Regel in der Einheit µU (Mikro-Unit) pro Liter an. Als normal gelten für Erwachsene Werte zwischen 0,4 und 4,0 µU pro Liter. Die Referenzwerte können aber von Labor zu Labor und je nach verwendeter Methode etwas variieren.

Amerikanische Forscher konnten zeigen, dass dieser Referenzbereich zu breit angelegt sein dürfte.[41] Einer Studie zufolge haben 95 Prozent der Erwachsenen, die keine Schilddrüsenfunktionsstörung haben, einen TSH-Wert von unter 2,5 µU pro Liter. Seither ist die Interpretation dieser Ergebnisse Gegenstand anhaltender Kontroversen. Kritikerinnen sehen in der Verengung des Referenzbereichs eine Gefahr, dass weite Teile der Gesellschaft als krank bewertet werden müssten, obwohl sie sich völlig gesund fühlten und sich für sie aus ärztlicher Sicht keine klinischen Konsequenzen ergäben. Die Erfahrung aus der Behandlung Hunderter Hashimoto-Patientinnen in unserer Praxis zeigt: Nicht jeder, der einem Wert von 2,5 oder 3,0 μU pro Liter aufweist, muss gleich als »krank« abgestempelt werden und bedarf zwangsläufig einer Behandlung. Auf der anderen Seite ist ein TSH-Wert zwischen 2,0 und 4,0 μU pro Liter nicht »hochnormal«, wie manche Mediziner Glauben machen wollen. Häufig liegt schon bei Werten über 2,0 μU pro Liter eine latente oder beginnende Schilddrüsenunterfunktion vor.

Dazu muss man wissen, dass die geltenden Referenzwerte in der Regel einen einfachen Querschnitt der erwachsenen Gesamtbevölkerung abbilden. Sie beruhen nicht nur auf Werten ausschließlich gesunder Menschen. In ihre Berechnung fließen auch Daten ein, die bereits verändert sind – sei es durch eine Autoimmunthyreopathie, einer bestehenden Therapie mit Schilddrüsenhormonen, einer anderen Erkrankung oder weiteren Faktoren (siehe Abb. 7.2). Dadurch wird der Normbereich logischerweise verzerrt. Wenig überraschend kommen Studien, die sich auf bereinigte Daten stützen und zum Beispiel Menschen mit Schilddrüsenerkrankungen ausschließen, zu einem ähnlichen Ergebnis wie die amerikanischen Forscherinnen – das gilt auch für Studien an deutschen Bevölkerungsgruppen.[42] Diese Arbeiten stützen die These, dass der obere Referenzwert bei gesunden Menschen niedriger liegen dürfte, als bislang gemeinhin angenommen wird. Einige Labore in Deutschland haben die Obergrenze des Normbereichs entsprechend abgesenkt, andere jedoch halten an den alten Werten fest.

Grundsätzliche Schwierigkeiten mit dem TSH-Wert

Dänische Forscher stellten Überraschendes fest.[43] Sie kontrollierten über einen Zeitraum von zwölf Monaten die Schilddrüsenwerte einer Gruppe gesunder Menschen. Dabei fanden sie heraus, dass die indivi-

Einflüsse auf den TSH-Spiegel
Übergewicht
Medikamente
Erkrankungen der Schilddrüse
Schwangerschaft
Tageszeit
Rauchen
Antibabypille
Schilddrüsenhormonresistenz
Allgemeine Jodversorgung
Morbus Addison
Nicht-schilddrüsenbedingte Erkrankungen
Alter
Ethnie
Eisenmangel
Biotin
Jahreszeit

Tab. 7.3 Der TSH-Wert wird auch bei gesunden Menschen durch eine Reihe unterschiedlicher Störfaktoren beeinflusst.

duellen TSH-Werte der Studienteilnehmerinnen im Jahresverlauf nur wenig schwankten. Die Bandbreite des TSH-Spiegels einer Person bewegte sich auf einem kleinen Teil (auf lediglich 25 Prozent) der in der Studie angelegten Skala für normale Werte (0,3 bis 5 µU pro Liter). Verglichen die Forscher nun aber die Segmente der Skala, in denen sich die individuellen TSH-Werte der Teilnehmerinnen bewegten, untereinander, stellten sie fest, dass sie entlang der Skala verhältnismäßig weit gestreut waren. Die Schlussfolgerung, die die Wissenschaftler aus ihren Ergebnissen zogen: Bei dem TSH-Wert handelt es sich um einen Parameter, der von Mensch zu Mensch sehr unterschiedlich ist.

Im Einzelfall könnte das zum Beispiel bedeuten, dass ein Patient mit einer individuellen TSH-Bandbreite von 0,5 bis 1,0 µU pro Liter unterhalb seines Bedarfs an Schilddrüsenhormonen bleibt, wenn er zum Beispiel im Zuge einer Hashimoto-Erkrankung mithilfe von Hormonersatzmedikamenten auf einen TSH-Wert von 1,5 µU pro Liter eingestellt wird, obgleich dieser Sollwert wunderbar im Bereich des TSH-Referenzwertes liegt. Selbst wenn man also bei der Bestimmung bevölkerungsbasierter Referenzwerte alle Störfaktoren wie Alter, Gewicht, Ethnie oder verborgene Autoimmunkrankheiten ausschließen würde, wären die Probleme der gängigen TSH-Diagnostik nicht gelöst. Der optimale TSH-Wert ist bei jedem Menschen schlicht zu unterschiedlich. Schilddrüsenexpertinnen sprechen in diesem Zusammenhang von einem individualisierten optimalen TSH-Wert.

Ausgehend von diesem Konzept, können sich bereits kleine Veränderungen, die im Lichte der geltenden Referenzbereiche als unbedeutende Fluktuationen erscheinen mögen, als problematisch erweisen. Der Hormonregelkreis, der schon vor rund 80 Jahren bekannt war, ist leider viel komplexer als früher einmal gedacht. Tatsächlich nimmt eine Vielzahl an unterschiedlichen molekularen Prozessen Einfluss auf die Rückkopplung in der Hypophysen-Schilddrüsen-Achse.

Was bedeutet das für die Schilddrüsendiagnostik? Der TSH-Wert ist einer von mehreren Hilfsmitteln, um einen Eindruck vom Zustand der Schilddrüse zu gewinnen, und aus dem klinischen Alltag nicht mehr wegzudenken. Er ist ein sensitiver Messfühler, aber daher auch entsprechend störanfällig. So hilfreich er sich in vielen Situationen erweist – der hochpräzise Indikator der Schilddrüsenfunktion, für den er oft gehalten wird, ist er nicht.

Ein Laborergebnis muss daher immer in Anbetracht des einzelnen Menschen und seiner Vorgeschichte interpretiert werden. Bei auffälligen Werten oder bestehenden Symptomen einer Unterfunktion sollte die Messung des TSH-Spiegels aufgrund der genannten Schwierigkeiten in jedem Fall wiederholt werden oder, falls möglich, mit früheren Laborergebnissen (mit gleicher Bestimmungsmethode) abgeglichen werden. Im Zweifel und bei verdächtigen Messergebnissen müssen weitere Untersuchungen veranlasst werden.

Messung der Schilddrüsenhormone im Blut

Es gibt zwei Möglichkeiten, den Schilddrüsenhormonspiegel im Labor zu bestimmen: entweder als Gesamtkonzentration von T_4 und T_3 im Blut oder – für die Abklärung einer Funktionsstörung der Schilddrüse besser geeignet – als Spiegel der freien, nicht an Transporterproteine gebundenen Hormone (fT_4 und fT_3).

Die Gesamtkonzentration der Schilddrüsenhormone kann abhängig von der Menge an Transporterproteinen schwanken. Während einer Schwangerschaft oder bei Einnahme der Antibabypille erhöht der Körper die Produktion von Transporterproteinen. Dadurch sinkt der Anteil der freien Hormone. Die Schilddrüse reagiert mit einer gesteigerten Synthese von T_4 und T_3. So stellt sie sicher, dass weiterhin genügend Hormone für die Aufgaben im Organismus vorhanden sind. Die Höhe der Gesamtkonzentration könnte daher irrtümlich für das Ergebnis einer Schilddrüsenfunktionsstörung gehalten werden, obwohl sie tatsächlich nur auf die Folgen der Schwangerschaft zurückzuführen ist.

Eine Bestimmung des fT_4 kann in Relation zum TSH-Wert bereits eine gewisse Aussagekraft haben. Die begleitende Messung der fT_3-Konzentration ermöglicht allerdings weitere wichtige Erkenntnisse – etwa ob die Umwandlung von T_4- in T_3-Hormone gestört ist und wie eine Behandlung anschlägt. Das fT_3 sollte daher stets mitbestimmt werden. Um die Konzentration von T_3 und T_4 im Blut anzugeben, werden von Labor zu Labor unterschiedliche Einheiten gewählt. Der Spiegel von fT_3 und fT_4 wird in Pikogramm pro Milliliter (pg/ml), Nanogramm pro Deziliter (ng/dl) oder in Pikomol pro Liter (pmol/l) angegeben. Für die Gesamtkonzentration von T_3 ist die Einheit ng/

ml (Nanogramm pro Milliliter) oder nmol/l (Nanomol pro Liter) gebräuchlich. T_4, das rund zehnmal häufiger im Blut vorhanden ist als T_3, wird entweder in µg/dl (Mikrogramm pro Deziliter) oder ebenfalls in nmol/l angegeben.

Falls Sie Ihren gemessenen Hormonwert in einer anderen Einheit darstellen lassen möchten, finden Sie zum Beispiel auf den Seiten des Kölner Labors Dr. Wisplinghoff unter der Internetadresse https://www.wisplinghoff.de/fuer-aerzte/formelsammlung/umrechner-einheiten-rechner/ oder an anderen Orten im Internet entsprechende Umrechner.

TSH, fT3 und fT4 – die Hormonwerte im Zusammenspiel

Wir haben gezeigt, dass der TSH-Wert im Paradigma der aktuellen Schulmedizin nicht ganz unproblematisch ist. Gleich mehrere Schwierigkeiten bestehen, wenn man eine Diagnose oder den Ausschluss einer Diagnose allein auf die Abweichung des (eventuell sogar nur einmalig) gemessenen TSH-Spiegels von den geltenden Normwerten gründet. Tatsächlich gibt es wohl keinen besseren Weg, an Hashimoto erkrankten Menschen eine helfende Therapie zu versagen,

	fT3	fT4
Erwachsene	2,0–4,2 pg/ml	0,8–1,7 ng/dl
Kinder und Jugendliche	2,0–4,2 pg/ml	0,9–1,6 ng/dl
Kinder (1 bis 10 Jahre)	2,1–4,9 pg/ml	1,0–1,7 ng/dl
Neugeborene	2,4–6,3 pg/ml	2,2–4,0 ng/dl

Tab. 7.4 Normbereiche der freien Schilddrüsenhormone fT_3 und fT_4 im Blut für verschiedene Altersgruppen

als eine Schilddrüsenabklärung, die den TSH-Wert zum Fixstern der Diagnose erklärt. Eine zusätzliche Untersuchung der Konzentration der freien Schilddrüsenhormone im Blut ist unverzichtbar, um der Diagnostik mithilfe der Laborwerte größere Genauigkeit zu verleihen. Im Zusammenspiel der verschiedenen Schilddrüsenwerte ergeben sich folgende Muster:

Das Muster der Hyperthyreose: Die Konzentration der freien Schilddrüsenhormone ist erhöht, der TSH-Wert aber ungewöhnlich niedrig. Der Patient leidet unter einer Hyperthyreose, möglicherweise als Folge eines Zwischenstadiums der Hashimoto-Thyreoiditis.

Das Muster der Hypothyreose: Die Konzentration von fT_3- und fT_4-Hormonen ist erniedrigt, der TSH-Spiegel aber erhöht. Sosehr die Hypophyse die Schilddrüse auffordert, mehr Hormone zu produzieren, das Schmetterlingsorgan schafft es einfach nicht, genug T_3 und T_4 zu produzieren. Die Verschiebung im Gleichgewicht der Hormone, wie sie bei diesem Muster auftritt, verrät zwei Dinge: Erstens: Die Schilddrüse produziert keine adäquate Menge an Hormonen. Zweitens: Der Regulationsmechanismus zwischen Hypothalamus, Hypophyse und Schilddrüse funktioniert (wenn er auch nicht zu dem gewünschten Ergebnis führt). In diesem Fall spricht man von primärer Schilddrüsenfunktionsstörung – das Problem liegt in der Schilddrüse selbst.

Das Muster der zentralen Hypothyreose: Anders gelagert ist der Fall, wenn der TSH-Spiegel bei niedrigem fT_4-Wert ebenfalls erniedrigt oder normal ist. Dieses Muster tritt auf, wenn das Problem im Regulationsmechanismus liegt. Es handelt sich um eine seltene Form der Schilddrüsenunterfunktion, die »zentrale Hypothyreose« genannt wird. Die Ursache dafür kann eine Störung der Funktion der Hypophyse oder des Hypothalamus oder von beiden sein. Dazu kann es zum Beispiel infolge eines Tumors in der Hypophyse kommen, infolge von Kopfverletzungen oder aufgrund genetisch bedingter Erkrankungen. Eine zentrale Hypothyreose ist lediglich für ein bis fünf Prozent der Fälle von Schilddrüsenunterfunktion verantwortlich.

Das Muster besonderer Fragestellungen: Schließlich lassen sich in seltenen Fällen erhöhte TSH-Werte bei gleichzeitig erhöhtem fT_4 feststellen. Dieses Muster kann auf seltene Erkrankungen wie ein TSH-sezernierendes Hypophysenadenom oder eine Resistenz gegenüber Schilddrüsenhormonen hinweisen und muss wie das Muster der zentralen Hypothyreose auch in jedem Fall von einer Ärztin abgeklärt werden, die Erfahrung mit Erkrankungen der Schilddrüse hat. Wir lernen im Praxisalltag immer wieder Patienten kennen, die trotz »normaler« Schilddrüsenwerte über anhaltende Beschwerden klagen. Bei ihnen versagen die in der Vergangenheit gewählten Therapieansätze. Oftmals liegt das Problem darin, dass die durchgeführte Primärdiagnostik schlicht zu kurz griff.

Bei besonderen Fragestellungen kann es aufschlussreich sein, weitere laborchemische Untersuchungen von Schilddrüsenparametern zu veranlassen. Es kann vorkommen, dass lediglich das fT_4 erhöht ist, das fT_3 hingegen normal oder erniedrigt ist. In diesem Fall liegt vermutlich eine Konversionsstörung vor: Die Schilddrüse produziert dann zwar ausreichend $T_{4,}$ jedoch funktioniert dessen Umwandlung zum biologisch aktiven T_3 nicht richtig. Die Dejodierung von T_4 zu T_3 ist gestört. In diesen Fällen kann bereits die Umstellung auf ein Hormon-Kombinationspräparat eine Besserung gegenüber der Monotherapie mit L-Thyroxin bewirken. Rund 20 Prozent des produzierten T_4 wird im Zuge der Dejodierung außerhalb der Schilddrüse zu reversem T_3 (rT_3) umgewandelt. Dieser Anteil kann sich unter besonderen Umständen, etwa unter hohem Stress, nach einer schweren Verletzung oder Erkrankung sowie im kritischem Zustand nach einer Operation erhöhen (Low-T_3-Syndrom). Neuere Forschungen haben ergeben, dass rT_3, wenn es auch keine aktive Rolle im Stoffwechsel spielt, keinesfalls ohne physiologische Wirkung ist.[44] Ist es vermehrt vorhanden, wird die Signalübertragung der Schilddrüse erschwert. Reverses T_3 hat die Eigenschaft, T_3-Rezeptoren zu blockieren. Auch in diesen Fällen kann die Gabe eines T_4-T_3-Kombinationspräparats gegenüber dem alleinigen Ersatz von T_4 Vorteile bringen.

Antikörper – Nachweis der Hashimoto-Thyreoiditis, Teil 1

TPO-Antikörper

Antikörper gegen die Thyreoperoxidase (TPO-AK) sind die mit Abstand am häufigsten aufzufindenden Antikörper bei Hashimoto-Thyreoiditis und daher am besten geeignet, die Erkrankung nachzuweisen. TPO spielt in der intakten Follikelepithelzelle eine entscheidende Rolle bei der Herstellung der Schilddrüsenhormone. Ihre Funktion wird in Kapitel 1 eingehend erläutert. An dieser Stelle sei daran erinnert, dass TPO das aus der Nahrung aufgenommene Jodid in Jod umwandelt. Es sitzt auf der nach innen gerichteten Membran der Follikelepithelzellen. In vielen Laboren benutzt man zu ihrer Bezeichnung noch immer die Abkürzung »MAK«. Sie stammt aus einer Zeit, in der lediglich bekannt war, dass diese spezifischen Antikörper mit mikrosomalen Antigenen, also inneren Zellstrukturen, interagieren, ohne zu wissen, dass es sich dabei um TPO handelt.

Bei 80 bis 90 Prozent der Menschen mit Hashimoto-Thyreoiditis ist die Konzentration von TPO-AK erhöht. Das bedeutet, dass bei ihnen der Spiegel über einem Wert von 60 U/ml (Units pro Milliliter) liegt. Der Normwert der TPO-AK kann wie die Referenzangaben der Schilddrüsenhormone von Labor zu Labor variieren. Da der TPO-AK-Titer mit großer Wahrscheinlichkeit bei Menschen mit Hashimoto-Thyreoiditis erhöht ist, ist ein positiver Test einer der wichtigsten Bausteine für den Nachweis der Erkrankung. In manchen Fällen können mithilfe gemessener TPO-AK entstehende Hashimoto-Erkrankungen entdeckt werden, obwohl das TSH-fT_4-Verhältnis noch unauffällig ist. Ein Alleinstellungsmerkmal der Erkrankung sind die positiven Antikörperkonzentrationen nicht. Sie können auch bei Patientinnen mit Morbus Basedow nachgewiesen werden. Auch gesunde Menschen, vor allem ältere Personen, können die Antikörper in sich tragen. Umgekehrt schließen fehlende Antikörper das Vorliegen einer Hashimoto-Thyreoiditis nicht aus.

TG-Antikörper

Bei den meisten Patienten mit Hashimoto-Thyreoiditis können wir neben TPO- auch Thyreoglobulin-Antikörper (TG-AK) in erhöhter Konzentration messen; sehr selten ist nur der TG-AK-Nachweis positiv. Das TG-Protein wird von der Schilddrüse gebildet und bindet die Jodatome. Auf diese Weise synthetisiert und speichert es die Schilddrüsenhormone im Kolloid (siehe Abschnitt »Wie stellt die Schilddrüse Hormone her?« in Kapitel 1). Die kausale Rolle, die diese Antikörper bei der Schädigung der Schilddrüse spielen, ist unklar. Wie für den Fall der TPO-AK gilt auch für die TG-AK: Erhöhte Titer alleine beweisen nicht, dass eine Patientin an Hashimoto-Thyreoiditis erkrankt ist. Dazu sind weitere diagnostische Maßnahmen notwendig. Auch Menschen, die an Morbus Basedow oder an anderen Schilddrüsenkrankheiten leiden, können ebenso wie völlig gesunde Personen positiv auf TG-AK getestet werden. Ein Test auf TG-AK gilt als positiv, wenn die Konzentration im Serum den Wert von 60 U/ml übersteigt.

TSH-Rezeptor-Antikörper (TRAK)

Antikörper, die in der Lage sind, den TSH-Rezeptor zu blockieren, werden bei rund 80 Prozent der Patienten mit Morbus Basedow entdeckt. Doch auch bis zu zehn Prozent der Hashimoto-Patienten tragen TRAK in sich. Ein positiver Test kann Hinweise auf Übergänge zum Morbus Basedow geben. Die routinemäßigen Nachweismethoden unterscheiden dabei nicht, ob es sich um Antikörper handelt, die durch Bindung an den Rezeptor stimulierend auf die Zellen wirken (Morbus Basedow) oder einen hemmenden Effekt haben.

Möglicherweise tragen TRAK bei manchen Hashimoto-Patientinnen dazu bei, dass die Erkrankung einen schwereren Verlauf nimmt. Welcher Mechanismus dabei ursächlich wirkt, ist bisher nicht bekannt. An der Zerstörung der Thyreozyten sind TRAK nach aktuellem Forschungsstand jedenfalls nicht beteiligt. Als pathologisch gilt ein Antikörperspiegel von größer als 1,5 mU/ml, der Grenzbereich liegt zwischen 1,0 und 1,5 mU/ml.

Ultraschall – Nachweis der Hashimoto-Thyreoiditis, Teil 2

10 bis 20 Prozent der Patienten mit Hashimoto-Thyreoiditis bilden keine Antikörper oder weisen anfänglich keine erhöhten Antikörper im Blut auf. Unterschiedliche Einflüsse können außerdem dazu führen, dass die laborchemische Untersuchung keine eindeutigen Ergebnisse liefert. In diesen Fällen kann die Diagnose nur durch eine Ultraschalluntersuchung (Sonografie) gestellt werden. Bei der Sonografie liefert ein Schallkopf, der außen über den Hals bewegt wird, ein Bild der Schilddrüse. Die Untersuchung ist schmerzlos, verursacht keine Strahlenbelastung oder Nebenwirkungen und ist daher auch für die Verlaufskontrolle von großer Bedeutung.

Im Verlauf der Hashimoto-Thyreoiditis erfährt die Schilddrüse typischerweise Veränderungen, die im Ultraschall »echoarm« erscheinen. Das bedeutet, dass die betroffenen Areale im Vergleich zu gesundem Schilddrüsengewebe deutlich dunkler dargestellt werden. Oft erkennt man im Ultraschall eine inhomogene Struktur. In diesem Fall ist die echoarme Veränderung nicht gleichmäßig über die Schilddrüse verteilt, sondern in eigentümlichen Mustern. Sie werden gerne als leopardenfell- oder mottenfraßartig beschrieben. Mithilfe eines Ultraschalls in Farbdopplertechnik wird bei einigen Patientinnen eine für Entzündungen typische Mehrdurchblutung des kranken Schilddrüsengewebes sichtbar. Im chronischen Stadium der Hashimoto-Thyreoiditis ist die Schilddrüse aber eher geringer durchblutet als das gesunde Organ. Abhängig von der Größe der Schilddrüse unterscheidet man bei Hashimoto-Thyreoiditis eine atrophe von einer hypertrophen Form. Die Sonografie bietet in der Schilddrüsenabklärung viele Vorteile, doch die laborchemische Blutuntersuchung ersetzt sie nicht. Beide Methoden haben ihre eigenen Stärken und Schwächen.

Eine Besonderheit zeigt sich bei der Ultraschalluntersuchung von Kindern: In 40 Prozent der Fälle fällt der Ultraschall trotz Erkrankung normal aus. Hier ist die Diagnose der Hashimoto-Thyreoiditis oft nur durch die Bestimmung der Antikörper möglich. Eine Diagnostik, bei

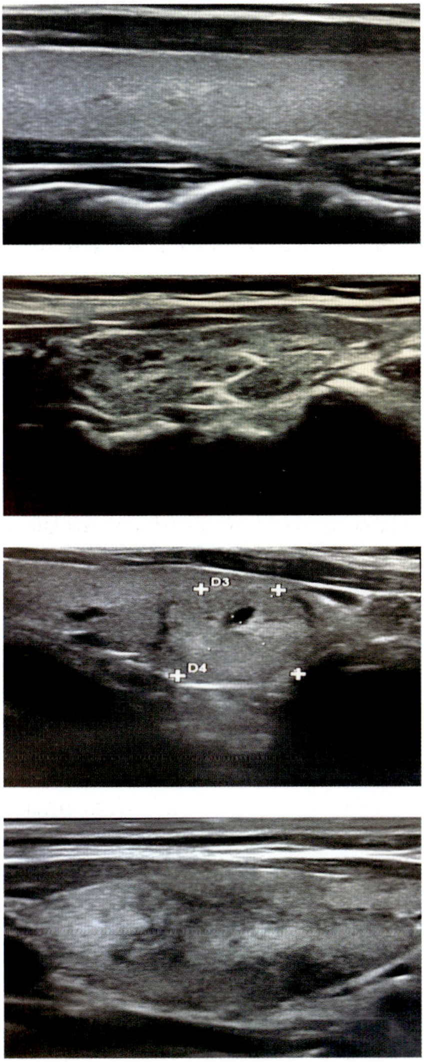

Abb. 7.5 Ultraschallaufnahmen von Schilddrüsenlappen mit unterschiedlichen Befunden im Längsschnitt (von oben nach unten): normale Schilddrüse ohne Befund (hellgrau, homogen, scharf abgegrenzt), Schilddrüse mit Hashimoto-Thyreoiditis (inhomogen, mottenfraßartig verändert), Schilddrüse mit Schilddrüsenknoten und Schilddrüse mit Thyreoiditis de Quervain.

der die Befunde beider Verfahren – Blutuntersuchung und Sonografie – berücksichtigt werden, maximiert die Chancen, die Erkrankung zu entdecken. Die Sonografie hat zudem den Vorteil, dass sie weitere Aussagen über Größe und Zustand der Schilddrüse ermöglicht – zum Beispiel ob sich in ihrem Gewebe Zysten oder Knoten gebildet haben.

Weitere Möglichkeiten der Schilddrüsendiagnostik

Szintigramm

Ein Szintigramm ist in der Abklärung einer Hashimoto-Thyreoiditis nicht notwendig. Es kann aber vorkommen, dass die Hashimoto-Diagnostik Hinweise auf Schilddrüsenknoten gibt. In diesem Fall liefert die Funktionsdiagnostik mit einer Szintigrafie dann weitere Erkenntnisse. Die Schilddrüsenszintigrafie ist ein bildgebendes Verfahren, das sich eine bestimmte Eigenschaft des Organs zunutze macht. Die Schilddrüse unterscheidet bei der Aufnahme von Jod aus der Umwelt nicht zwischen radioaktiven und nicht-radioaktiven Atomen – ein Charakteristikum, das die Schilddrüse besonders anfällig für gesundheitliche Schäden durch radioaktive Strahlung macht. Für ein Szintigramm werden Patienten lediglich schwach strahlende Radionuklide injiziert. Sie besitzen nur eine geringe Halbwertszeit und zerfallen relativ schnell, sodass sie keine Strahlung mehr aussenden. Bei den Radionukliden kann es sich um sogenanntes ^{123}Jod handeln – ein Jodisotop, das mit den chemischen Eigenschaften von Jod identisch ist. In der Regel wird jedoch ^{99m}Technetium-Pertechnetat (PTT) verwendet. Es hat die geringere Halbwertszeit und ist günstiger in der Herstellung. Obwohl es kein Jodisotop ist, ähnelt es Jod hinreichend, sodass die Schilddrüse PTT in die Thyreoglobulinmoleküle einbaut.

Bereits einige Minuten nachdem es einem Patienten in die Vene gespritzt wurde, lässt sich die Gammastrahlung der Radionuklide mithilfe einer speziellen Kamera sichtbar machen. Auf diese Weise zeigt das Szintigramm, welche Teile der Schilddrüse besonders aktiv sind.

Bei der Abklärung von Knoten kann es vorkommen, dass Areale im Szintigramm rot oder gelb erscheinen. In diesem Fall handelt es sich um sogenannte »heiße (oder warme) Knoten«. Sie sind in der Regel autonome Adenome, das heißt Schilddrüsenareale, die losgelöst von der Hormonregulation ungebremst Hormone produzieren. Erscheinen Knoten im Szintigramm »kalt«, also in blauen oder violetten Tönen, handelt es sich um Gewebe, in dem die Funktion der Schilddrüse zum Erliegen gekommen ist. Diese Areale nehmen kein oder nur wenig radioaktives PTT auf. Kalte Knoten können Zysten, entzündete Areale, gutartige, aber auch bösartige Tumore sein. Gewöhnlich muss bei einem solchen Fund anhand einer Gewebeprobe überprüft werden, ob es sich eventuell um ein Schilddrüsenkarzinom handelt. Mit der sogenannten MIBI-Szintigrafie kann oft die Bösartigkeit eines Schilddrüsenknotens ausgeschlossen werden.

Feinnadelbiopsie

Bei der Feinnadelbiopsie entnimmt der Arzt mithilfe einer dünnen Nadel und durch Ultraschall-Unterstützung eine kleine Gewebeprobe aus einem fraglichen Bereich der Schilddrüse. Anschließend werden Zellen unter dem Mikroskop untersucht. Zwar ließe sich anhand der lymphozytären Entzündungsreaktionen oder eventuell auch durch Anzeichen der Fibrose ebenfalls eine Hashimoto-Thyreoiditis nachweisen, doch in der Praxis kann Patientinnen dieses Verfahren dank anderer Wege der Diagnosesicherung erspart bleiben. Die Feinnadelbiopsie kommt zum Einsatz, wenn Knoten, die zum Beispiel in der Hashimoto-Abklärung als Zufallsbefund entdeckt wurden, näher untersucht werden müssen. Unter der großen Zahl von gutartigen Schilddrüsenknoten sind Schilddrüsenkarzinome selten. In weniger als einem Prozent der Verdachtsfälle handelt es sich tatsächlich um maligne Tumore.

Weiterführende Diagnostik nach positivem Hashimoto-Befund

Die Schilddrüse hat Auswirkungen auf nahezu alle Organe. Die Diagnose »Hashimoto-Thyreoiditis« sollte daher auf keinen Fall das Ende der Diagnostik bedeuten. Die Erkrankung kann eine Vielzahl von Folgeerkrankungen nach sich ziehen, die andere Organe wie Herz, Gefäße, Leber oder Niere betreffen und mit weiteren autoimmun bedingten Krankheiten einhergehen. Sie kann zum Beispiel als sogenanntes Schmidt-Syndrom zusammen mit Morbus Addison oder als polyendokrines Autoimmunsyndrom zusammen mit weiteren Autoimmunstörungen auftreten. Eine Schilddrüsenfunktionsstörung kann Auswirkungen auf die Regulation des Blutzuckerspiegels und Fettstoffwechsels haben, das Hormonsystem insgesamt aus dem Gleichgewicht bringen oder mit Nahrungsmittelunverträglichkeiten, Nährstoffmangel und Allergien in Zusammenhang stehen. Ein kompletter Gesundheitscheck sollte als Ergänzung zur Schilddrüsendiagnostik stets durchgeführt und regelmäßig wiederholt werden. Nahezu alle potenziellen Begleiterkrankungen einer Hashimoto-Thyreoiditis lassen sich durch die Bestimmung von spezifischen Laborwerten in Kombination mit Ultraschalluntersuchungen ausschließen oder frühzeitig diagnostizieren.

Hashimoto-Patientinnen können unter einer oder mehreren Unverträglichkeiten leiden. Oft treten unerklärliche und vermeintlich therapieresistente Symptome auf. Wir empfehlen Patienten, bei denen die Behandlung nicht wie gewünscht anschlägt, in einem ersten Schritt eine Eliminationsdiät durchzuführen. Dabei müssen sie probeweise auf Lebensmittel verzichten, die zum Beispiel Nahrungsbestandteile wie Gluten oder Histamin beinhalten und im Verdacht stehen, unverträglich zu sein. Mit einem zeitlichen Abstand von einer bis zwei Wochen werden die zuvor gemiedenen Nahrungsmittel nach und nach wieder dem Speiseplan hinzugefügt. So lässt sich prüfen, ob bestimmte Lebensmittel Beschwerden auslösen. Zudem sollte die Versorgung des Körpers mit wichtigen Nährstoffen in den Blick genommen werden.

Häufig besteht im Zusammenhang mit dem Hormonmangel zusätzlich ein Mangel an Vitamin D, Vitamin B_{12}, Zink, Selen, Folsäure oder anderen Spurenelementen. Diese und weitere Untersuchungen im Rahmen der Schilddrüsendiagnostik können wichtige Hinweise auf eine Erkrankung geben. Dabei ist stets das Gesamtbild der Testergebnisse und des individuellen Wohlbefindens des Patienten entscheidend. Isoliert betrachtet, ist die jeweilige Aussagekraft der Untersuchungen im Hinblick auf den Nachweis einer Funktionsstörung oder tiefer liegenden Erkrankung begrenzt.

Kapitel 8

»WARUM ICH?« ZUR URSACHE DER HASHIMOTO-THYREOIDITIS

Nach dem aktuellen Stand der Forschung entstehen Autoimmunerkrankungen durch eine Kombination von genetischer Veranlagung, körpereigenen Eigenschaften und äußeren Einflüssen. Eindeutige Einzelursache-Wirkung-Beziehungen konnten bislang zur Erklärung der Hashimoto-Thyreoiditis nicht nachgewiesen werden. Statt von Ursachen zu sprechen, sollte besser von potenziellen Auslösern oder Risikofaktoren die Rede sein. Die Liste von genetischen und nicht-genetischen Risikofaktoren ist in den vergangenen Jahren rapide angewachsen und wird vermutlich mit verfeinerter Technik und verbesserten Methoden noch länger werden. Die Zukunft wird zeigen, ob die Frage nach den Ursachen der Hashimoto-Thyreoiditis entschlusselt werden kann.

Eine wichtige Rolle könnten dabei zwei besondere Charakteristika der Erkrankungen spielen. Die vielleicht wichtigste Auffälligkeit der Hashimoto-Thyreoiditis ist zugleich eine ausgesprochene Ungerechtigkeit: Frauen sind um ein Vielfaches häufiger von der Erkrankung betroffen als Männer und Kinder. Das macht die Zugehörigkeit zum weiblichen Geschlecht (neben dem Alter) zum größten Risikofaktor der Hashimoto-Thyreoiditis. Das zweite besondere Merkmal der Erkrankung ist die Häufigkeit, mit der sie in Deutschland und anderen westlichen Gesellschaften auftritt. Ließen sich diese beiden Auffälligkeiten der Erkrankung erklären, würde das dadurch gewonnene Wissen wahrscheinlich nicht nur den Schlüssel zur Bekämpfung und Vorbeugung der Hashimoto-Krankheit, sondern von Autoimmunerkrankungen im Allgemeinen liefern.

Risikofaktor weibliches Geschlecht

Bei nahezu jeder Autoimmunerkrankung lässt sich eine ungleiche Verteilung zwischen den zwei Geschlechtern zuungunsten der Frau beobachten. Im Fall der Hashimoto-Thyreoiditis ist dieses Verhältnis mit rund 1 : 10 besonders eklatant. Kein Wunder, dass Wissenschaftlerinnen nur zu gerne verstehen würden, was dieses enorme Ungleichgewicht zwischen den Geschlechtern verursacht.

Zwei Theorien werden zurzeit favorisiert: Die erste Theorie dreht sich um die Rolle des Östrogens. Das weibliche Sexualhormon kann das Immunsystem beeinflussen. Es dämpft in hoher Dosierung die T_H1-vermittelte Immunantwort und fördert die T_H2-Immunantwort (siehe den Abschnitt »Hormonschwankungen« in diesem Kapitel). Laut der zweiten Theorie liegt die Ursache für das ungleiche Verhältnis der Geschlechter bei Hashimoto-Thyreoiditis in einer schiefen X-Chromosom-Inaktivierung.

Chromosomen sind Abschnitte unserer DNA. Jeder Abschnitt lässt sich in weitere Einheiten untergliedern, die man Gene nennt. Frauen verfügen in jeder Zelle ihres Körpers über zwei X-Chromosomen. Das eine stammt von der Mutter, das andere vom Vater. Männer besitzen ein X- und ein Y-Chromosom. Welches X-Chromosom von beiden bei einer Frau in einer bestimmten Zelle aktiv ist, entscheidet sich früh während der Embryonalentwicklung. Alle Zellen, die von dieser ersten Zelle abstammen, übernehmen ihr chromosomales Inaktivierungsmuster. In der Regel entsteht durch diesen Zufallsprozess ein ausgewogenes Verhältnis zwischen inaktiven X-Chromosomen der Mutter und den X-Chromosomen des Vaters. Es kann aber passieren, dass die beiden X-Chromosomen nicht zu gleichen Teilen inaktiviert sind, sondern es zu einem schiefen Verhältnis kommt. Der Theorie zufolge führt das dazu, dass bestimmte Selbst-Antigene nicht hinreichend produziert werden. Dadurch wird es dem Körper nicht möglich, eine spezifische Immuntoleranz herzustellen. Noch ist unklar, ob diese Theorie zutrifft. Allerdings lässt sich bei Frauen mit Hashimoto-Thyreoiditis häufiger eine schiefe Inaktivierung von Chromosomen beobachten als bei gesunden Frauen.

Die Häufigkeit der Hashimoto-Thyreoiditis nimmt zu

Schilddrüsenfunktionsstörungen sind die häufigste endokrinologische Störung. Die Häufigkeit von overter Schilddrüsenunterfunktion in der europäischen Bevölkerung beträgt je nach Studie zwischen 0,2 und 5,3 Prozent. Schätzungen zufolge entwickeln zudem rund fünf Prozent der Bevölkerung eine nicht-diagnostizierte Schilddrüsenunterfunktion. Damit dürften in Europa mehr als 70 Millionen Menschen ein gesundheitliches Problem der Schilddrüse haben. Die American Thyroid Association kommt auf ähnliche Zahlen. Sie beziffert den Anteil der in den USA lebenden Menschen mit Schilddrüsenfunktionsstörungen auf zwölf Prozent (etwa 20 Millionen Amerikaner), wovon rund 60 Prozent im Unklaren über ihren Zustand seien.[45]

Während in der Vergangenheit Jodmangel die Hauptursache für die Entstehung von Erkrankungen der Schilddrüse war – wie zum Beispiel Schilddrüsenvergrößerung oder Knotenbildungen –, nimmt in den letzten Jahren und Jahrzehnten besonders die Zahl der Schilddrüsenentzündungen, vor allem der Hashimoto-Thyreoiditis, deutlich zu. Die Hashimoto-Thyreoiditis folgt damit einem ansteigenden Trend, der bei Autoimmunerkrankungen allgemein zu beobachten ist.

Warum nimmt die Häufigkeit der Hashimoto-Thyreoiditis in Industrienationen zu? Erklärungsansätze, die dabei verfolgt werden, sind uns bereits im Kapitel über die Grundlagen von Autoimmunerkrankungen begegnet. Zu ihnen zählen die Verringerung von Kontakten mit Bakterien und anderen Krankheitserregern in der Kindheit (Hygienehypothese, Alte-Freunde-Hypothese) und Infektionen im späteren Leben. Im Fall der Hashimoto-Thyreoiditis kommen, wie wir in einem folgenden Abschnitt erklären werden, weitere Faktoren hinzu: mangelnde oder übermäßige Zufuhr von Nährstoffen, die Einnahme bestimmter Medikamente oder der Kontakt mit Chemikalien.

Genetische Risikofaktoren

Bei Hashimoto-Thyreoiditis lässt sich innerhalb von Familien von betroffenen Personen eine auffällige Häufung von Erkrankungen und eine noch auffälligere Häufung von nachweisbaren Schilddrüsenantikörpern feststellen. Genvariationen, die verdächtigt werden, diese Phänomene zu verursachen, lassen sich in Kandidaten, die allgemein die Immunantwort beeinflussen, und Kandidaten, deren Information gezielt nur die Schilddrüse betreffen, unterscheiden.

Die Gene der ersten Gruppe beinhalten Informationen, die Proteine des sogenannten HLA-Systems codieren. Diese Proteine bilden körpereigene Antigene auf Körperzellen, die eine entscheidende Rolle spielen, ob eine Zelle vom Immunsystem als körpereigen oder fremd erkannt wird. Im Fall der Hashimoto-Thyreoiditis tragen die auffälligen Genvariationen Namen wie HLA-DR3, HLA-DR5, HLA-DQ7 oder HLA-DQB1. Neben dem HLA-Komplex konnten weitere für die Immunantwort verantwortliche Genvarianten identifiziert werden. Dazu zählen Gene wie CTLA-4 oder PTPN22, die die Aktivität der T-Zellen regulieren.

Im Zusammenhang mit der Gruppe der Gene, die gezielt die Schilddrüse betreffen, gelang es Forscherinnen nachzuweisen, dass bei Hashimoto-Patienten häufiger bestimmte Varianten des Gens vorkommen, das Antigene des Thyreoglobulins codiert. Die genetische Veranlagung für eine Hashimoto-Erkrankung bildet eine wichtige Bedingung dafür, dass eine Person erkrankt. Doch sie meißelt das Schicksal ihres Trägers keineswegs in Stein.

Eine Untersuchung von fast 1400 Zwillingen in Dänemark kam zu dem Ergebnis, dass die genetische Komponente zu einem Anteil von 73 Prozent für die Entstehung einer nachweisbaren Menge von Autoantikörpern verantwortlich ist.[46] Damit öffnet sich in der Hashimoto-Formel Raum für weitere Variablen.

Gesteigerte Jodzufuhr

Jod in hoher Dosierung kann bei Menschen mit genetischer Prädisposition die Entstehung von Schilddrüsenfunktionsstörungen und Hashimoto-Thyreoiditis begünstigen. Dieses Risiko besteht zum Beispiel, wenn bei der Computertomografie jodhaltiges Röntgen-Kontrastmittel verabreicht wird. Gefährdet sind vor allem ältere Menschen sowie Patientinnen mit bereits bestehender latenter Schilddrüsenunterfunktion. Radiologen wissen um diesen Zusammenhang und fragen in der Regel vor einer solchen Untersuchung nach bekannten Schilddrüsenproblemen.

Weit weniger bekannt ist die Tatsache, dass Jod der Schilddrüse bereits in moderat erhöhten Tagesdosen gefährlich werden kann. Die Steigerung der Jodzufuhr zur Beseitigung von Jodmangelerscheinungen wurde im Laufe des 20. Jahrhunderts von vielen Staaten mit Nachdruck betrieben. Die Schilddrüsenunterfunktion, Kröpfe oder Fälle von Kretinismus waren in Teilen der Bevölkerung mit geringer Jodversorgung häufig anzutreffende Krankheiten. Sie machten Prophylaxemaßnahmen dringend erforderlich. Die Ersten, die in dieser Hinsicht neue Wege gingen, waren die USA. Sie begannen in den 1920er-Jahren mit der Jodierung des Speisesalzes. Mit Erfolg: Der Anteil von Schülern mit Kropf im mittleren Westen der USA sank in der Folge von 26 bis 70 Prozent auf ein bis vier Prozent. Schließlich zogen europäische Staaten nach, wenngleich mit einiger zeitlicher Verzögerung. In Deutschland (und der ehemaligen DDR) fand jodiertes Speisesalz seit den 1980er-Jahren Eingang in die Haushalte. Erst später stellte sich heraus, dass diese Maßnahme zwar das alte Problem der Jodmangelerscheinungen weitgehend beseitigte, jedoch offenbar ein anderes verschlimmerte.

Nach Daten der renommierten Mayo Clinic in den USA stieg die Zahl ihrer Patienten mit diagnostizierten Hashimoto-Neuerkrankungen pro Jahr im Zeitraum von 1930 bis 1985 von zwei auf 500 Fälle.[47] Eine ganze Reihe von Bevölkerungsstudien, die sich zum Teil auf den Gesundheitszustand von Teilnehmerinnen vor und nach der Einführung staatlicher Jodierungsprogramme konzentrierten, belegten, dass dieser Anstieg – wie man vielleicht denken könnte – keineswegs nur auf verbesserte Diagnostik zurückzuführen war. Die Studien zeigen: In Gesellschaften, in denen sich der Jodstatus von schwerem zu mildem Joddefizit verändert, nimmt die Verbreitung der Hypothyreose ab; in Bevölkerungen, in denen der Jodstatus von mildem Jodmangel zu optimaler Versorgung gesteigert wird, nimmt die Häufigkeit der Hashimoto-Thyreoiditis zu.

Eine chinesische Studie aus dem Jahr 2006, die verschiedene Bevölkerungsgruppen über einen Zeitraum von mehreren Jahren miteinander verglich, kam zu dem Resultat, dass 0,2 Prozent der Menschen mit moderatem Jodkonsum an einer Autoimmunthyreopathie erkrankten.[48] Unter der Gruppe von Menschen mit hohem Jodkonsum waren es 1,3 Prozent. Die Jodzufuhr in einer mehr als ausreichenden Menge führte zudem dazu, dass sich eine bestehende Hashimoto-Thyreoiditis verschlimmerte. Eine andere chinesische Studie aus dem Jahr 2011 bestätigte diesen Zusammenhang.[49] Andere Arbeiten, etwa aus Österreich, dem Iran, Griechenland oder Island kommen zu einem ähnlichen Ergebnis.[50] Eine Folgestudie aus Italien, bei der Forscherinnen 2010 die Häufigkeit von Schilddrüsenerkrankungen in einer ländlichen Ortschaft 15 Jahre nach Einführung einer freiwilligen Jodprophylaxe überprüften, stieß auf eine Vervierfachung von Hashimoto-Fällen im Vergleich zur Ausgangsstudie.[51]

Parallel dazu zeigen experimentelle Studien an Tieren sowie Untersuchungen beim Menschen, welche physiologischen Schritte dafür verantwortlich sein könnten, dass eine vermehrte Jodzufuhr das Risiko für Hashimoto-Thyreoiditis erhöht: Eine gesteigerte Aufnahme von Jodid bedeutet mehr Arbeit für die Thyreoperoxidase (TPO).[52] Das Enzym wandelt Jodid in das von der Schilddrüse verwertbare Jod um. Je aktiver das TPO ist, desto höher wird der oxidative Stress in den

Zellen der Schilddrüse. Verursacht wird der oxidative Stress durch freie Radikale, die entstehen, wenn TPO Jodid in das biologisch aktive Jod (I_2) umwandelt. Durch diesen Prozess wird die Schädigung der Zellmembran beschleunigt. Bestandteile der Zelle wie TG werden zugänglich für Antikörper. Jod hat zudem noch einen anderen Effekt auf das Thyreoglobulin. Die Anbindung von Jodatomen an das TG erhöht die »Immunogenität« des TG. Das bedeutet, dass Jod neue Bereiche der TG-Antigene freilegt. TG gerät in der Folge leichter ins Fadenkreuz des Immunsystems. Forscher der Universität Aalborg konnten anhand von zwei Bevölkerungsstudien nachweisen, dass die Häufigkeit von TG- und TPO-Antikörpern vier bis fünf Jahre nach Beginn der Jodierung des Speisesalzes in Dänemark im Vergleich zu der Zeit davor angestiegen war.[53] Im Fall des TG stieg die Häufigkeit, mit der Antikörper gemessen wurden, von 13,7 auf 19,9 Prozent, und im Fall der TPO-AK stieg der Anteil von 14,3 auf 23,8 Prozent.

Chemikalien

Angesichts der Vielzahl von synthetischen Stoffen wie Pflanzen- und Insektenvernichtungsmitteln, Plastikbestandteilen, Desinfektionsmitteln oder Schadstoffen in der Luft, mit denen wir täglich in Kontakt kommen, überrascht es wenig, dass einige dieser Chemikalien auch in Verdacht stehen, Autoimmunthyreopathien auszulösen.

In Versuchen an Mäusen, die Träger von Hashimoto-Risiko-Genen sind, konnte der Effekt für verschiedene Umweltgifte nachgewiesen werden. Dazu zählen zum Beispiel PAK (polyzyklische aromatische Wasserstoffe), natürliche Bestandteile von Erdöl, die etwa bei Verbrennung von Kraftstoffen frei werden, Weichmacher in Lacken und Kunststoffen wie PCB (polychlorierte Biphenyle) und PBB (polybromierte Biphenyle). Dass Chemikalien einen schädlichen Effekt auf die Schilddrüse haben können, ist keineswegs eine neue Erkenntnis. Bereits vor 30 Jahren wurde dieser Zusammenhang beschrieben. Eine Forschungsgruppe der University of Pennsylvania School of Medicine entdeckte 1978, dass Fabrikarbeiter eines Herstellers von PBB und

PCB in einer Häufigkeit an Schilddrüsenunterfunktion erkrankten (mit gleichzeitigem Nachweis von TG- und TPO-Antikörpern), dass es die Wissenschaftlerinnen selbst überraschte – schließlich handelte es sich bei den Arbeitern ausschließlich um Männer.[54] Rund jeder zehnte Arbeiter, so das Ergebnis der Untersuchung, war betroffen.

PBB kommt zum Beispiel als Flammschutzmittel zum Einsatz und kann uns dadurch in vielen Gegenständen wie Fernsehern, Möbeln oder in der Wärmeisolierung eines Hauses begegnen. PCB erreicht uns vor allem über den Verzehr von tierischen Lebensmitteln. Es sammelt sich im Verlauf der Nahrungskette in den Körpern der Tiere an, bis es schließlich in Form von Fisch, Fleisch oder Milch auf unseren Tischen landet. Die chemische Struktur von Brom und Chlor, den Bestandteilen der PCB und PBB, ähnelt derjenigen des Jods. Sie werden der Gruppe der Halogene zugeordnet und sind ähnlich reaktionsfreudig. Man vermutet, dass Brom und Chlor anstelle des Jods mit der Schilddrüse wechselwirken. Dafür spricht etwa, dass Mäuse, denen Kaliumbromid oder Natriumbromid verabreicht wurden, strukturelle Veränderungen der Schilddrüse und damit verbundene Funktionsstörungen entwickeln. PCB und PBB stehen außerdem in Verdacht, krebserregend zu sein sowie weitere gesundheitliche Schäden zu verursachen.

Arzneimittel und Bestrahlung

Amiodaron

Nicht nur unsere Ernährungsgewohnheiten können dafür sorgen, dass unsere Jodzufuhr eine kritische Grenze überschreitet, in manchen Fällen sind Medikamente der Auslöser. Amiodaron zum Beispiel, das zur Behandlung von Herzrhythmusstörungen eingesetzt wird, ist so ein stark jodhaltiges Medikament. Es kann neben der autoimmunbedingten Schädigung der Schilddrüse eine Überproduktion oder übermäßige Freisetzung von Schilddrüsenhormonen verursachen.

Eine 2016 durchgeführte systematische Übersichtsarbeit und Metastudie, bei denen die Autorinnen Daten von rund 2000 Patienten auswerteten, ergab, dass ein signifikanter Anteil von 14 Prozent, der mit Amiodaron behandelt wurde, eine Schilddrüsenunterfunktion entwickelte.[55]

Eine Untersuchung der Schilddrüse – ihrer wichtigen Funktionsparameter sowie Antikörperkonzentrationen gegen TPO und TG – sollte stets vor einer Behandlung mit Amiodaron durchgeführt werden. Solange das Medikament eingenommen wird, sollte die Schilddrüsenfunktion zudem regelmäßig kontrolliert werden.

Lithium

Lithium wird als Medikament zur Behandlung bipolarer Störungen und Depressionen eingesetzt. Es ist bekannt, dass der Wirkstoff einen direkten toxischen Effekt auf die Zellen der Schilddrüse haben kann. Bei Menschen, die aufgrund ihrer genetischen Ausstattung zu Hashimoto-Thyreoiditis oder Morbus Basedow neigen, kann Lithium zur Entstehung einer entsprechenden Autoimmunreaktion beitragen.

Einer britischen Metastudie aus dem Jahr 2012 zufolge, bei der Wissenschaftler fast 6000 Arbeiten zu möglichen Nebenwirkungen der Behandlung mit Lithium auswerteten, haben Patientinnen, die mit dem Wirkstoff behandelt werden, ein fast sechsfach erhöhtes Risiko, an einer manifesten Hypothyreose zu erkranken.[56] Bei 10 bis 33 Prozent der Patienten, die Lithium über einen längeren Zeitraum einnehmen, lassen sich erhöhte TG- und TPO-Titer messen.

Strahlungsbelastung

Ionisierende Strahlung entsteht bei dem Zerfall radioaktiver Substanzen. In hoher Dosierung kann sie die Schilddrüse schädigen. In der medizinischen Radiologie wird ionisierte Strahlung gezielt zu diagnostischen oder therapeutischen Zwecken eingesetzt. Schilddrüsenkrebs ist die wahrscheinlich am besten dokumentierte Folgeerscheinung ionisierender Strahlung in hoher Dosierung. Daneben haben Betroffene aber auch ein erhöhtes Risiko, an gutartigen Schilddrüsenknoten oder an einer Autoimmunthyreopathie zu erkranken. In den meisten Fällen führt hoch dosierte Bestrahlung, wie es bei Schädigung von Schilddrüsenzellen nicht anders zu erwarten ist, langfristig zu einer Schilddrüsenunterfunktion. Dabei ist es unerheblich, ob es sich um eine innere oder eine äußere Strahlungsquelle handelt. Eine innere Strahlungsquelle entsteht bei der Aufnahme radioaktiver Jodisotope in die Schilddrüse, zum Beispiel von ^{131}Jod zum Zweck einer Radiojodtherapie oder Szintigrafie (vor Verfügbarkeit des strahlungsärmeren ^{99m}Technetium-Pertechnetats).

Externe Strahlungsbelastung für die Schilddrüse kann zum Beispiel bei einer Strahlentherapie des Halses oder des ganzen Körpers entstehen. Diese Maßnahmen können bei Erkrankungen wie Hodgkin-Lymphom oder bei der akuten lymphoblastischen Leukämie notwendig sein. Mehrere Studien an Menschen, die 1986 zum Zeitpunkt der Reaktorkatastrophe von Tschernobyl in der näheren Umgebung oder in einer vom radioaktiven Niederschlag betroffenen Region wohnten und radioaktives Jod aufnahmen, kamen zu dem Ergebnis, dass bereits eine geringere Strahlungsbelastung mit einer gesteigerten Häufigkeit von Hypothyreose und Hashimoto-Thyreoiditis einhergeht. Andere Untersuchungen wie eine Langzeitstudie an Überlebenden der Atombombenabwürfe auf Hiroshima und Nagasaki kommen in dieser Frage jedoch zu anderen Ergebnissen.[57] Ob bereits geringere Strahlungsdosen das Risiko einer Autoimmunthyreopathie erhöhen, ist nach jetzigem Stand noch unklar.

Infektionen mit Bakterien und Viren

Zusammenhänge zwischen Infektionen mit bestimmten Erregern und Autoimmunerkrankungen sind vergleichsweise gut belegt (siehe Abschnitt »Wodurch werden Autoimmunkrankheiten verursacht?« in Kapitel 3). Auch im Blut von Patientinnen mit Hashimoto-Thyreoiditis konnte eine Verbindung zu dem Vorhandensein von Bestandteilen von Viren und Bakterien entdeckt werden. Am besten dokumentiert ist der Zusammenhang mit dem Hepatitis-C-Virus (HCV). Dass es eine Rolle als Risikofaktor der Hashimoto-Thyreoiditis spielt, gilt als relativ sicher. Als Wirkmechanismus infrage kommt die direkte Infektion von Schilddrüsenzellen ebenso wie eine indirekte Schädigung der Schilddrüse durch Ausschüttung proentzündlicher Zytokine. Zudem kann Interferon, ein Wirkstoff, der zur Behandlung von Hepatitis-C (und Multiple Sklerose) eingesetzt wird, Entzündungen der Schilddrüse hervorrufen.

Neben HCV konnten Zusammenhänge mit dem Epstein-Barr-Virus (Pfeiffer'sches Drüsenfieber), Entero-, Rötel-, Mumps-, Coxsackie-B -, Parvovirus sowie dem humanen T-lymphotropen Virus 1 (HLTV1) beobachtet werden. Seit langer Zeit steht das Bakterium *Yersinia enterocolitica* (YE) als ein möglicher Auslöser einer Autoimmunthyreopathie unter Verdacht. Bereits in den 1970er-Jahren wurde zu den Folgen einer YE-Infektion intensiv geforscht. Neuere Erkenntnisse sprechen am ehesten für einen Zusammenhang zwischen YE und dem Auftreten von Morbus Basedow. Proteine auf der Oberfläche des Bakteriums sind in der Lage, mit Antigenbereichen von TSH-Rezeptor-Antikörpern zu kreuzreagieren. Menschen infizieren sich mit YE vor allem durch den Verzehr von kontaminiertem und nicht ausreichend erhitztem Schweinefleisch. Der Mikroorganismus verursacht die sogenannte Yersiniose, eine relativ häufige Magen-Darm-Erkrankung.

In jüngerer Vergangenheit sind verstärkt kommensale Mikroorganismen in den Fokus geraten. Dabei handelt es sich um Bakterien, die natürlicherweise in der Mikrobiota des Darms vorkommen und bei intakter Darmbarriere unter Umständen sogar förderlich für das Gleichgewicht des Immunsystems sein können. Der Theorie des Leaky-Gut-Syndroms (deutsch: undichter Darm) zufolge kann es aber vorkommen, dass diese eigentlich harmlosen Bakterien infolge einer Darmerkrankung die Schutzbarriere überwinden, in das Innere des Körpers eindringen und dort eine unerwünschte Immunreaktion auslosen (siehe Abschnitt »Mangelerscheinungen ausgleichen« in Kapitel 10). Beweise, dass diese Theorie zutrifft, konnten jedoch bislang nicht erbracht werden.

Allgemein lässt sich festhalten, dass noch nicht klar ist, ob bei den beobachteten Auffälligkeiten zwischen dem Auftreten bestimmter Infektionen im Zusammenhang mit Hashimoto-Thyreoiditis-Fällen ein echter Ursache-Wirkung-Zusammenhang besteht. Ist die Autoimmunreaktion in der Schilddrüse eine Folge molekularer Mimikry oder eines Zuschauereffekts? Oder lassen sich gewisse Erreger häufiger bei Menschen mit Hashimoto-Thyreoiditis entdecken, weil ihr beeinträchtigtes Immunsystem sie anfälliger für Infektionen macht?

Ob das Eindringen von Erregern kausal mit Hashimoto-Thyreoiditis verbunden ist, wie sich Wirkung und Ursache in dieser Frage verhalten oder ob stattdessen vielleicht das Fehlen bestimmter Infektionen (Hygienehypothese) die wichtigere Rolle spielt, müssen weitere Forschungen zeigen.

Hormonschwankungen

Unabhängig von der Frage, ob das weibliche Sexualhormon Östrogen für die ungleich höhere Anfälligkeit von Frauen für die Hashimoto-Thyreoiditis verantwortlich ist oder nicht – viele Zeichen sprechen zumindest für eine Beteiligung des Hormons –, steht fest: Sexualhormone im Allgemeinen haben große Auswirkungen auf das Immunsystem. Sowohl Östrogen als auch das männliche Gegenstück Testosteron beeinflussen (wie andere Steroidhormone ebenfalls), welche Zytokine zur Steuerung einer Immunreaktion vorrangig produziert werden. Testosteron und Östrogen regulieren das Verhältnis von T_H1-vermittelter zu T_H2-vermittelter Immunantwort, das wiederum Einfluss auf die Aktivität von T-Zellen und B-Zellen hat.

Auch die Lebensabschnitte, in denen die Erkrankung bei Frauen häufig ausbricht, geben einen Hinweis auf die wichtige Rolle der Hormone. Die Pubertät, nach Schwangerschaften und am Beginn der Wechseljahre – Phasen, in denen sich die Hormone der Frau umstellen, sind Zeitpunkte, zu denen Hashimoto-Thyreoiditis vermehrt auftritt.

Die Geburt eines Kindes ragt in dieser Aufzählung ohne Zweifel noch heraus. Die Korrelation zwischen diesem Ereignis und Hashimoto-Thyreoiditis ist so auffällig, dass sie als gesicherter Risikofaktor gilt und sogar als eigene Form der autoimmunbedingten Schilddrüsenentzündung beschrieben worden ist. Der Fachausdruck für dieses Phänomen lautet Postpartum-Thyreoiditis (PPT). Rund 5 bis 15 Prozent der Mütter entwickeln nach der Geburt von Kindern eine Autoimmunerkrankung der Schilddrüse. Etwa ein Viertel von diesen

Frauen werden in der Folge hypothyreot. Die PPT kann Symptome verursachen, die unter Umständen mit einer Wochenbettdepression verwechselt werden. Hinter dem »Babyblues« kann also eine overte Hypothyreose stecken. Frauen mit Anzeichen einer depressiven Verstimmung nach der Geburt sollten stets ihre Schilddrüsenfunktion untersuchen lassen.

Die Ursachen der PPT sind die Änderungen und Anpassungen, die das Immunsystem der werdenden Mutter vornehmen muss, damit eine Schwangerschaft erfolgreich verlaufen kann. Was der Organismus leistet, um dieses Ziel zu erreichen, ist eines der spannendsten Kapitel, die uns die Evolution ins Stammbuch geschrieben hat.

Betrachtet man es genauer, ist es angesichts der Effektivität unserer körpereigenen Abwehrkräfte wirklich erstaunlich, dass die Befruchtung einer Eizelle in aller Regelmäßigkeit tatsächlich in der Geburt neuen Lebens gipfelt. Es wäre überhaupt nicht verwunderlich, würden Schwangerschaften stattdessen immer und immer wieder nach einigen Tagen mit einer Entzündung in der Gebärmutter enden. Der britische

Postpartum-Thyreoiditis (PPT)

In den ersten 4 bis 24 Wochen nach der Geburt kommt es bei einigen Müttern zu einer schmerzlosen Entzündung der Schilddrüse, bei der entweder der Spiegel von TPO-Antikörpern oder TG-Antikörpern oder von beiden erhöht ist. Betroffen sind vor allem Frauen, bei denen während der Schwangerschaft erhöhte TPO-Antikörper-Titer festgestellt werden können, die unter einer anderen Autoimmunkrankheit wie Typ-1-Diabetes leiden oder in deren Familie Fälle von Autoimmunthyreopathie aufgetreten sind. Bei 50 bis 80 Prozent der betroffenen Mütter normalisiert sich die Schilddrüsenfunktion innerhalb eines Jahres nach der Geburt. Ein Teil der Frauen entwickelt zu Beginn der PPT eine Thyreotoxikose, bei der die Hormonreservoirs der Schilddrüse schlagartig entleert werden. Ursache ist die entzündungsbedingte Schädigung der Zellen. Bei Müttern, die bereits einmal nach einer Geburt an PPT erkrankt sind, tritt die Krankheit nach erneuter Schwangerschaft mit einer Wahrscheinlichkeit von 70 Prozent erneut auf.

Immunologe Sir Peter Medawar, der für seine Arbeiten zur immunologischen Toleranz 1960 den Medizin-Nobelpreis erhielt, verglich die Schwangerschaft einmal mit einer Organtransplantation.[58] Doch im Unterschied zu dieser kommt es bei der Schwangerschaft nicht zur Abstoßung.

In einer frühen Phase der Schwangerschaft beginnt der Fötus die Gene beider Elternteile auszulesen und Proteine zu bilden. Die Antigene, die dabei entstehen, beruhen sowohl auf der genetischen Mitgift der Mutter als auch der des Vaters. Die väterlichen Gene sind neu und fremd für das mütterliche Immunsystem. Es reagiert darauf, wie ein Immunsystem nun einmal auf unbekannte Antigene reagiert: Es greift sie an. Ganz am Anfang der Schwangerschaft, wenn sich der Embryo in der Schleimhaut der Gebärmutter einnistet und die Zellen des Kindes mit den Zellen der Mutter interagieren, kommt es tatsächlich zu einer Entzündung. Sie bleibt aber winzig und wird dank gleichzeitig in Gang gesetzte Toleranzmechanismen schnell unterdrückt. Das glückliche Resultat des anfänglichen Zellabbaus und der anschließenden Gewebereparatur ist die Bildung der Plazenta. Sie wird mit weiterem Wachstum das ungeborene Kind über die folgenden Wochen und Monate mit Sauerstoff und Nährstoffen versorgen. In den meisten Fällen gelingt es dem mütterlichen Immunsystem, die Immunreaktion anzupassen und damit die Toleranz der fremden Antigene zu erhöhen. Gleichzeitig muss die körpereigene Abwehr sensibel bleiben, um Mutter und Kind vor Infektionen zu schützen. Wie genau das mütterliche Immunsystem diese Gratwanderung hinbekommt, ist bis heute eine Frage, die Wissenschaftler vor Rätsel stellt. Die Sexualhormone der Frau dürften dabei jedoch eine wichtige Rolle spielen.

Die Spiegel von Östrogenen und Progesteron steigen während der Schwangerschaft an. Das hat Wirkungen auf die regulatorischen T-Zellen. Ihre Zahl nimmt mit steigendem Östrogenspiegel zu. Die Zytokinbalance verschiebt sich. Die T_H2-vermittelte Immunantwort, die weniger empfänglich für die Wirkung der regulatorischen T-Zellen ist, erlangt Dominanz gegenüber der T_H1-vermittelten Immunreaktion – mit dem Effekt, dass T_H1-vermittelte Immunkrankheiten dazu neigen, sich während der Schwangerschaft zu bessern, während sich

T_H2-vermittelte Krankheiten, wie zum Beispiel Lupus erythematodes, tendenziell verschlimmern. Nach der Geburt (oder dem vorzeitigen Abbruch der Schwangerschaft) kehrt sich der Prozess allerdings um. Mit abnehmender Zahl von regulatorischen T-Lymphozyten erhöht sich die Wahrscheinlichkeit einer überschießenden Immunreaktion.

Um den Zeitpunkt der Geburt steigt der Spiegel eines anderen wichtigen Schwangerschaftshormons an: Prolaktin. Es regt die Bildung von Milch in den Brustdrüsen der Mutter an, wirkt sich aber ebenfalls auf das Immunsystem aus. Prolaktin stimuliert die Bildung von Zytokinen und Antikörpern. Alles in allem führt das rasche Absinken von Östrogenen und Progesteron sowie der Anstieg des Prolaktinspiegels dazu, dass sich die Konzentrationen von Autoantikörpern wie der TPO-AK erhöhen. Daneben gibt es Hinweise, dass die Nährstoffversorgung während der Schwangerschaft beeinflusst, ob sich die Schilddrüse in den Wochen nach der Geburt entzündet oder nicht. Im Mittelpunkt steht dabei das Spurenelement Selen, auf das wir im nächsten Teil des Buches genauer eingehen (siehe Abschnitt »Selen« in Kapitel 10).

Die Auswirkungen von Hormonschwankungen auf das Immunsystem lassen sich auch in anderen Zusammenhängen beobachten. Bereits im Verlauf des normalen Menstruationszyklus verändert sich die Aktivität der Immunabwehr. Schließlich werden Störungen des Hormonhaushaltes als Auslöser der Hashimoto-Thyreoiditis auch im Zusammenhang mit dem polyzystischen Ovarialsyndrom (PCO) diskutiert. Beim PCO-Syndrom handelt es sich um eine Stoffwechselstörung, die bei Frauen auftritt und zu einem hormonellen Ungleichgewicht mit erhöhten Werten männlicher Sexualhormone (Androgene) führt.

Das PCO-Syndrom äußert sich in Zyklusunregelmäßigkeiten, Haarausfall oder Akne und ist eine häufige Ursache dafür, wenn ein Kinderwunsch nicht in Erfüllung geht. Etwa fünf bis sieben Prozent der Frauen in gebärfähigem Alter sind von dem Syndrom betroffen. Auffällig ist, dass es gehäuft zusammen mit Hashimoto-Thyreoiditis auftritt. Noch ist zwar nicht genau geklärt, welche Ursachen das Syndrom entstehen lassen, die gestörte Balance zwischen Östrogenen, Progesteron und Androgenen ist jedoch ein wahrscheinlicher Faktor.

Alkohol und Rauchen

Die Folgen des Rauchens sind gut erforscht und weithin bekannt. Lungenkrebs, Herz-Kreislauf-Erkrankungen wie Herzinfarkt, Schlaganfall oder periphere arterielle Verschlusskrankheit in den Beinen (Raucherbein) und erektile Dysfunktion (Impotenz) beim Mann sowie Leberzirrhose, Magen- und Speiseröhrenkrebs, Schädigungen des Nervensystems und fetales Alkoholsyndrom bei Neugeborenen sind nur einige der möglichen Auswirkungen. Laut Bundesgesundheitsministerium sterben pro Jahr rund 74 000 Menschen an den Auswirkungen des Alkoholkonsums und sogar rund 120 000 an den Folgen des Rauchens. Angesichts dieser Zahlen mag es erstaunen, zu welchen Ergebnissen neuere Studien hinsichtlich der Auswirkungen des Tabak- und Alkoholkonsums auf die Entstehung von Hashimoto-Thyreoiditis kommen. Sie legen nahe, dass Rauchen und Alkoholkonsum in Bezug auf Hashimoto-Thyreoiditis eher eine schützende als eine schädigende Wirkung haben. Das klingt kurios, ist aber keineswegs eine so große Überraschung, wie man vielleicht denken könnte.

Rauchen ist zwar unter den Risikofaktoren von Autoimmunerkrankungen ein alter Bekannter, Wissenschaftler sind aber immer wieder auf Zusammenhänge gestoßen, in denen sich der Tabakkonsum anscheinend förderlich auswirkt. Zum Teil fand man entgegengesetzte Wirkungen des Rauchens sogar bei verschiedenen Autoimmunkrankheiten, die ein und dasselbe Organ betreffen. Zum Beispiel ist bekannt, dass Rauchen das Risiko, an Colitis ulcerosa zu erkranken, senkt, während es das Morbus-Crohn-Risiko erhöht. Für Patienten mit rheumatoider Arthritis wird berichtet, dass Alkohol, in Maßen konsumiert, Krankheitsschübe reduzieren kann. Ähnlich wie in diesen Beispielen scheint es sich auch mit Autoimmunkrankheiten der Schilddrüse zu verhalten.

Eine Auswertung von 25 Forschungsarbeiten zum Zusammenhang von Rauchen und Autoimmunthyreopathien kam zu dem Ergebnis, dass Raucher ein dreifach höheres Risiko haben, an Morbus Basedow zu erkranken, und sogar ein vierfach höheres Risiko, eine endokrine Orbitopathie zu entwickeln.[59] Frauen erkranken unter Tabakkonsum wahrscheinlicher an der Postpartum-Thyreoiditis. Gleichzeitig lassen sich bei Rauchern aber seltener als bei Nichtrauchern erhöhte Konzentrationen von TG- und TPO-Antikörpern nachweisen.

Mehrere Studien, etwa aus den USA und Norwegen, kamen zu dem Ergebnis, dass der TSH-Spiegel von Rauchern im Durchschnitt niedriger ist als bei Nichtrauchern.[60] Die Forscher fanden heraus, dass sich Tabakkonsum insgesamt günstig auf das Risiko auswirkt, an Hashimoto-Thyreoiditis zu erkranken. Es ist allerdings weitgehend unklar, welcher Mechanismus hinter diesem Zusammenhang stehen könnte. Eine Möglichkeit wäre, dass Nikotin das Zytokinprofil beeinflusst. Nikotin kann nicht nur an Rezeptoren auf Nervenzellen, sondern auch auf Immunzellen binden.

Ein schützender Effekt wurde auch im Fall des Alkohols festgestellt: Moderater Alkoholkonsum verringert die Häufigkeit von Autoimmunthyreopathien. Mit anderen Worten: Menschen, die vollkommen auf Alkohol verzichten oder exzessiv trinken, haben ein höheres Risiko, an Morbus Basedow oder Hashimoto-Thyreoiditis zu erkranken. Wieso das so ist, konnte bislang auch in dieser Frage nicht geklärt werden. Eine Ursache könnte sein, dass Abbauprodukte des Alkohols eine dämpfende Wirkung auf T-Helferzellen haben. Wirkt sich Rauchen und Alkohol-Trinken in Zusammenhang mit Hashimoto-Thyreoiditis also wirklich förderlich aus? Es ist zu früh, Rauchen und Alkohol von der Liste der Risikofaktoren von Hashimoto-Thyreoiditis zu streichen. Über die Wirkung des Rauchens auf die Schilddrüse ist schlicht noch zu wenig bekannt.

Die Effekte der Wirkstoffe im Organismus sind komplex. In Tabakrauch sind mehrere Tausend unterschiedliche Substanzen enthalten. Neben dem psychoaktiven Nervengift Nikotin nehmen Raucher mit jedem Zug viele weitere toxische und krebserregende Substanzen zu sich, die in einem Geflecht von Wechselwirkungen stehen. Es ist nicht klar, was zu dem schützenden Effekt führt, der im Zusammenhang mit dem Rauchen beobachtet wurde. Andere Faktoren wie die Jodaufnahme, der Body-Mass-Index oder die Zufuhr von Selen oder Vitamin-D können die Studienergebnisse beeinflusst haben. Zudem ist die schützende Wirkung, die in Studien festgestellt werden konnte, abhängig von der Dosis, in der Tabak und Alkohol konsumiert wurden.

Für Patientinnen mit Hashimoto-Thyreoiditis ist aber entscheidend, dass eine Verringerung der Häufigkeit, mit der Hashimoto-Thyreoiditis auftritt, nichts über den Effekt aussagt, den Alkohol- und Tabakkonsum auf eine bestehende Krankheit ausübt (siehe »9. Wie verträgt sich die Erkrankung mit Rauchen und dem Trinken von Alkohol?« in Teil IV).

Vitamin-D-Mangel

Bei der Suche nach Erklärungen für das häufigere Vorkommen von Autoimmunkrankheiten bei der Bevölkerung der Industrienationen Europas und Nordamerikas im Gegensatz zu Menschen aus Entwicklungs- oder Schwellenländern hat sich seit einigen Jahren eine Theorie etabliert, die sich auf die unzureichende Versorgung mit Vitamin D (Vitamin D_3) fokussiert.

Vitamin D übernimmt wichtige Aufgaben im Körper. Seine bekannteste Funktion ist die Beteiligung an der Kalziumaufnahme und der Knochenbildung. Daneben wirkt Vitamin D über spezielle Rezeptoren auf zahlreiche Gene. Vitamin-D-Bindungsstellen finden sich auf fast allen Immunzellen. Auf diese Weise beeinflusst es die Bildung verschiedener Proteine. Unter anderem kann Vitamin D die Bildung regulatorischer T-Zellen fördern und die Immuntoleranz erhöhen. Seit einiger Zeit wird dem Vitamin-D-Spiegel daher zunehmende Bedeutung im Zusammenhang mit der Entstehung von Autoimmunkrankheiten beigemessen.

Wir nehmen Vitamin D nur zu einem geringen Teil über die Nahrung auf. Den weit überwiegenden Teil produziert der Körper in der Haut selbst, sofern er in ausreichendem Maße dem Sonnenlicht (UV-B-Strahlung) ausgesetzt ist. In den sonnenstundenärmeren Regionen, die weiter vom Äquator entfernt liegen, bilden Menschen in den Wintermonaten weniger Vitamin D als Menschen, die in Nähe des Äquators leben.

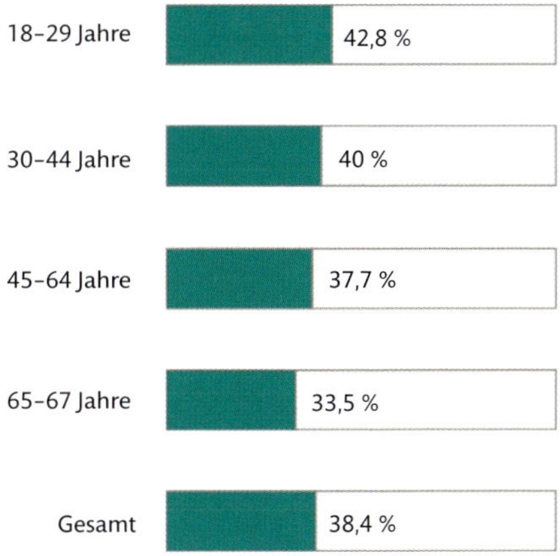

Abb 8.1 Mit steigendem Alter sinkt der Anteil der Menschen mit ausreichender Vitamin-D-Versorgung (≥ 50 nmol/l).

Quelle: Rabenberg, M., Mensink, G. B. M. (2016) Vitamin-D-Status in Deutschland. *Journal of Health Monitoring* 1 (2): 36–42. DOI 10.17886/RKI-GBE-2016-036.

Lässt sich damit die zunehmende Häufung von Autoimmunkrankheiten in äquatorfernen Ländern erklären? So einfach ist es nicht. Erste Menschen haben schließlich bereits vor rund 40 000 Jahren nördlichere Breiten besiedelt. Es wird sogar vermutet, dass das Merkmal einer hellen Haut entstanden sein könnte, um das geringer vorhandene Sonnenlicht effektiver nutzen zu können. Mehrere Faktoren könnten allerdings dafur verantwortlich sein, dass der Kontakt mit Sonnenstrahlung im Vergleich zu früheren Zeiten weiter abgenommen hat. In Betracht kommen etwa moderne Lebens- und Arbeitsumstände: So verbringen wir mehr Zeit in geschlossenen (Büro-)Räumen und schützen uns vor der krebserregenden Wirkung zu hoher UV-Strahlung mit Sonnencremes.

Nach Daten des Robert Koch-Instituts ist ein Anteil von rund 38 Prozent der deutschen Bevölkerung ausreichend mit Vitamin D versorgt.[61] Ein Drittel weist eine mangelhafte Versorgung auf. Vor allem bei Frauen nimmt der Anteil mit mangelhafter Vitamin-D-Versorgung mit steigendem Alter zu. Die Vitamin-D-Konzentration im Blut gilt als sicher zu niedrig bei Werten unter 20 ng/ml. Wir halten einen Vitamin-D-Spiegel von 40 ng/ml für ausreichend. Einzelne Autorinnen empfehlen sogar einen Wert von über 60 ng/ml.

Einige Studien konnten zeigen, dass Hashimoto-Patienten häufiger unter Vitamin-D-Mangel leiden als gesunde Kontrollgruppen. Es gibt jedoch auch Studien, die zu gegenteiligen Resultaten kamen. Eine 2017 erschienene Arbeit aus Korea fasste Daten zusammen, die zwischen 2002 und 2017 gewonnen wurden.[62] Ihr Ergebnis: Trotz zahlreicher Untersuchungen, die eine Verbindung zwischen Vitamin-D-Mangel und Hashimoto-Thyreoiditis belegen, bleibt die Frage nach der genaueren Art des Zusammenhangs offen. Wie bei so vielen anderen möglichen Auslösern der Hashimoto-Thyreoiditis gilt auch hier: Korrelation ist nicht gleich Kausalität. Vitamin-D-Mangel könnte ebenso gut Folge der Erkrankung sein und nicht deren Ursache. So oder so, Vitamin D bleibt Gegenstand weiterer Forschung und kann eine Rolle in der Behandlung von Hashimoto-Thyreoiditis spielen, wie wir in einem späteren Kapitel noch zeigen werden (siehe Abschnitt »Mangelerscheinungen ausgleichen« in Kapitel 10).

Stress

Stress begünstigt die Entstehung von Autoimmunerkrankungen. In den vergangenen Jahren und Jahrzehnten wurden eine ganze Reihe klinischer Studien zu diesem Thema durchgeführt, die diesen Zusammenhang belegen. Lediglich zur Klärung der Frage, wie hoch der Einfluss von Stress bei der Entstehung von Autoimmunprozessen ist, bedarf es noch weitergehender Untersuchungen. Im Rahmen einer schwedischen Studie beobachteten Wissenschaftler über einen Zeitraum von zehn Jahren mehr als 100 000 Personen.[63] Sie waren ohne Zweifel einer hohen Stressbelastung ausgesetzt. Bei ihnen wurde eine Stresserkrankung wie die posttraumatische Belastungsstörung (PTBS) oder eine akute Stressreaktion diagnostiziert. Das Ergebnis zeigt, dass das Risiko, eine Autoimmunerkrankung zu entwickeln, um den Faktor 1,36 erhöht ist, wenn eine Stresserkrankung vorliegt; bei Vorhandensein einer PTBS war das Risiko in Bezug auf einzelne Autoimmunerkrankungen sogar bis um das 2,29-Fache erhöht.

Was ist Stress?

Wir müssen uns klarmachen, dass in der Entwicklungsgeschichte des Menschen Stress gleichbedeutend war mit akutem Stress. Von akutem Stress sprechen wir, wenn eine Belastung von einer Krise geprägt ist und eine sofortige körperliche Anpassung erfordert. Er trat zum Beispiel auf, wenn unsere Vorfahren von einem Raubtier attackiert wurden oder sie selbst Jagd auf Beute machten. In diesen Situationen sind Kraft, Denk- und Reaktionsvermögen gefragt. Muskeln und Gehirn müssen mit Sauerstoff und Energie versorgt werden. Puls und Blutdruck steigen. Blutgefäße verengen sich. Prozesse wie Wachstum, Immunabwehr oder Sexualfunktion sind während akuter Stressbelastung hingegen für den Moment unwichtig oder hinderlich und werden entsprechend heruntergefahren. Sie würden dem Körper nur Energie entziehen, die an anderen Orten im Organismus zur Herstellung der Flucht- oder Kampfbereitschaft gebraucht wird. In diesen Fällen macht der Körper keine Kompromisse. Sogar die Verdauung, mit der in einer kritischen Situation wichtige Energie gewonnen werden könnte, stellt er zurück. Stattdessen greift er auf in Fettzellen gespeicherte Energiereserven zurück. Akuter Stress begegnet uns auch heutzutage noch, zum Beispiel wenn wir uns im intensiven sportlichen Wettkampf messen, eine wichtige Prüfung meistern müssen oder wenn wir auf der Straße überfallen werden. Das Interessante bei diesen Beispielen: Es handelt sich um (extreme) Ausnahmesituationen, dennoch erholt sich der Körper von derartigen Belastungen dank evolutionär erlernter Ausgleichsreaktionen relativ schnell, sogar dann, wenn die Krise länger andauert.

Anders verhält es sich, wenn Stress in einer vergleichsweise neuen Erscheinungsform auftritt, die Menschen in den modernen Gesellschaften zunehmend zu schaffen macht: chronischer psychischer Stress. Psychische Stressoren zeichnen sich dadurch aus, dass sie allein aufgrund von Gedanken starke Gefühle erzeugen. Diese Gedanken können sich auf Ereignisse beziehen, die noch gar nicht eingetreten sind, oder auf Dinge, die nur Produkte unseres Geistes sind: Werde ich bei der Präsentation morgen versagen? Werde ich im Alter genug zum Leben haben? Leide ich an einer seltenen Krankheit?

»Im Grunde leben wir Menschen gut genug und lange genug, und wir sind klug genug, um belastende Ereignisse aller Art ausschließlich in unseren Köpfen zu produzieren«[64], stellt der berühmte amerikanische Stressforscher und Neurologe Robert Sapolsky fest. Das Problematische daran ist: Unser Körper kann nicht zwischen realer und fiktiver Bedrohung unterscheiden. Ob wir nun in der afrikanischen Savanne vor einem Löwen flüchten, wie es unsere tierischen Vorfahren taten, oder ständig Angst haben, unseren Job zu verlieren – unser Organismus reagiert im Grunde mit derselben altbewährten Stressantwort. So adäquat und lebenswichtig die körperliche Reaktion im ersten Fall ist, so fatal kann sie wirken, wenn der Stress aus psychischen Gründen chronisch wird.

Was passiert im Körper bei Stress?

Sind wir physischen oder psychischen Stressreizen ausgesetzt, läutet unser Körper augenblicklich die Alarmglocke. Der Hypothalamus aktiviert das sympathische Nervensystem, das sich bis zu fast jedem

Die Nebennieren

Die Nebennieren sind zwei kleine, etwa erdbeergroße endokrine Drüsen, die auf den oberen Enden der Nieren aufliegen. Sie bestehen aus zwei Teilen, dem Nebennierenmark und der Nebennierenrinde, in denen unterschiedliche Hormone produziert werden. Im Nebennierenmark werden Adrenalin und Noradrenalin gebildet und in der Nebennierenrinde Glukokortikoide wie das »Stresshormon« Cortisol, Mineralokortikoide wie Aldosteron und Androgene (Sexualhormone). Glukokortikoide, Mineralokortikoide und Sexualhormone sind Steroidhormone und werden unter anderem aus Progesteron gebildet. Progesteron wiederum wird aus Cholesterin synthetisiert. Über die Hormonproduktion regulieren die Nebennieren den Blutzuckerspiegel, den Salz- und Flüssigkeitshaushalt sowie die Stressreaktion des Körpers. Zur letzten Funktion zählt zum Beispiel die Dämpfung des Immunsystems und die Bereitstellung von Energiereserven durch die Erhöhung der Glukosekonzentration im Blut.

Organ hin verzweigt. Nervenimpulse erreichen die Nebennieren. Sie produzieren Adrenalin und geben es in die Blutbahn ab, um einen Zustand völliger Wachsamkeit und Handlungsfähigkeit zu erreichen. Noradrenalin wird ausgeschüttet. Das wiederum bewirkt, dass die Nebennierenrinde das als »Stresshormon« bekannte Cortisol bildet. Seine wichtigste Funktion besteht darin, dass es den Organismus widerstandsfähig macht. Dazu wirkt Cortisol auf das Immunsystem ein. Es fährt dessen Aktivität herunter und drosselt Entzündungsreaktionen.

Der Hypothalamus verlässt sich jedoch nicht nur auf das vegetative Nervensystem, um den Körper auf Stress vorzubereiten. Hormone, die von der Hypophyse ins Blut abgegeben werden, erreichen nach einigen Sekunden ebenfalls die Nebennieren. Glukokortikoide werden produziert, wodurch die Wirkung von Adrenalin verstärkt und verlängert wird.

Wenn chronischer Stress krank macht

Anhaltender oder wiederkehrender Stress erhöht das Risiko zu erkranken beziehungsweise dass bestehende Krankheiten einen negativeren Verlauf nehmen und sich Symptome verschlimmern. Er beansprucht und belastet die Blutgefäße und erhöht das Risiko für Herz-Kreislauf-Erkrankungen. Cortisol wirkt in akuten Stresssituationen entzündungshemmend. Dauerhaft in Aktion, erhöht es die Anfälligkeit von Zellen für Erreger. Zudem bedarf die unaufhörliche Bildung des Stresshormons Cortisol so vieler Ressourcen, dass der Herstellung anderer Hormone sprichwörtlich das Wasser abgegraben wird. Der Hormonhaushalt gerät aus dem Gleichgewicht.

Cortisol ist ebenso wie Östrogen und Testosteron ein Steroidhormon. Es kann dazu beitragen, dass es zu einer Verschiebung im Gleichgewicht zwischen entzündungshemmenden und entzündungsfördernden Zytokinen kommt.

Die erschöpfende Frage nach Nebennierenerschöpfung

Seit einiger Zeit liest und hört man im Umfeld von Hashimoto-Thyreoiditis immer wieder von einer neuartigen Erkrankung. Die Rede ist von der sogenannten Nebennierenerschöpfung (englisch: *Adrenal fatigue*).

Geprägt von dem amerikanischen Mediziner Dr. James L. Wilson,[65] aufgegriffen von Heilpraktikern sowie einigen Medizinerinnen, verbreitet von Patientenratgebern und anderen Medien, hat sich dieses Krankheitskonzept zu einem erfolgreichen Erklärungsmodell für viele Hashimoto-Patienten mit kompliziertem Verlauf ihrer Erkrankung entwickelt. Was hat es damit auf sich? In der einschlägigen Ratgeberliteratur wird die Nebennierenerschöpfung als eine durch chronischen Stress bedingte Überbelastung der Nebennierenrinde beschrieben. Hashimoto-Thyreoiditis wird dabei wahlweise als Folge einer durch psychischen Stress ausgelösten Nebennierenerschöpfung gedeutet oder (häufiger) als die Ursache von Stress, die die Unterfunktion der Nebennieren bewirke. Auf lange Sicht führe die Ermüdung der Nebennierenrinde zum Absinken des Cortisolspiegels, womit anhaltende Beschwerden wie Erschöpfung, verringerte Leistungsfähigkeit oder Depression erklärt werden.

Was ist aus ärztlicher Sicht von der Nebennierenerschöpfung zu halten?

Es gibt bisher keine hinreichenden wissenschaftlichen Beweise dafür, dass es sich bei der Nebennierenerschöpfung tatsächlich um einen eigenständigen pathologischen Prozess handelt, der sich von anderen Erkrankungen unterscheidet, von denen bekannt ist, dass sie Nebenniereninsuffizienz verursachen. Folglich ist die Nebennierenerschöpfung nicht als Krankheit in der internationalen Klassifikation der WHO (ICD-10) anerkannt.

Wie kann es sein, dass die Debatte über die Nebennierenerschöpfung so große Resonanz findet?

Bei der Nebennierenerschöpfung handelt es sich um ein Phänomen, das durch Ratgeberliteratur und vor allem durch zahllose Internetartikel, Blog- und Foreneinträge sowie die sozialen Medien unter Menschen mit Hashimoto-Thyreoiditis und anderen Erkrankungen große Bekanntheit erlangt hat.

Eine systematische Auswertung wissenschaftlicher Beiträge zum Thema aus dem Jahr 2016 kommt zu dem Ergebnis, dass die häufige Verwendung des Begriffs »Nebennierenerschöpfung« in Zeitungen und Ratgebern in krassem Gegensatz zu seiner Verwendung in wissenschaftlichen Publikationen steht.[66] Es handelt sich also offenkundig eher um ein kulturelles als um ein medizinisches Phänomen – mit der Folge, dass sich die Verwendung des Begriffs in weiten Kreisen der Gesellschaft breitmacht, ungeachtet der Tatsache, dass die Erkrankung aus wissenschaftlicher Sicht nicht hinreichend belegt ist.

Warum findet die Nebennierenerschöpfung so geringen Niederschlag in wissenschaftlichen Arbeiten?

Das Krankheitskonzept der Nebennierenerschöpfung entzieht sich bisher weitgehend der wissenschaftlichen Überprüfung. So ist zum Beispiel nicht klar, welche Methode herangezogen werden soll, um die Nebennierenerschöpfung zu diagnostizieren. Manche Vertreterinnen des Konzepts schlagen die Bestimmung des morgendlichen Cortisolspiegels im Blut vor. Andere bevorzugen den Wert des nächtlichen Cortisols und wieder andere präferieren die mehrfache Messung des Stresshormonspiegels, um ein Profil eines ganzen Tages zu erhalten. Niedrige Messergebnisse seien nach Meinung einiger Autoren der Nachweis, dass ein Patient unter Nebennierenerschöpfung leide. Andere Autoren deuten hingegen erhöhte Werte als Zeichen eines frühen Stadiums der Erkrankung. Noch wichtiger: Bisher konnte kein physiologischer Prozess nachgewiesen werden, der zeigen könnte, dass chronischer Stress tatsächlich dazu führt, dass die Nebennierenrinde in ihrer Cortisolproduktion ermüdet, bis diese schließlich zum Erliegen kommt. Solange dieser Nachweis fehlt, ist es für Medizinerinnen unmöglich, die Theorie zu untersuchen. Sie ist damit natürlich auch nicht zu widerlegen. Die Nebennierenerschöpfung wird daher wohl weiter ihr Schattendasein in den Medien fristen.

Sind die positiven Effekte einer Behandlung von Nebennierenerschöpfung nicht das beste Argument dafür, dass es sich um eine echte Krankheit handelt?

Bücher, Zeitungen und Internetseiten sind voll von Erfahrungsberichten, die den Erfolg einer Behandlung der Nebennierenfunktion bestätigen. Wir wollen hier keinesfalls die Steigerung des subjektiven Wohlbefindens anzweifeln, von der die Autorinnen berichten, noch die Realität empfundener Krankheitslast. Wir wollen allerdings einen Punkt zu bedenken geben.

Als das Mittel der Wahl zur Behandlung der Nebennierenerschöpfung wird zum medikamentösen Ersatz von Cortisol in Form von Glukokortikoidpräparaten geraten. Cortisol ist ähnlich aufgebaut wie Kortison und wirkt ebenfalls entzündungshemmend. Als Steroidhormon erhöht es das Wohlbefinden und senkt Belastungserscheinungen – und zwar ganz unabhängig vom Gesundheitszustand eines Menschen. Es ist daher nicht verwunderlich, dass sich ein Patient mit Nebennierenerschöpfung besser fühlt, wenn er Glukokortikoide zu sich nimmt. Viele Menschen ohne Nebennierenerschöpfung würden den gleichen Effekt verspüren. Seit einiger Zeit gibt es zum Beispiel den Verdacht, dass Ausdauersportler sich den Effekt des Kortisons zunutze machen, wenn sie den Wirkstoff zur Behandlung einer mutmaßlich vorgetäuschten Asthmaerkrankung zu sich nehmen. Diese Praxis war zum Beispiel im Radsport so verbreitet, dass ein Journalist spöttisch kommentierte, dass, wer die Tour de France gewinnen will, schon einer Krankheit wie Asthma, Husten oder Heuschnupfen bedürfte.[67]

Leider haben die positiven Effekte von Kortikosteroiden eine ernste Kehrseite: Sie erhöhen zum Beispiel das Risiko, Osteoporose und Herz-Kreislauf-Krankheiten zu entwickeln. Von einem leichtfertigen Einsatz entsprechender Medikamente ist daher dringend abzuraten. Nichts einzuwenden ist hingegen, wenn Menschen Behandlungsempfehlungen zur Bekämpfung der Nebennierenerschöpfung folgen, die lediglich auf den Ausgleich des Blutzuckers mithilfe einer kohlenhydratreduzierten Diät abzielen oder zu Stressabbau durch Ruhe, Sport, Meditation oder Achtsamkeitsübungen raten.

Welche Ursachen kommen für das Syndrom infrage?

Immer häufiger sprechen Patienten Ärztinnen direkt auf die Nebennierenerschöpfung an. Sie sei wenig bekannt und beträfe doch viele Menschen, so die häufig geäußerte Meinung. Auch wir werden zunehmend damit konfrontiert. Dazu ist zu sagen: Für uns gibt es keinen Grund, an der Realität der von den Patienten empfundenen Beschwerden zu zweifeln, nur weil die verwendete Terminologie nicht zutrifft. Wir können nur darauf hinweisen, dass gleich mehrere Ursachen für Schwankungen des Cortisolspiegels denkbar sind: Die endokrinen Drüsen des menschlichen Körpers stehen unter dem gemeinsamen Kommando des Hypothalamus und der Hypophyse in enger Wechselwirkung miteinander. Innerhalb des endokrinen Systems bilden Schilddrüse und Nebennieren dabei keine Ausnahme. Im Gegenteil. Die beiden Organe interagieren auf mehreren Ebenen, beeinflussen zum Teil dieselben physiologischen Prozesse und körperlichen sowie kognitiven Zustände. Bestimmte Umstände, die mit der Hashimoto-Thyreoiditis verbunden sind, können die Nebennieren beeinträchtigen und Abweichungen vom normalen Cortisolspiegel verursachen. Dazu zählen eine verstärkte Entzündungsaktivität in der Schilddrüse oder die gesteigerte Neigung zur Unterzuckerung infolge einer gestörten Blutzuckerregulation. Cortisol wirkt im Körper dem Effekt von Insulin entgegen und sorgt für einen steigenden Glukosespiegel im Blut. Vor allem aber ist die Hashimoto-Thyreoiditis mit der primären Nebennierenunterfunktion (Morbus Addison) vergesellschaftet (siehe Kapitel 6, »Mit Hashimoto-Thyreoiditis verbundene Erkrankungen und Autoimmunstörungen«). Es ist nach aktuellen Erkenntnissen daher wahrscheinlicher, dass Menschen, die einen auffällig niedrigen Cortisolspiegel haben, eher unter eine Frühform des Morbus Addison leiden statt unter einer Unterfunktion infolge einer Nebennierenerschöpfung. Das gilt auch dann, wenn sie keine Symptome der Nebenniereninsuffizienz verspüren.

Morbus Addison verursacht in der Regel erst klinische Symptome, wenn bereits 90 Prozent der Nebennierenrinde zerstört sind. Und noch weitere Ursachen können hinter vermeintlichen Nebennierenerschöpfungssymptomen stecken. Dazu zählen das Schlafapnoe-Syndrom, hormonelle Störungen, psychische Erkrankungen wie Depression, eine chronisch-obstruktive Atemwegserkrankung oder schlicht schlechte Schlafgewohnheiten, falsche Ernährung und Bewegungsmangel. Solche gesundheitlichen Probleme können dazu führen, dass der Körper dauerhaft in Alarmbereitschaft versetzt wird. Es gibt aus ärztlicher Sicht gute Gründe, Symptome einer vermeintlichen Nebennierenerschöpfung in jedem Fall ernst zu nehmen und die Abklärung der Nebennierenfunktion bei bestehender Hashimoto-Thyreoiditis als Teil eines umfassenden Gesundheitschecks durchzuführen. Das sollte in Form der Messung des Cortisolwertes, des ACTH, im Zweifel auch früher mit der Durchführung eines ACTH- Stimulationstestes geschehen. Bei einem ACTH-Stimulationstest wird synthetisch hergestelltes ACTH (Synacthen) intravenös gespritzt. Vorher und nachher wird der Cortisolspiegel bestimmt. Ein fehlender Anstieg des Cortisols um mindestens 10 µg/dl oder auf mindestens 20 µg/dl spricht für eine Nebenniereninsuffizienz. Ein ausreichender Anstieg des Cortisols durch die Infusion von ACTH schließt eine Nebenniereninsuffizienz in der Regel aus.

Teil II – kurz und bündig: Die meisten Patientinnen spüren zu Beginn der Hashimoto-Thyreoiditis keine Symptome. Die Zerstörung des Schilddrüsengewebes durch Immunzellen läuft schleichend und meist im Verborgenen ab. T-Helferzellen vom Typ T_H1- und T_H17 fachen die Entzündung im Schilddrüsengewebe an. Weitere Immunzellen wie Makrophagen und dendritische Zellen werden aktiviert. Zytotoxische T-Lymphozyten verursachen große Schäden in der Schilddrüse. Außerdem produzieren zu Plasmazellen gereifte B-Lymphozyten Antikörper, die sich gegen das Enzym Thyreoperoxidase (TPO) und das Thyreoglobulin (TG) richten. Der zunehmende Zelluntergang in der Schilddrüse kann dazu führen, dass Hormonspeicher unkontrolliert ausgeschüttet werden. Diese spezielle Form der Schilddrüsenüberfunktion wird im Zusammenhang der Hashimoto-Erkrankung »Hashitoxikose« genannt. Im weiteren Krankheitsverlauf treten Symptome einer Schilddrüsenunterfunktion in den Vordergrund.

Zu den häufigsten Krankheitszeichen zählen Müdigkeit, Erschöpfung, Konzentrationsschwäche, Gewichtszunahme, gesteigerte Kälteempfindlichkeit, depressive Stimmung. Die Symptome können jedoch von Patient zu Patient variieren, manchmal untypisch und sogar rätselhaft sein. Menschen, die an Hashimoto-Thyreoiditis leiden, entwickeln mit größerer Wahrscheinlichkeit als die gesunde Bevölkerung eine weitere Autoimmunstörung wie zum Beispiel Morbus Addison, Zöliakie oder Diabetes mellitus. Ein Übergang der Hashimoto-Thyreoiditis in den Morbus Basedow oder sogar Mischformen sind möglich.

Die Schilddrüsenfunktionsstörung begünstigt zudem die Entstehung des sogenannten metabolischen Syndroms, des größten Risikofaktors für Herz-Kreislauf-Erkrankungen. Nachweisen lässt sich Hashimoto-Thyreoiditis durch relevante Antikörper im Blut und mithilfe einer Ultraschalluntersuchung. Trotz guter diagnostischer Möglichkeiten kommt es vor, dass klinisch auffällige Patientinnen mit Hashimoto-Thyreoiditis verzögert oder erst spät die Diagnose erhalten. Häufig ist dafür eine Fehlinterpretation des gemessenen TSH-Wertes verantwortlich. Geltende Referenzwerte für normale TSH-Werte tragen der hohen Individualität des Hormonspiegels zu wenig Rechnung.

Teil III

Hashimoto-Thyreoiditis in den Griff bekommen

Wurde bei Ihnen Hashimoto-Thyreoiditis festgestellt, stehen die Chancen gut, dass Sie trotz der Autoimmunerkrankung ein relativ normales Leben führen können. Viele Patienten empfinden keine oder nur eine geringe Beeinträchtigung ihrer Lebensqualität. Vor allem häufige Krankheitserscheinungen der Hashimoto-Thyreoiditis wie Müdigkeit, Erschöpfung, gesteigertes Kälteempfinden lassen sich gut behandeln. Ein Teil der Patienten verspürt jedoch anhaltende Beschwerden. Verantwortlich ist dafür meist eine insuffiziente Therapie.

Wie Sie in den folgenden Kapiteln lesen können, ruht unser Ansatz der Behandlung von Menschen mit Hashimoto-Thyreoiditis auf mehreren Säulen. Die wichtigste Säule ist ein Prinzip, das auf die Linderung der Krankheitssymptome abzielt. Sie darf mit Recht als bewährte Methode betrachtet werden, schließlich wird sie im Kern unverändert bereits seit Jahrhunderten angewandt. Sie besteht darin, dass fehlende Hormone durch Gabe von Hormonpräparaten ausgeglichen werden. Natürlich wurde die Hormonersatztherapie mit fortschreitender Medizin und technischen Möglichkeiten stetig verfeinert, erweitert und verbessert. Zum Glück muss heutzutage keine Patientin mehr Schilddrüsengewebe vom Schaf oder Schwein verzehren, um dadurch eine nicht bestimmbare Menge Hormone aufzunehmen. Es stehen ihr heute eine Vielzahl von Medikamenten für die Hormontherapie zur Verfügung. Auch für Erkrankte, die trotz Standardtherapie weiterhin Beschwerden empfinden, hat sich die Zahl der Optionen und mit ihr die Chance auf Linderung der Symptome vergrößert. Diese Behandlungsmöglichkeiten, die weitere Säulen der modernen Hashimoto-Therapie bilden, umfassen die Zufuhr von wichtigen Spurenelementen und Vitaminen, Methoden der Alternativmedizin und verschiedene Möglichkeiten der Selbsthilfe.

Kapitel 9

HORMONERSATZ

Nimmt die Zerstörung im Schilddrüsengewebe zu, treten mit zunehmender Wahrscheinlichkeit Unterfunktionssymptome in den Vordergrund. Ihnen kann begegnet werden, indem fehlende Hormone ersetzt werden. Synthetisches T_4 in Form von Levothyroxin-Tabletten (L-Thyroxin) ist für die Behandlung der Hypothyreose das erste Mittel der Wahl. Je nach Hersteller tragen die Präparate unterschiedliche Namen. Die bekanntesten sind Levothyroxinenatrium, Eferox, Berlthyrox, Euthyrox, L-Thyrox oder eben L-Thyroxin. Letztgenanntes wurde Ende der 1960er-Jahre von der Firma Henning Berlin als erstes synthetisches Schilddrüsenhormon in Deutschland auf den Markt gebracht. Daneben gibt es Schilddrüsenhormonpräparate auch in flüssiger Form – eine hilfreiche Alternative für kleine Kinder und Menschen, die Probleme mit der Einnahme von Tabletten haben. Thyroxintropfen sind zudem von Vorteil, wenn das Medikament bei einer Therapie sehr vorsichtig mit kleinen Dosissteigerungen eingeschlichen werden muss.

In Deutschland sind die Tabletten in Vielfachen von 25 µg erhältlich (25/50/75/100 µg und so weiter). Abhängig von Alter, Gewicht, Schwere der Symptome und Ergebnis der laborchemischen Blutuntersuchung kann die Hormonersatztherapie in unterschiedlich starken Dosierungen beginnen. Ein junger, sehr schlanker Patient mit milden Symptomen wird mit einer relativ niedrigen Dosierung von 25 µg oder sogar 12,5 µg einsteigen. In Verbindung mit regelmäßigen Kontrolluntersuchungen muss die Dosis in Schritten von 25, 12,5 oder sogar 6,25 µg langsam gesteigert werden, um das T_4 einzuschleichen, bis die richtige Dosierung erreicht wird. Die Labordiagnostik gibt hierzu hilfreiche Anhaltspunkte, entscheidend aber ist die individuelle Befindlichkeit.

Die Suche nach der optimalen Dosierung in der Hormonersatztherapie bereitet Patientinnen nicht selten frustrierende Rückschläge. Manchmal dauert es einige Wochen oder sogar Monate, bis die richtige Hormondosis gefunden ist. In der Einstellungsphase sind regelmäßige Kontrolluntersuchungen unvermeidbar – anfangs in engeren Intervallen von wenigen Wochen, später, wenn sich Befinden und Werte stabilisiert haben, in viertel- oder halbjährigem Rhythmus. Bei optimal eingespieltem Hormonersatz kann in Einzelfällen auch eine jährliche Kontrolle ausreichen. Geduld und gegenseitiges Vertrauen zwischen Ärztin und Patient sind auf diesem Weg wichtige Voraussetzungen; das gilt umso mehr, wenn die Therapie zunächst keine hinreichende Besserung der Symptome bewirkt und andere Lösungen gefunden werden müssen.

Patienten sollten ihr Hormonersatzpräparat morgens auf nüchternen Magen mindestens 30 Minuten vor dem Frühstück einnehmen, damit der Wirkstoff im Magen-Darm-Trakt optimal resorbiert werden kann. Vermeiden Sie es, zeitgleich noch andere Medikamente einzunehmen. Am Tag einer Kontrolluntersuchung der Schilddrüse sollte die Hormontablette erst nach der Blutabnahme geschluckt werden, damit das Messergebnis nicht beeinträchtigt wird. Idealerweise liegen zwischen Blutentnahme und letzter Hormoneinnahme mindestens 24 Stunden.

Probleme beim Hormonersatz

Die richtige Hormondosis zu finden, kann für manche Menschen zu einem langen, mühsamen Weg werden. Das körperliche Befinden hinkt den Schilddrüsenwerten häufig um Wochen bis Monate hinterher, sodass für eine vernünftige Bewertung der eingestellten Dosierung einige Zeit vergehen kann. Zudem können sich unerwünschte Erstreaktionen einstellen, die Symptomen einer Überfunktion oder einer Unterfunktion ähneln. Manchmal hat sich der Körper so sehr an eine mangelhafte Hormonversorgung gewöhnt, dass er empfindlich auch auf kleinste Steigerungen des Hormonangebots reagiert. Anfängliche leichte Überfunktionserscheinungen verschwinden aber nach kurzer Zeit. Es kommt vor, dass Erstreaktionen den Patienten erschrecken. Das kann vor allem bei der Aufnahme einer Therapie mit T_4-T_3-Kombinationspräparaten passieren. Betroffene erleben unter Umständen Beschwerden wie vermehrtes Schwitzen, Zittern oder Herzklopfen. Die Probleme können so belastend sein, dass Patientinnen die Therapie abbrechen. Daher ist beim Einschleichen von Medikamenten, die T_3 enthalten, besondere Vorsicht gefragt.

Unerwünschte Folgen der Hormonersatztherapie können auch durch Wechselwirkungen mit anderen Medikamenten entstehen. Es kommt vor, dass Wirkstoffe mit Schilddrüsenhormonen um das vorhandene Angebot an Transporterproteinen konkurrieren. Die gleichzeitige Behandlung mit verschiedenen Medikamenten kann daher die Zahl der freien, für die Schilddrüsenhormone verfügbaren Transporterproteine senken und damit den Anteil freier Hormone im Blut erhöhen, was wiederum den TSH-Wert abschwächt.

Sogenannte polyvalente Kationen, also mehrfach positiv geladene Teilchen wie Eisen, Magnesium und Kalzium, aber auch Protonenpumpenhemmer wie Pantoprazol (auch »Magenschutz« genannt) blockieren die Aufnahme von L-Thyroxin. Betablocker können die Resorption von T_3-Medikamenten erschweren. Auch von bestimmten Antidepressiva weiß man, dass sie die Schilddrüsenwerte beeinflussen. Halten Sie bei der Einnahme Ihres Hormonpräparats am besten einen Abstand von zwei Stunden zu anderen Arzneien ein, um eine optimale Aufnahme des Wirkstoffs zu gewährleisten. Polyvalente Kationen finden sich häufig in Sportgetränken und in einigen Mineralwässern. Sie werden gerne als Nahrungsergänzung in Form von Brausetabletten zugeführt, zum Beispiel um Muskelkrämpfen oder Osteoporose vorzubeugen. Wechselwirkungen können durch die Einnahme der Antibabypille oder durch einen Östrogenersatz nach den Wechseljahren entstehen. In der Regel erhöhen diese Hormonpräparate den Bedarf an Schilddrüsenhormonen.

Außer Medikamenten können bestehende Krankheiten dazu führen, dass die Wirkstoffe einer Hormonersatztherapie schlechter aufgenommen werden. Dazu zählen Störungen des Magen-Darm-Trakts, wie sie bei Magenschleimhautentzündung oder Zöliakie auftreten. Auch endokrine Probleme wie Insulinresistenz (metabolisches Syndrom, Übergewicht, PCO) können auf molekularbiologischer Ebene zu einer verminderten Wirkung des Thyroxins (Hormonresistenz) führen. Anhaltender psychischer oder physischer Stress, Nebenniereninsuffizienz, Depression oder chronische Infektionen erschweren häufig die Therapie.

Stark schwankende Schilddrüsenwerte sind gerade zu Beginn der Erkrankung kein seltenes Phänomen. Manche Patienten erleben einen schubweisen Verlauf, in dessen Folgen es zur Hashitoxikose kommen kann. Zieht die Entzündung in der Anfangsphase eine Überfunktion der Schilddrüse nach sich, ist logischerweise zunächst keine Hormontherapie sinnvoll. In diesem Fall muss die Schilddrüse durch regelmäßige Untersuchungen beobachtet werden.

Die gesunde Schilddrüse ist in ihrer Hormonsynthese ein äußerst anpassungsfähiges Organ. Sie ist in der Lage, selbst feine Schwankungen im Hormonhaushalt optimal zu regulieren. Verglichen mit der Funktion der gesunden Schilddrüse kann es sich bei einem von außen zugeführten Hormonersatz natürlich nur um ein sehr statisches Instrument handeln. Beschwerden einer Über- und einer Unterfunktion können sich zu einem späteren Zeitpunkt bei bereits aufgenommener Hormonersatzbehandlung noch abwechseln oder sogar gleichzeitig auftreten. Die verschiedenen Organe unseres Körpers nehmen die Schilddrüsenhormone wegen unterschiedlicher Dichte der Hormonrezeptoren unterschiedlich auf, sodass ein und dieselbe Dosis für ein Organ schon zu viel ist, aber für ein anderes Organ unter Umständen noch nicht ausreicht. Häufig muss in diesen Fällen die gewählte Dosis für einige Zeit reduziert werden. Erst bei einem zweiten Versuch, sie zu erhöhen, treten die Symptome der Schilddrüsenüberfunktion dann nicht mehr auf. Letztlich ist der Hormonbedarf bei jedem Menschen unterschiedlich. Bedingt durch natürliche Schwankungen und Faktoren wie dem Körpergewicht erleben Hashimoto-Patientinnen selbst unter optimaler Hormoneinstellung »Hochs« und »Tiefs«. Rückschritte im Befinden sind nicht immer auf eine Verschlimmerung der Krankheit zurückzuführen.

Anpassungen in der Hormondosis sind langfristig in der Regel unumgänglich. Sofern die Diagnose nicht zum Zeitpunkt des Endstadiums der Hashimoto-Thyreoiditis gestellt wurde, wird die natürliche Hormonproduktion mit Fortschreiten der autoimmunbedingten Gewebeschäden abnehmen.

Anhaltende Beschwerden trotz normalisierter Schilddrüsenwerte

Die Monotherapie mit L-Thyroxin ist ein bewährtes und sicheres Mittel zur Substitution natürlicher Schilddrüsenhormone. Doch nicht bei jedem Patienten führt die Gabe von L-Thyroxin zum gewünschten Erfolg. In Studien zur Ermittlung der empfundenen Lebensqualität erreichen Patientinnen mit L-Thyroxin-Behandlung signifikant schlechtere Ergebnisse als die gesunde Bevölkerung. Rund fünf bis zehn Prozent der Hashimoto-Erkrankten leiden unter anhaltenden Beschwerden, obwohl sich ihr TSH-Wert im Normbereich befindet, wie eine britische Studie anhand einer Befragung von rund 1900 Patienten herausgefunden hat.[68]

Unserer eigenen Erfahrung nach dürfte der Prozentsatz der Menschen mit Hashimoto-Thyreoiditis, bei denen die nach geltendem Therapieschema angewandte Hormonersatztherapie nicht ausreichend erfolgreich ist, eher noch höher liegen. Eine Behandlungspraxis, die die im Blut gemessenen TSH-Werte zum Maß aller Dinge in der Erfolgskontrolle der Hormonersatztherapie erhebt, ist nichts weiter als Laborkosmetik. Wir haben bereits in Kapitel 7 ausführlich erläutert, welche Schwierigkeiten die Aussagekraft des TSH-Wertes beeinträchtigen. Stellvertretend sei hier nur daran erinnert, dass der

TSH-Wert über mehrere Messungen bei einem gesunden Menschen vergleichsweise geringe Schwankungen aufweist, während er bei vergleichenden Messungen zwischen zwei oder mehreren Personen relativ stark variieren kann. Der optimale TSH-Wert besitzt eine hohe Individualität. Geltende TSH-Referenzwerte bilden einen Bevölkerungsquerschnitt ab und sind daher zu ungenau, um mit ihrer Hilfe im individuellen Fall beurteilen zu können, ob jemand eine »noch normale« oder eine »bereits anormale« Schilddrüsenfunktion hat.

Bei der TSH-zentrierten Strategie in der Behandlung mit L-Thyroxin gibt es aber noch ein anderes Problem: L-Thyroxin gleicht lediglich den Mangel an T_4 (beziehungsweise fT_4) aus. Das Schilddrüsenhormon, auf das es in der Hauptsache ankommt, damit die Zielzellen stimuliert werden, ist jedoch fT_3. Bei der Hormonersatztherapie mit L-Thyroxin setzt man darauf, dass die Umwandlung von fT_4 zu fT_3 in der Leber, der Niere oder dem Gehirn ausreichend funktionieren wird. Doch dies ist nicht immer der Fall.

Viele molekulare Prozesse nehmen auf unterschiedlichen Ebenen Einfluss auf die Hormonrückkopplung im Hypophysen-Schilddrüsen-Regelkreis. Mittlerweile weiß man, dass TSH nicht nur die Produktion von Hormonen in der Schilddrüse anregt, sondern auch diejenigen Enzyme reguliert, die T_4 zu T_3-Hormonen umwandeln, um ein von Mensch zu Mensch verschiedenes optimales T_3-Niveau herzustellen. Eine Monotherapie durch ein T_4-Hormonpräparat beeinflusst damit nicht nur die Produktion des TSH, sondern stört zwangsläufig das gesamte Gleichgewicht von TSH, T_4 und T_3. Das wiederum bedeutet, dass der optimale TSH-Wert während einer Hormonersatztherapie ein anderer sein kann als der der optimale TSH-Wert bei gesunder Schilddrüse. Und noch andere Faktoren können die Umwandlung von T_4 zu T_3 beeinflussen. Dazu zählt zum Beispiel Zinkmangel. Stress führt zu einer vermehrten Umwandlung von T_4 zu reversem T_3, (rT_3) statt zu biologisch aktivem T_3. (siehe Abschnitt »TSH, fT_3 und fT_4 – die Hormonwerte im Zusammenspiel« in Kapitel 7). Das alles kann bei einem Teil der Patienten dazu führen, dass ihnen faktisch zu wenig fT_3 zur Verfügung steht, obwohl sich der TSH-Wert im unteren Normbereich bewegt.

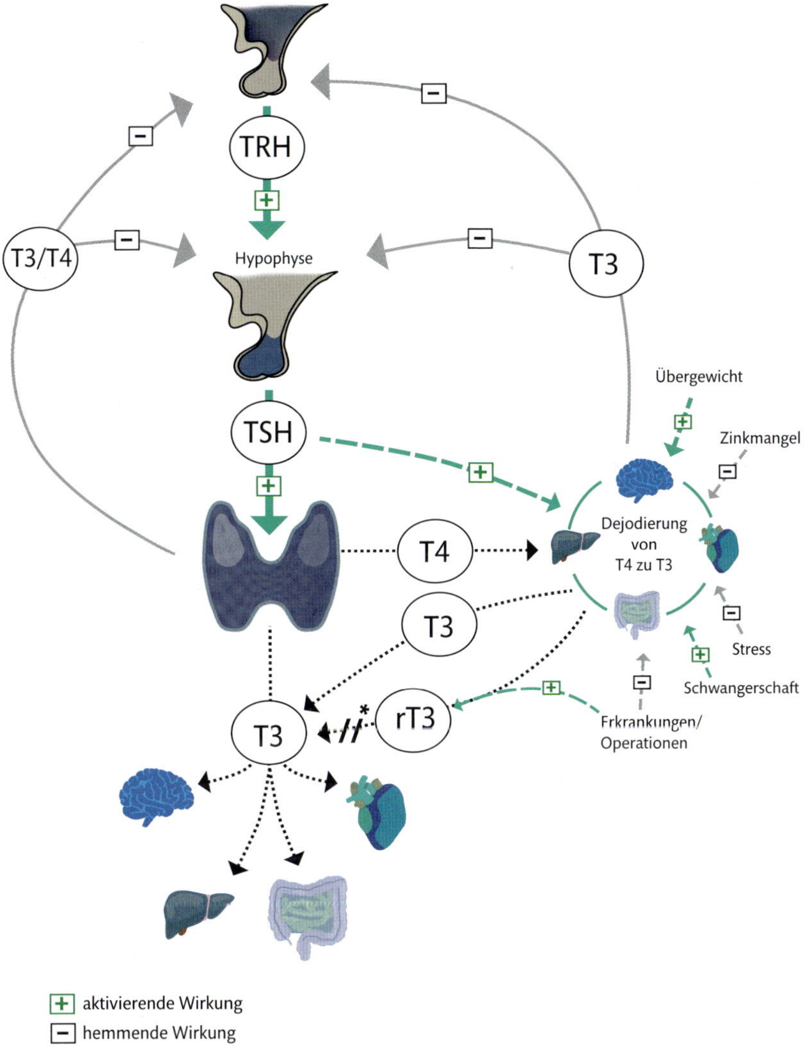

* Reverses T3 hat die Eigenschaft, T3-Rezeptoren zu blockieren

Abb. 9.1 Modifizierter vereinfachter Schilddrüsenhormonregelkreis

T_4-T_3-Kombinationstherapie

Verspüren Patientinnen unter Gabe von L-Thyroxin keine Besserung ihrer Symptome, liegt bei ihnen unter Umständen eine Konversionsstörung vor. In diesem Fall können Kombinationsmedikamente, denen Liothyronin (synthetisches T_3) hinzugefügt wird, helfen. Auffälligkeiten in den Schilddrüsenwerten können auf eine solche Konversionsstörung hindeuten. Eine Genanalyse könnte Gewissheit bringen, doch eine solche Untersuchung ist derzeit im klinischen Alltag noch nicht verfügbar. Entscheidend ist daher, ob die Patientin unter Kombinationspräparaten eine Steigerung des Wohlbefindens verspürt oder nicht.

Manche Menschen kommen mit aus Schweineschilddrüsengewebe hergestellten Hormonen besser zurecht als mit den synthetisch hergestellten Thyroxinpräparaten. Diese natürlichen Schilddrüsenhormone werden auch NDT *(Natural Desiccated Thyroid)* genannt. Es handelt sich dabei meist um gefriergetrocknetes Schilddrüsenextrakt vom Schwein. Das ist kein Grund, die Nase zu rümpfen! Unser Erbgut ist bis zu 90 Prozent mit der DNA von Schweinen identisch, was sie unter anderem zu begehrten Organspendern macht (allerdings auch zu potenziellen Krankheitsüberträgern).

NDT enthält die Schilddrüsenhormone T_4 und T_3 im Verhältnis von 4 : 1. Man erklärt sich die bei manchen Patienten bessere Verträglichkeit gegenüber synthetisch hergestellten Thyroxin damit, dass das an Eiweiß gebundene natürliche Schilddrüsenhormon im Magen-Darm-Trakt eine leichtere Resorption ermöglicht. Patienten mit Hashimoto-Thyreoiditis leiden oft an Störungen im Magen-Darm-Bereich. Des Weiteren vermutet man, dass Hormonvorstufen wie T_1 und T_2 sowie das im Schilddrüsenextrakt vorhandene Calcitonin der Grund für die bessere Wirksamkeit von NDT bei einigen Erkrankten sind. Neuere Erkenntnisse deuten darauf hin, dass nicht-klassische Schilddrüsenhormone wie T_2 wichtiger für die Stoffwechselwirkungen der Schilddrüse sind als bislang gedacht. Allerdings ist die Thyroxindosis bei den natürlich hergestellten Präparaten Schwankungen unterworfen. Das kann es schwieriger machen, eine bestimmte Dosis zu treffen. Erstreaktionen mit Überfunktionssymptomen sind bei einer Kombinationstherapie mit T_4 und T_3 sowie mit NDT nicht selten, daher wird in diesem Fall üblicherweise eine geringere Anfangsdosis als bei reiner T_4-Gabe gewählt. Einigen Patientinnen gelingt es, durch eine Kombinationstherapie mit synthetischem L-Thyroxin die Dosis der NDT auf ein optimales Niveau reduzieren zu können. Der Anteil von T_3-Hormon in Kombinationspräparaten ist relativ hoch. Gleichzeitig hat es eine sehr viel geringere Halbwertszeit als T_4. Aus diesem Grund kommt es im Tagesverlauf zu T_3-Spitzen in der Versorgung der Zielzellen. T_3 sollte daher am besten über den Tag verteilt in zwei oder drei niedrigen Dosen eingenommen werden. Auch hier ist es sinnvoll, einen möglichst langen Zeitraum nach der letzten Mahlzeit und einen etwa 30-minütigen Abstand zur nächsten Nahrungsaufnahme einzuhalten.

Das einzige Schilddrüsenhormonpräparat in Deutschland, das ausschließlich T_3 als Wirkstoff enthält, ist Thybon. Bei Patienten, die sich für eine Kombinationstherapie entscheiden, ist es nicht ungewöhnlich, dass in Kontrolluntersuchungen hohe fT_3 und niedrige TSH-Werte gemessen werden.

Kapitel 10

ANTIOXIDANTIEN UND WICHTIGE NÄHRSTOFFE

Stellen wir uns zum besseren Verständnis die Entzündung der Schilddrüse wie ein Brand in einem Haus vor. Ebenso wie die verwendeten Baustoffe Geschwindigkeit und Hitze des sich ausbreitenden Feuers beeinflussen, kann die Anwesenheit bestimmter Stoffe und die Abwesenheit anderer Stoffe den Verlauf der Entzündung beeinflussen. Bevor wir im Kapitel 13 »Hilfe zur Selbsthilfe« darauf zu sprechen kommen, welche Stoffe sich gerade dann positiv auf die Schilddrüse auswirken, wenn ihre Zufuhr verringert wird, wollen wir hier zunächst auf die Brandschutzmittel des Körpers schauen.

Bei der Schilddrüsenhormonproduktion entstehen, wie bei bei anderen Stoffwechselprozessen, freie Radikale (siehe Abschnitt »Wie stellt die Schilddrüse Hormone her?« in Kapitel 1). Dabei handelt es sich um Sauerstoff- oder Stickstoffverbindungen, die aufgrund ihrer hohen Reaktionsfreudigkeit in der Lage sind, oxidativen Stress zum Beispiel auf die Bildung von Proteinen auszuüben. Oxidativer Stress kann die entzündungsbedingte Zerstörung des Schilddrüsengewebes beschleunigen, wenn freie Radikale nicht vorher durch Enzyme inaktiviert werden. Diese Aufgabe fällt im Fall der Schilddrüse dem Enzym Glutathionperoxidase und dem Protein Glutathion zu. Voraussetzung dafür ist, dass sie in ausreichender Menge zur Verfügung stehen. Zu ihrer Herstellung benötigt der Körper vor allem die Spurenelemente Selen und Zink.

Selen

Der Zusammenhang zwischen der Selenzufuhr und Erkrankungen der Schilddrüse wurde in den letzten Jahren eingehend untersucht. Vorhergehende Studien zeigten, dass Patienten mit Hashimoto-Thyreoiditis (und Morbus Basedow) häufiger unter Selenmangel leiden als die Normalbevölkerung.

Selen ist natürlicher Bestandteil von Nahrungsmitteln wie Getreide, Gemüse und Nüssen. Wie hoch die Menge ist, die wir durch unsere Nahrung aufnehmen, variiert je nach Selenvorkommen im Boden. In weiten Teilen Europas ist die Konzentration in der Erde geringer als zum Beispiel in den Vereinigten Staaten oder Brasilien. In der Bevölkerung Europas beträgt die durchschnittliche Zufuhr von Selen rund 40 µg, mit einem West-Ost-Gefälle und einer abnehmenden Tendenz in der Selenversorgung über die vergangenen drei Jahrzehnte.

Die Deutsche Gesellschaft für Ernährung empfiehlt, dass Erwachsene tägliche 60 bis 70 µg zu sich nehmen. Neuere Forschungen zeigen, dass der Mangel des Spurenelements größere gesundheitliche Risiken birgt, als früher angenommen wurde. Das gilt vor allem für die Schilddrüse. Sie enthält mehr Selen pro Gramm Zellgewebe als jedes andere Organ und ist Hauptproduktionsort der meisten Selenproteine. Als integraler Bestandteil des Enzyms Glutathionperoxidase trägt das Spurenelement dazu bei, dass der oxidative Stress auf das Schilddrüsengewebe, der bei der Umwandlung von Jodid zu Jod entsteht, reduziert wird. Folglich darf man annehmen, dass die Steigerung der Selenzufuhr zu einer Verringerung der Entzündung der Schilddrüse und Verlangsamung der Gewebeschädigung bei Hashimoto-Thyreoiditis führt.

Seit 2002 wurde diese Theorie in zahlreichen Studien wiederholt überprüft. Eine der ersten Arbeiten stammte dabei aus Deutschland. Mediziner der Universität München untersuchten 71 Hashimoto-Erkrankte aus einer selenarmen Region Bayerns.[69] Sie teilten die Teilnehmer in zwei Gruppen: Die erste erhielt über drei Monate täglich 200 µg Selen, die zweite ein Placebo. Am Ende der Studie war die Konzentration der TPO-Antikörper der Selen-Gruppe um 36 Prozent gesunken, während sie in der Kontrollgruppe um zehn Prozent gesunken war. Bei neun von 36 Teilnehmern, die mit Selen behandelt wurden, hatte sich der TPO-AK-Spiegel vollständig normalisiert. Der positive Effekt zeigte sich nicht nur in einer Verringerung der Entzündungsaktivität, sondern auch in einem echoreicheren Ultraschall. Die Mehrzahl nachfolgender Studien, darunter Untersuchungen über längere Zeiträume, belegen den Zusammenhang.[70] Allerdings gibt es auch Arbeiten, die zu anderen Ergebnissen kommen.[71] Möglicherweise sind die Unterschiede darauf zurückzuführen, dass die Studien in der Zahl und möglichen Vorerkrankungen der Probanden, in der Art des Selenpräparats, in der Dauer der Beobachtung oder in der Messmethode des Selenspiegels variieren. Wieder andere Untersuchungen zeigen eindeutig, dass die Gabe von Selen bei Schwangeren mit Schilddrüsenantikörpern die Häufigkeit von Fällen der Postpartum-Thyreoiditis reduziert und die Symptome der PPT mildert.[72]

Selen kommt im Körper zudem an einer weiteren Schlüsselstelle zum Einsatz: in einem Dejodase-Enzym (Typ 1), das T_4 zum biologisch aktiven T_3 umwandelt. Ein Mangel in der Selenversorgung kann dazu führen, dass die Herstellung der wichtigen Typ-1-Dejodase gestört wird und in einem zweiten Schritt der T_3-Spiegel absinkt. Selen kann daher in der Therapie von Hashimoto-Thyreoiditis durchaus Vorteile bringen. Von einer Selbstmedikation ohne ärztliche Aufsicht raten wir allerdings ab.

Eine Nahrungsergänzung mit Selen bei normalem Selenspiegel führt zu einem erhöhten Risiko, an Typ-2-Diabetes zu erkranken. Diese Risikoerhöhung ist allerdings statistisch nicht signifikant. Dennoch sollte man dieses geringfügig erhöhte Risiko zum Anlass nehmen, Selen nicht einfach routinemäßig zu nehmen. Als Ergänzung zur Hormontherapie bei Hashimoto-Thyreoiditis behandeln wir unsere Patientinnen mit einem nachgewiesenen Selenmangel mit 100 bis 300 µg Selen pro Tag. Bei Patientinnen, die ausreichend mit dem Spurenelement versorgt sind und gut auf Thyroxin ansprechen, sehen wir von einer Ergänzung der Behandlung mit Selen ab. Bei Patienten, die mit einer alleinigen Hormonersatztherapie nicht beschwerdefrei sind, ist eine Behandlung mit zusätzlicher Selengabe einen Versuch wert.

Zink

Mit Ausnahme von Eisen ist kein Spurenelement im menschlichen Körper in größerer Menge vorhanden als Zink. Es kommt in jedem Organ, jedem Gewebe und jeder Flüssigkeit vor, vor allem aber in Muskeln und Knochen sowie in der Haut und der Leber. Die höchste Konzentration findet sich in der Prostata und der Bauchspeicheldrüse mit rund 200 µg pro Gramm Organgewicht. Zink ist von essenzieller Bedeutung für die Herstellung und Funktion von mehr als 300 Enzymen. Es ist an Zellteilung und Zellwachstum, der DNA-Synthese, ja sogar an der Fortpflanzung, am Sehvermögen, am Geschmackssinn und schließlich auch an der Funktion des Immunsystems und dem Schutz vor oxidativem Stress beteiligt.

Lange Zeit wurde Zinkmangel als ein seltenes Phänomen betrachtet, dessen Folgen als vernachlässigbar galten. Heutzutage weiß man dank umfangreicher Forschung zu diesem Thema, dass Zinkmangel keinesfalls selten ist und dass bereits ein moderates Defizit zu Erscheinungen wie Minderwuchs, Untergewicht, Störungen des Immunsystems und zu verzögerter Wundheilung führen kann. Bei Patienten, die an Zinkmangel leiden, wurde beobachtet, dass die Zahl von T-Helferzellen im Verhältnis zu zytotoxischen T-Zellen abnahm. Zudem sank die Menge an natürlichen Killerzellen. In Zusammenhang mit Zinkmangel steht eine höhere Entzündungsaktivität und die Verschlechterung von Krankheiten wie rheumatoider Arthritis, Diabetes mellitus oder Arteriosklerose. Umgekehrt hat sich die Gabe von Zink in der Behandlung von Durchfallerkrankungen bei Kindern (vor allem in Entwicklungsländern) sowie der altersbedingten Makuladegeneration, eine der häufigsten Ursachen der Erblindung bei Erwachsenen, als positiv erwiesen.

Nach Schätzungen der WHO betrifft Zinkmangel etwa ein Drittel der Weltbevölkerung. In den Industrienationen sind besonders ältere Menschen, Vegetarier und Veganer sowie Patientinnen mit Niereninsuffizienz und Darmerkrankungen gefährdet. Zink wird wie Selen über den Dünndarm aus der Nahrung aufgenommen. Dieses Organ fungiert zugleich als zentrale Einheit zur Regulation der Zinkkonzentration, denn das Spurenelement kann im Körper nicht gespeichert werden. Ein regelmäßiger Verzehr von zinkreichen Nahrungsmitteln ist daher unverzichtbar für einen ausgeglichenen Zinkhaushalt. Zu solchen Lebensmitteln zählen zum Beispiel Fisch und Fleisch, Käse und Hülsenfrüchte.

Die Deutsche Gesellschaft für Ernährung empfiehlt eine tägliche Zufuhr von 7 bis 10 Milligramm (mg) für Frauen und 11 bis 16 mg für Männer. Allerdings variiert der tatsächliche individuelle Bedarf stark, abhängig von verschiedenen Faktoren wie Alter, Stress, Vorerkrankungen und bestimmten Nahrungsgewohnheiten. So enthalten zum Beispiel Mais, Soja-, Vollkornprodukte und Erdnüsse – Nahrungsmittel, die gerne bei Veganern und Vegetariern auf dem Speiseplan stehen – besonders viel Phytat. Die bioaktive Substanz kann Mineralien wie Zink oder Eisen binden, sodass selbst die Zufuhr zinkhaltiger pflanzlicher Nahrung die Konzentration des Spurenelements im Körper nicht signifikant erhöhen kann.

Antioxidativ wirkt Zink vorrangig dadurch, dass es andere »echte« Radikalfänger in die Lage versetzt, den oxidativen Stress zu reduzieren. Zinkionen aktivieren antioxidative Proteine und Enzyme wie Glutathion und wirken reaktionsfreudigen Metallen wie Eisen und Kupfer entgegen. Die je nach Bedarf individuell angepasste Einnahme von 5 bis 25 mg Zink pro Tag (die tatsächliche Resorption im Darm ist sehr viel geringer) kann sich daher günstig auf die Infekthäufigkeit und das Allgemeinbefinden der Patienten mit Hashimoto-Thyreoiditis und anderen Autoimmunerkrankungen auswirken.

Mangelerscheinungen ausgleichen

Menschen mit Hashimoto-Thyreoiditis sind prädestiniert, Störungen des Magen-Darm-Systems zu entwickeln, die dazu führen, dass sie eher unter einer Mangelversorgung mit wichtigen Nährstoffen leiden als Personen mit gesunder Schilddrüse. Zu den häufigsten Mangelerscheinungen, auf die wir bei unseren Patienten stoßen, zählen Vitamin-D-, Selen-, Eisen- und Vitamin-B-Mangel.

Vitamin D

Vitamin D spielt sowohl für gesunde Knochen als auch für die Immunfunktionen eine wichtige Rolle – zwei Eigenschaften, auf die Menschen mit einer Autoimmunthyreoiditis und Hormonersatztherapie besonders angewiesen sind. Eine Mangelversorgung mit dem Vitamin erhöht die Durchlässigkeit der Darmwand. Das kann dazu führen, dass die Darmschleimhaut dünner wird (siehe Abschnitt »Der Darm und Autoimmunkrankheiten« in Kapitel 3).

Zur Erinnerung: Die Darmbarriere, bestehend aus der Mikrobiota, der Schleimhaut und der Immunbarriere, schirmt unser Innerstes von der mit Mikroben, Toxinen und Parasiten übersäten Außenwelt ab. Verringert sich die Schutzwirkung dieser Barriere, können Mikroorganismen leichter hindurchgelangen. Der Darm wird regelrecht »undicht«. Man spricht in diesem Zusammenhang vom Leaky-Gut-Syndrom (siehe Kasten rechts). Das Immunsystem des Darms reagiert auf die Eindringlinge, und es kommt zu Entzündungen. Das Risiko für Freund-Feind-Verwechselungen in der Antikörperproduktion, die Bestandteile unterschiedlicher, auch entfernter Gewebe betreffen, erhöht sich.

Neuere Erkenntnisse legen nahe, dass ein enger Zusammenhang zwischen Vitamin-D-Mangel und Hashimoto-Thyreoiditis besteht, sowie von Vitamin-D-Mangel zu chronischen Krankheiten im Allgemeinen (siehe Abschnitt, »Vitamin-D-Mangel« in Kapitel 8). Die Vitamin-D-Konzentration bei Hashimoto-Patientinnen sollte im oberen Normbereich liegen, also über 40 ng/ml. In der Regel stellen wir bei unseren Patientinnen eine sehr viel niedrigere Serumkonzentration fest. Erwachsenen raten wir in diesem Fall zu der täglichen Einnahme von Vitamin-D-Präparaten in einer Dosis von 500 bis 1000 Internationalen Einheiten (IE).

Vitamin-D-Mangel ist in Deutschland und anderen Ländern unserer Breitengrade ein so verbreitetes Phänomen, dass eine Einnahme von Vitamin-D-Nahrungsergänzungsmitteln in einer Dosierung von 500 IE fast uneingeschränkt, vor allem aber während der dunklen Herbst- und Wintermonate sowie für ältere Menschen empfohlen werden kann. Durch die Verwendung von Sonnenschutzmitteln mit hohem Lichtschutzfaktor zum Schutz vor Hautkrebs ist die Bildung von Vitamin D auch in den Sommermonaten meist zu gering. Die Vitamin-D-Aufnahme hängt zu mindestens 80 Prozent von der Sonneneinstrahlung auf unsere Haut ab. Eine normale Ernährung kann dieses Defizit nicht ausgleichen.

Zählen Sie zu den Bevölkerungsgruppen, die besonders gefährdet sind, oder leiden Sie unter Hashimoto-Thyreoiditis, empfehlen wir, den 25-Hydroxy-Vitamin-D-Spiegel im Blut bestimmen zu lassen (Kassenleistung bei Verdacht auf Vitamin-D-Mangel). Von der Selbstmedikation mit höheren Dosen Vitamin-D-Präparaten raten wir ab. Zwar ist Vitamin D gut verträglich, doch kann es bei kurzzeitiger oder anhaltender Überdosierung von Vitamin-D-Präparaten zu Symptomen wie Übelkeit, Bauchschmerzen, Erbrechen oder sogar zu Organschädigungen kommen. Da eine unübersichtliche Vielzahl von Nahrungsergänzungsmitteln – zum Teil als Kombinationspräparate – auf dem Markt ist, sollten Sie am besten Ihren Arzt fragen, welches Mittel sich für Sie am besten eignet.

Leaky-Gut-Syndrom

Die Theorie des »Leaky-Gut-Syndroms«, die im vergangenen Jahrzehnt großes Forschungsinteresse auf sich zog, geht auf Beobachtungen zurück, die erstmals um die Jahrtausendwende beschrieben worden sind. Wissenschaftler fanden heraus, dass, je nachdem, welche Bakterien den Darm besiedelten, die Durchlässigkeit der Darmbarriere zunahm. Ein solcher »Leaky Gut« (deutsch: undichter Darm) wurde bei verschiedenen Darmerkrankungen sowie bei Allergien und Nahrungsmittelunverträglichkeiten wie Zöliakie beobachtet. Wie sich herausstellte, tritt das Phänomen aber auch im Zusammenhang mit chronischen Entzündungen auf, die entfernte Organe betreffen. Dazu zählen Autoimmunerkrankungen wie Typ-1-Diabetes und Multiple Sklerose. Seitdem wird es auch als Risikofaktor anderer Autoimmunerkrankungen wie Hashimoto-Thyreoiditis diskutiert. Faktoren wie ballaststoffarme Ernährung, Stress, chronischer Alkoholkonsum, Krankheitserreger, zum Beispiel *Helicobacter pylori,* oder eben Vitamin-D-Mangel beeinflussen die Zusammensetzung der Mikrobiota.

Eisen und B-Vitamine

Eisen- oder Vitamin-B-Mangel kann bei Menschen mit Hashimoto-Thyreoiditis auf eine Autoimmungastritis hinweisen. Sie zählt zu den häufigeren Begleiterscheinungen (siehe Abschnitt »Hashimoto-Thyreoiditis und andere Autoimmunkrankheiten« in Kapitel 6). Eine Auswertung von Studien zu diesem Thema kam 2017 zu dem Schluss, dass Eisendefizite (und Vitamin-D-Mangel) bei Hashimoto-Thyreoiditis so häufig auftreten, dass ein Screening bei jedem Patienten eine sinnvolle Maßnahme wäre.[73]

Sind wichtige Nährstoffe wie Eisen oder Vitamin B nicht in ausreichender Menge vorhanden, kann eine Hormontherapie bei Symptomen wie Müdigkeit oder unerklärlicher Traurigkeit, die typisch für die Hashimoto-Thyreoiditis sind, wirkungslos sein. Die Mangelzustände können dieselben Beschwerden hervorrufen. Eisen wird darüber hinaus dringend zur Produktion von Schilddrüsenhormonen benötigt, denn es aktiviert die Thyreoperoxidase (TPO), indem es an das Enzym bindet.

Kapitel 11

WAS IST DAS ZIEL DER HASHIMOTO-THERAPIE?

Eine Heilung im Sinne von einem vollständigen Verschwinden der krankhaften Prozesse ist, obwohl sie in Einzelfällen beobachtet werden kann, bislang im Fall der Hashimoto-Thyreoiditis nicht zuverlässig herbeizuführen. Natürlich ließe sich einwenden, dass Gesundheit – verstanden als Abwesenheit von Krankheit – ein Versprechen ist, das Ärztinnen zu keiner Zeit und an keinem Ort einlösen konnten.

Wir haben in unserem Leben die Erfahrung gemacht, dass Knochen nach einem Bruch zusammenwachsen und Infektionen nach Einnahme von Antibiotika verschwinden. Wir neigen dazu, Krankheiten als isolierte Phänomene anzusehen, als Konsequenzen meist äußerer und direkter Ursachen. Doch das trifft auf viele Krankheiten einfach nicht zu. Krankheit ist ein Wesensmerkmal lebender Organismen und kann nicht scharf von Gesundheit abgegrenzt werden. Im Gegenteil. Der eine Zustand geht fließend in den anderen über. Verständlicherweise sind solche philosophischen Betrachtungen jedoch das Letzte, das Menschen mit akuten Beschwerden benötigen. Sie haben krankheitsbedingt eine sehr klare Vorstellung davon, was »Krankheit« bedeutet und was es braucht, um »gesund« zu werden: die Linderung der Beschwerden. Genau hierin besteht das vorrangige Ziel einer jeden Hashimoto-Behandlung. Doch wie lässt sich das am besten realisieren? Wie wir in den vorausgehenden Kapiteln gezeigt haben, halten wir es nicht für sinnvoll, ausschließlich laborchemische Parameter, die zur Beurteilung der Schilddrüsenfunktion herangezogen werden, zum zentralen Ziel der Behandlung zu erklären. Allzu oft geschieht jedoch genau das. Patienten werden auf einen »normalen« TSH-Wert innerhalb des breiten Referenzbereichs eingestellt und als erfolgreich therapiert nach Hause entlassen. Bestehen dann noch Symptome, sind sie, so der Fehlschluss, nicht mehr auf die Funktionsstörung der Schilddrüse zurückzuführen. Es bedürfte mindestens feinerer Abstufungen der Referenzwerte, zum Beispiel in Anpassung an Alter und Geschlecht, um sich dem individuellen TSH-Bedarf wenigstens anzunähern. Bei anderen Laborwerten wie zum Beispiel der Blutfettwerte ist dies gängige Praxis, nicht jedoch beim TSH-Spiegel. Hier gilt ein und derselbe Referenzrahmen, unabhängig von der individuellen Situation und Anamnese.

In Ermangelung objektiver Kriterien und präziser Instrumente zur Bestimmung des individualisierten optimalen TSH-Sättigungspunkts ist das subjektive Wohlbefinden des Patienten Maß aller Dinge und verantwortungsbewusstes Vorgehen nach »Trial and Error« die beste Methode, um die Therapie auf den individuellen Bedarf anzupassen. Es gilt, Menschen, nicht Laborwerte zu behandeln. In der Regel gelingt es auf diese Weise durch die Hormonersatztherapie, dass weder die Lebensqualität noch die Lebenserwartung der Patientinnen mit Hashimoto-Thyreoiditis eingeschränkt ist.

»Verantwortungsbewusstes Vorgehen« setzt voraus, dass Erkrankte in ihrem Befinden ernst genommen werden, wechselseitiges Vertrauen besteht und Gesundheit als etwas verstanden wird, das den Menschen als Ganzes betrifft. Und natürlich heißt das auch, Schilddrüsenparameter zu messen, sie im Zusammenhang mit sonstigen Blutwerten zu betrachten und sie wertzuschätzen als das, was sie sind: wichtige Hilfsmittel der Verlaufskontrolle, aber niemals Zielpunkt der Therapie.

Wir haben die Erfahrung gemacht, dass sich die meisten Patienten mit Hashimoto-Thyreoiditis bei einem TSH-Wert von unter 1,0 µU pro Liter am wohlsten fühlen. Eine erfolgreiche Hormonersatztherapie korreliert meist mit niedrigen normalen TSH-Werten zwischen

0,3 und 1,0 µU pro Liter. Bei der Einstellung mit derart niedrigem TSH ist es zwingend notwendig, neben der Schilddrüse auch andere Organsysteme wie zum Beispiel das Herz-Kreislauf-System oder die Knochendichte im Auge zu behalten, um eine Übertherapie auszuschließen und eventuelle negative Auswirkungen der Hormontherapie frühzeitig korrigieren zu können. Ein niedriger TSH-Wert ist unbedenklich, solange keine Überfunktionssymptome bestehen, keine negativen Auswirkungen auf andere Organe auftreten und die Hormonwerte des fT_3 und fT_4 sich noch im Normalbereich befinden.

Kapitel 12

AB WANN SOLLTE HASHIMOTO-THYREOIDITIS BEHANDELT WERDEN?

Seit einiger Zeit teilt eine Diskussion die Schilddrüsenmedizin in zwei Lager. Gegenstand dieser Kontroverse ist die Frage, ab welchem Punkt eine Patientin mit Hypothyreose einer Behandlung mit Hormonersatzpräparaten bedarf beziehungsweise ob auch Patientinnen mit latenter Schilddrüsenunterfunktion therapiert werden müssen. Zur Erinnerung: Die latente Hypothyreose wird als eine Erkrankung definiert, bei der die (wiederholt) gemessene TSH-Konzentration im Blut die obere Grenze (4,0 µU pro Liter) der gängigen TSH-Referenzwerte übersteigt, während der Schilddrüsenhormonspiegel im Normalbereich liegt.

Diese theoretische Diskussion, in deren Mittelpunkt einmal mehr der TSH-Wert steht, hat für Patienten sehr praktische Folgen: Eine Person, die einen erhöhten TSH-Spiegel aufweist, wird in der Arztpraxis A auf die eine Weise, in der Praxis B ganz anders und bei Ärztin C vielleicht gar nicht behandelt, je nachdem, welcher Seite in der Debatte sich ein behandelnder Arzt anschließt.[74] Die Vertreter des einen Lagers halten einen TSH-Spiegel zwischen 4,0 und 10,0 µU pro Liter nicht für ein behandlungsbedürftiges Gesundheitsproblem, ganz zu schweigen von erhöhten Werten unterhalb der Marke von 4,0 µU pro Liter. Ihrer Ansicht nach mache man mit der Diagnose im Zweifel gesunde Menschen zu Patientinnen – mit potenziell gefährlichen Folgen für den Einzelnen. Schließlich drohten Langzeitfolgen einer Hormonüberbehandlung, wie Herzrhythmusstörungen oder Osteoporose. Die Vertreter dieses Lagers können auf die geltenden Handlungsempfehlungen für Ärztinnen, die sogenannten Leitlinien, verweisen. Ihnen zufolge kommt ein Patient mit einem nur minimal erhöhten TSH-Wert (bis 10 µU pro Liter!) nicht für eine Therapie infrage. Auf der anderen Seite stehen Mediziner, die eine medikamentöse Behandlung bereits ab leicht erhöhten TSH-Werten, also bestehender latenter Hypothyreose, gerechtfertigt sehen. Sie können sich auf die seit einiger Zeit wachsende Zahl wissenschaftlicher Belege berufen, die für eine Absenkung des oberen »normalen« TSH-Grenzwertes von derzeit 4,0 µU pro Liter sprechen.

Beide Lager haben ohne Zweifel gute Argumente. Doch die Antwort auf die Frage »Ab wann erfordert die Hashimoto-Thyreoiditis eine Behandlung?« kann unserer Ansicht nach weder die eine noch die andere Seite überzeugend liefern. Der Grund ist, dass beide Positionen die TSH-Referenzwerte als objektiven Maßstab verstehen, der allgemeine Aussagen ermöglicht. Nach neueren wissenschaftlichen Erkenntnissen gibt es jedoch gute Gründe, in der Frage »Was ist ein normaler/abnormer TSH-Wert?« von einem individualisierten optimalen TSH-Wert auszugehen (siehe »Der TSH-Wert« in Kapitel 7). Das lässt das Krankheitsbild der latenten Hypothyreose, das ausschließlich biochemisch durch den TSH-Wert definiert wird, als fragwürdiges Konzept erscheinen. Wahrscheinlicher ist, dass es sich bei der latenten Unterfunktion um eine frühe oder milde Form der Hypothyreose handelt.

Ausweg aus der Sackgasse

Wenn die Debatte um die Frage »Wann ist eine Hormonersatztherapie sinnvoll?« etwas zeigt, dann die Tatsache, vor welchem Dilemma behandelnde Ärztinnen und in letzter Konsequenz viele Hashimoto-Patientinnen stehen. Angesichts der Mannigfaltigkeit und Unspezifität der Hashimoto-Symptome bietet der biochemische Anker des

TSH-Wertes eine (vermeintliche) Sicherheit, in die sich einige Ärzte nur zu gerne flüchten. Sie übersehen oder ignorieren die zahlreichen Schwierigkeiten, die mit dem TSH-zentrierten Ansatz verbunden sind. Doch die bestehenden Unsicherheiten lassen sich nicht verleugnen. Auch Patienten bleiben sie nicht verborgen. So variieren Referenzwerte zum Beispiel je nach Land; sie werden sogar innerhalb eines Landes von Labor zu Labor unterschiedlich definiert. Ein anderes Beispiel geben die ärztlichen Leitlinien. Sie definieren eine TSH-Konzentration von 4,0 µU pro Liter als krankhaft, doch sie empfehlen eine Behandlung erst ab einem Grenzwert von 10,0 µU pro Liter.

Der TSH-Wert ist ein problematischer Parameter, der von zahlreichen Faktoren beeinflusst wird und großen individuellen Schwankungen unterworfen ist. Das bedeutet aber nicht, dass der TSH-Wert keine Aussagekraft besitzt. Im Gegenteil, mit steigendem TSH-Spiegel steigt auch die Wahrscheinlichkeit, dass Patientinnen Unterfunktionssymptome entwickeln. Ausschlaggebend sollte aber vor allen Dingen das subjektive Befinden sein. Eine Verminderung der Beschwerden ist bei Hashimoto-Thyreoiditis wichtiger, als lediglich »Laborkosmetik« zu betreiben. Die Entscheidung für oder gegen eine Therapie kann nur gemeinsam mit dem jeweiligen Betroffenen und in Abhängigkeit seiner Lebenssituation und seines gesundheitlichen Gesamtbildes getroffen werden.

Was »Beschwerden« sind, wird von Patienten oftmals sehr unterschiedlich wahrgenommen und definiert. Hashimoto-Symptome wie Müdigkeit, Verdauungsprobleme oder häufiges Frieren empfindet der eine als einen enormen Verlust der Lebensqualität. Ein anderer tut hingegen die ständige Traurigkeit, die er fühlt, oder die schleichende Gewichtszunahme als gegebenes Schicksal ab. Es kommt ihm nicht in den Sinn, dass diese Beobachtungen Folgen einer Krankheit sein könnten. In einigen Fällen ermöglicht daher erst das Patientengespräch, aufmerksames Zuhören und gezieltes Nachfragen, vorhandene Symptome zu identifizieren – natürlich ohne dass etwas suggeriert wird, was nicht da ist.

Es gibt noch andere Gründe, die für eine frühzeitige Hormonersatztherapie sprechen. Nicht nur eine Hormonüberversorgung, vor der die eine Seite in der Kontroverse warnt, birgt gesundheitliche Risiken, sondern auch (bereits eine moderate) Hormonunterversorgung. Im Zusammenhang mit wissenschaftlichen Arbeiten zur latenten Hypothyreose sind Langzeitfolgen von TSH-Werten über 4,0 μU pro Liter gut erforscht. Tatsächlich wurde das meiste Wissen über die Langzeitfolgen der Schilddrüsenunterfunktion überhaupt erst im Kontext der latenten Unterfunktion gewonnen. Das liegt daran, dass Patienten mit overter Krankheitsform in der Regel behandelt werden und daher für Langzeituntersuchungen ausscheiden.

Risiken bei anhaltender latenter Schilddrüsenunterfunktion:

- **Blutdruck und Herz:** Menschen mit latenter Hypothyreose haben häufiger erhöhten Blutdruck (erhöhte systolische und diastolische Werte) als die Normalbevölkerung, wie eine Metastudie aus dem Jahr 2011 zeigt.[75] Bereits ein leicht erhöhter TSH-Wert hängt mit beschleunigt fortschreitender Arteriosklerose und koronarer Herzerkrankung zusammen.
- **Nierenfunktion:** Nicht nur eine overte, sondern bereits eine latente Hypothyreose erhöht signifikant das Risiko auf eine verringerte Nierenfiltrationsrate. Wissenschaftlerinnen aus Taiwan haben im Rahmen einer großen Kohortenstudie mit fast 75 000 Teilnehmern entdeckt, dass die Wahrscheinlichkeit, an einer chronischen Nierenfunktionsstörung zu erkranken, für einen Patient mit latenter Krankheitsform doppelt so hoch ist wie für Menschen mit gesunder Schilddrüse.[76]
- **Übergewicht:** Menschen mit erhöhtem TSH-Wert haben häufiger Übergewicht. Das zeigte eine Auswertung von Studien, die zu diesem Thema zwischen 2000 und 2010 erschienen sind.[77] Die Definition von »Übergewicht« beruht in diesen Untersuchungen entweder auf der Messung des Körpergewichts oder der Berechnung des Body-Mass-Index (BMI). Andere Forschungsarbeiten aus jüngerer Vergangenheit konnten zudem einen Zusammenhang zwischen TSH-Wert und Bauchfett (gemessen am Bauchumfang) nachweisen. Überschüssige Fettansammlungen in dieser Körperregion gelten als Indikator des sogenannten Viszeralfetts. Dieses Fett

lagert sich um die inneren Organe an und steht in Zusammenhang mit einem erhöhten Risiko an Herz-Kreislauf-Erkrankungen.

- **Schwangerschaftskomplikationen:** Einen besonderen Bereich bilden die Auswirkungen von latenter Schilddrüsenunterfunktion auf Schwangerschaften (siehe Abschnitt »4. Was muss ich bei Kinderwunsch und Schwangerschaft beachten?« in Teil IV).
- Mit einem erhöhten TSH-Wert ist ein höheres Risiko auf Schwangerschaftsbluthochdruck, Schwangerschaftsabbruch, Plazenta-Ablösung und vorzeitiger Geburt verbunden. Neugeborene kommen häufiger mit niedrigerem Geburtsgewicht zur Welt.
- **Therapieeffekte:** Positive Effekte einer Therapie der latenten Unterfunktion sind bislang vor allem für jüngere Patienten beschrieben. Es gibt Hinweise, dass die L-Thyroxin-Behandlung von Menschen im Alter zwischen 40 und 70 Jahren mit latenter Hypothyreose das Risiko senkt, an koronarer Herzerkrankung zu erkranken und daran zu versterben. Sie verbessert Blutdruckwerte, schützt vor einer Erhöhung des arteriellen Gefäßwiderstands und senkt zudem das Risiko, an Herzversagen zu versterben. Bereits kleine Anpassungen des TSH-Wertes bewirken eine Veränderung des Grundumsatzes und können helfen, Körpergewicht zu reduzieren. Betroffene Schwangere erleiden seltener Fehlgeburten und vorzeitige Geburten.

Der Nutzen einer frühzeitigen Hormonersatztherapie für eine umfassende Prävention konnte bislang allerdings nicht für alle beschriebenen Risiken der latenten Hypothyreose nachgewiesen werden. Eine Rolle dürfte dabei spielen, dass viele Studien als Therapieziel einen TSH-Wert zugrunde legen, der zwar gemäß der gängigen Referenzbereiche als normal gilt, in Wirklichkeit jedoch noch zu hoch sein dürfte, als dass er eine wirklich normale Schilddrüsenfunktion anzeigt. In diesen Fällen blieben Probanden also möglicherweise untertherapiert. Weitere, idealerweise randomisiert-kontrollierte Studien müssen hier Klarheit bringen. Dabei sollte nicht aus dem Blick geraten, dass die beschriebenen Langzeitfolgen überwiegend für Patientinnen mit latenter Hypothyreose, also mit TSH-Werten von 4,0 µU pro Liter oder höher, untersucht wurden. Doch bereits kleine Änderungen des optimalen TSH-Spiegels, die sich innerhalb des Referenzbereichs abspielen, können individuell bedeutsame Abweichungen darstellen und möglicherweise das Risiko einer overten Schilddrüsenunterfunktion oder Folgeerkrankungen erhöhen.

Die Schwelle zur Schilddrüsenunterfunktion liegt bei vielen unserer Patienten deutlich unterhalb des Grenzwertes von 4,0 µU pro Liter. Der Zusammenhang zwischen erhöhtem TSH-Wert und Übergewicht besteht zum Beispiel unabhängig davon, ob eine overte oder latente Hypothyreose vorliegt, sondern gilt bereits für solche TSH-Spiegel, die sich im vermeintlichen Normalbereich ≤ 4,0 µU pro Liter bewegen. Es gilt schlicht: je höher der TSH-Wert, desto höher die Wahrscheinlichkeit, Übergewicht zu entwickeln.

Zusammenfassend lässt sich festhalten, dass es gute Gründe gibt, die Schwelle zur Aufnahme einer Hormonersatztherapie niedrig anzusetzen, wenn sich der Verdacht auf Unterfunktionsbeschwerden und Hashimoto-Thyreoiditis ergibt. Unserer Erfahrung nach geht es Patienten mit Hashimoto-Thyreoiditis unter einer Therapie mit Schilddrüsenhormonen in der Regel besser. Richtig eingestellt, entstehen durch lebenslange Einnahme von Hormonersatzpräparaten keine Nebenwirkungen; durch jahrelange Hormonunterversorgung möglicherweise aber schon. Die Entscheidung für eine Hormonersatzbehandlung muss von Fall zu Fall getroffen werden. Eine subjektiv empfundene Besserung ist für den Erfolg der Therapie wichtiger, als nur positive Laborergebnisse zu erzielen. Wer sich unter der Therapie schlechter fühlt als vorher, ist falsch therapiert. Regelmäßige Kontrolluntersuchungen sind unerlässlicher Teil der Therapie. Wenn die Schilddrüsenfunktion überwacht wird, kann in Abstimmung mit dem Patienten auch auf eine Hormontherapie verzichtet werden.

Kapitel 13

HILFE ZUR SELBSTHILFE

Hormonersatz hat eine lange, erfolgreiche Tradition zur Bekämpfung der Beschwerden von Schilddrüsenunterfunktion. L-Thyroxin wird bereits seit den 1970er-Jahren eingesetzt, hat sich seitdem als sicheres Medikament bewährt und gilt auch heute noch als Mittel der Wahl. Kritikerinnen bemängeln allerdings, dass sich die Schulmedizin in den meisten Fällen mit diesem und verwandten Mitteln in der Behandlung der Hashimoto-Thyreoiditis zufriedengäbe.

Neben der Behandlung mit Hormonersatzmedikamenten stehen heutzutage viele weitere Maßnahmen zur Verfügung, von denen Patienten mit Hashimoto-Thyreoiditis profitieren können. Wir halten es mit dem berühmten Arzt der Antike, Hippokrates von Kos: »Wer heilt, hat recht!« Zu den wichtigsten ergänzenden Maßnahmen zählen die Beseitigung von Nährstoff- und Vitaminmangel, die Bekämpfung entzündlicher Prozesse, die Kontrolle von Stoffwechselfunktionen wie Blutzucker- und Hormonregulation sowie die Behandlung von Folgeerkrankungen und verbundenen Autoimmunstörungen.

Betroffene können aber auch selbst einiges tun, um ihre Hashimoto-Erkrankung in den Griff zu bekommen. Diese Aufgabe kann viel Selbstdisziplin, Eigeninitiative und Anstrengung kosten. Unter Umständen mag hierfür erst ein adäquater Hormonersatz als Erstmaßnahme die Tür öffnen, indem er hilft, die für den ersten Schritt notwendigen Energieressourcen zu sammeln. Am Ende kann gerade das eigene Engagement auf dem steinigen Weg zur Normalität den Unterschied machen und dazu beitragen, verloren geglaubte Lebensqualität zurückzugewinnen.

1. Informieren Sie sich!

Wir sind überzeugt, dass bereits mit den Mitteln der Hormonersatztherapie viel mehr Patientinnen mit Hashimoto-Thyreoiditis geholfen werden könnte, als es zurzeit passiert. Dass das nicht der Fall ist, hat viele Ursachen. Für viele beginnen die Probleme schon bei der Diagnose der Erkrankung. Selbsthilfe setzt daher früh an. Viele Mediziner haben die Hashimoto-Thyreoiditis schlicht nicht auf dem Schirm und ziehen die Erkrankung nicht oder zu spät in Erwägung. Andere Ärztinnen nehmen die Krankheit nicht ernst, betrachten sie als seltene Randerscheinung, harmlose Befindlichkeitsstörung oder als Modeerkrankung.

Unser erster Rat lautet daher: Informieren Sie sich. Erweitern Sie Ihr Wissen, wenn Sie den Verdacht haben, an der Erkrankung zu leiden. Wählen Sie seriöse Quellen und Autoren, deren Kompetenz auf dem Gebiet überprüfbar und gesichert ist. Das Internet bietet unendliche Möglichkeiten der Recherche. Doch eben deshalb gilt auch: Nicht jeder Inhalt, nicht jeder Blog- oder Foreneintrag ist glaubwürdig. An einer Krankheit zu leiden, heißt nicht, Expertin für diese Krankheit zu sein, selbst dann nicht, wenn diese selbst ernannten Experten ihre Erfahrungen in einem Buch niederschreiben. Die meisten dieser Bücher über Hashimoto-Thyreoiditis sind nicht geeignet, Betroffenen eine wirkliche Hilfe bei der Bewältigung ihrer Erkrankung zu sein. Wir haben die Erfahrung gemacht, dass Patienten durch die zum Teil dogmatischen Thesen einiger Autoren eher verunsichert sind und dadurch Probleme haben, die für sie geeignete Therapie zu finden. Jede Behandlung einer Hashimoto-Thyreoiditis sollte von einer Ärztin auf das individuelle Krankheitsbild abgestimmt sein. Pauschale Empfehlungen sind stets mit Vorsicht zu genießen. Gleichzeitig ist eine erfolgreiche Hashimoto-Therapie meist viel weniger kompliziert, als es die vermeintlichen Hashimoto-Experten in ihren Büchern glauben machen wollen. Auf der anderen Seite bedeutet das jedoch nicht, dass Erfahrungsberichte gering zu schätzen sind. Gemeinsam können subjektive Schilderungen und wissenschaftliche Erkenntnisse dazu beitragen, Ihren Beschwerden, Empfindungen und Emotionen Worte zu verleihen und Sie zu einem mündigen Patienten werden zu lassen, der auf Augenhöhe mit dem behandelnden Arzt steht.

2. Führen Sie ein Krankheitstagebuch!

Machen Sie sich ein Bild Ihrer Beschwerden und halten Sie es schriftlich fest! Diese Maßnahme kann ein wichtiger Schritt sein, eine empfundene Ohnmacht im Umgang mit der Erkrankung zu durchbrechen. Notieren Sie sich Ihr körperliches Befinden wie Verdauung, Appetit, Puls, Blutdruck, Stimmung, Psyche, Gewichtszunahme oder Gewichtsabnahme sowie die Leistungsfähigkeit in kurzen täglichen Berichten. Ein Krankheitstagebuch kann sich positiv auf die Behandlung auswirken. Durch die aktive Mitarbeit des Patienten gelingt es deutlich häufiger, die passende Wohlfühldosis zu finden. Bitten Sie zu diesem Zweck um Kopien aller medizinischen Befunde und suchen Sie Ärzte mit ausgewiesenem Schilddrüsenschwerpunkt auf.

3. Nehmen Sie Hilfe in Anspruch und erlernen Sie neue Bewältigungsstrategien!

Von den Erfahrungen anderer Erkrankter zu hören, sich selbst Sorgen und Ängste von der Seele zu reden und schlicht das Gefühl zu haben, dass man nicht alleine ist, empfinden viele als positive Erfahrung. Selbsthilfegruppen bieten hierzu eine Möglichkeit. Gerade in schwierigen Phasen der Erkrankung oder bei komplizierten Verläufen kann der Austausch mit anderen Betroffenen beitragen, neuen Mut und Kraft zu finden. Reden hilft! Gespräche mit dem Partner, ein offener

Umgang mit der Erkrankung gegenüber Freundinnen und Verwandten können Spannungen und Unsicherheiten beseitigen, sind aber unter Umständen nicht leicht. Andere Betroffene können aus eigener Erfahrung Tipps geben, welche Strategie im Einzelfall hilft und wann Offenheit vielleicht mehr schadet als nützt. Darüber hinaus sind Teilnehmer der Gruppen meist gut informiert, bieten Orientierung in Fragen der Behandlung und geben Erfahrungen mit Ärztinnen weiter. Eine Übersicht über Selbsthilfegruppen und über Angebote in Ihrer Stadt bietet die Schilddrüsen-Liga Deutschland, der Dachverband der Selbsthilfegruppen für Schilddrüsenkranke und Angehörige, auf ihrem Internetportal (www.schilddruesenliga.de).

Weitere Selbsthilfeangebote zu spezielleren, unter anderem mit Hashimoto-Thyreoiditis verbundenen Fragestellungen wie Nebennierenerkrankungen, dem polyzystischen Ovarialsyndrom oder Erektionsstörungen finden Sie zusammengestellt auf der Seite der Deutschen Gesellschaft für Endokrinologie (www.endokrinologie.net/selbsthilfegruppen.php). Ob es auch in Ihrer Umgebung Selbsthilfegruppen gibt, erfahren Sie bei der Selbsthilfe-Kontaktstelle Ihres Wohnortes oder der nächstgelegenen größeren Stadt. Eine Übersicht finden Sie im Selbsthilfenetz des Deutschen Paritätischen Wohlfahrtsverbands (www.selbsthilfenetz.de) oder auf der Nationalen Kontakt- und Informationsstelle zur Anregung und Unterstützung von Selbsthilfegruppen (NAKOS) unter www.nakos.de/adressen. Eine niedrigschwellige Form der Selbsthilfe kann der Austausch mit Gleichgesinnten in Diskussionsforen bieten. Eine Möglichkeit dazu finden Sie zum Beispiel auf der Internetseite http://hashimotothyreoiditis.de/).

Depressionen und Angstzustände sind häufige Begleiterscheinungen, unter denen Patienten infolge der Hashimoto-Thyreoiditis leiden. Die Hormonersatztherapie kann helfen, die Symptome zu beseitigen oder zu mildern. In manchen Fällen bestehen sie jedoch weiter. Die Erkrankung kann Betroffene in psychische Krisen stürzen, sei es durch Konflikte in der Partnerschaft oder erlebte Stigmatisierung und Ausgrenzung durch Kolleginnen oder Freunde. Unter Umständen wird dann psychologische oder psychiatrische Hilfe notwendig. In jedem Fall sollten Sie sich jemandem anvertrauen, wenn Ihre Gedanken darum kreisen, sich das Leben zu nehmen. Das müssen nicht Ärzte oder Psychologinnen sein, sondern können Freunde oder Verwandte sein. Zudem gibt es eine Vielzahl von Hilfsangeboten, bei denen Sie auch anonym mit anderen Menschen sprechen können.

Die Telefonseelsorge ist anonym, kostenlos und rund um die Uhr erreichbar. Die Telefonnummern sind 0800/111 0 111, 0800/ 111 0 222, und 0800/116 123. Auf der Internetseite www.telefonseelsorge.de können Sie die Telefonseelsorge auch schriftlich, im Chat oder über die Möglichkeit der E-Mail-Beratung, erreichen. Eine Übersicht über weitere Hilfsangebote bietet die Internetpräsenz der Deutschen Gesellschaft für Suizidprävention unter www.suizidprophylaxe.de/hilfsangebote/.

4. Bauen Sie Stress ab!

Es wäre so leicht, könnten wir negativen Stress einfach abschalten oder aussperren. Leider liegt es in der Natur der Sache, dass wir uns ausgerechnet schädlichem Stress selten einfach entziehen können. Er ist schädlich, weil er eben dauerhaft wirkt, und er wirkt dauerhaft, weil wir ihn in der Regel selbst erzeugen. Meist handelt es sich um Stress, der im Kopf entsteht, hervorgerufen ausschließlich durch negative Gedanken und Gefühle. Stress dieser Art lässt sich nicht einfach ausschalten, aber wir können lernen, ihn besser zu bewältigen.

Das Spektrum der Möglichkeiten, Techniken und Strategien ist breit. Es reicht von regelmäßigen Schlaf- und Ruhezeiten und körperlicher Bewegung – wobei nahezu jede Art von Sport ausgeübt werden kann – über Kurse zu aktivem Stressabbau und Achtsamkeit bis hin zu professioneller psychologischer Hilfe, um Ängste und tiefer liegende Ursachen mangelnder Stressverarbeitung aufzudecken und zu verarbeiten. In größeren Städten finden sich mittlerweile eine Vielzahl von unterschiedlichen Kursen zu Entspannungstechniken und Stressabbau. Aber auch in kleineren Städten und Gemeinden finden sich immer häufiger entsprechende Angebote. Dazu zählen zum Beispiel autogenes Training, progressive Muskelrelaxation nach Jacobson,

Meditation, Achtsamkeitstraining, Hatha Yoga, Tai-Chi oder Qigong. Angeboten werden diese Kurse von Sportvereinen, Volkshochschulen, Fitnessstudios, Heilpraktikern sowie (Yoga-, Tai-Chi-)Schulen und -Zentren.

Gesetzliche Krankenkassen und private Versicherungen übernehmen ganz oder teilweise die Kosten für die Teilnahme an Kursen zur Stressbewältigung und zum Gesundheitssport. Allerdings können die Kassen selbst entscheiden, welche Präventionsangebote sie fördern. Anbieter der Kurse müssen bestimmte Qualitätskriterien erfüllen. Sprechen Sie am besten im Vorfeld mit Ihrem Versicherer, ob ein bestimmter Kurs bezuschusst wird. Falls nicht, lassen Sie sich informieren, welche alternative Angebote Ihre Krankenkasse in ihrem Leistungsspektrum abdeckt.

5. Bringen Sie Ihre Jodzufuhr unter Kontrolle!

Eine ideale Versorgung mit Jod ist der beste Schutz vor einer Erkrankung der Schilddrüse. Zu viel Jod ist dabei ebenso schädlich wie zu wenig. Jodmangel ist die Hauptursache für Vergrößerungen der Schilddrüse ohne Hashimoto-Thyreoiditis. Patientinnen mit einer solchen Schilddrüsenvergrößerung sollten Jodsalz verwenden und möglichst zweimal pro Woche Seefisch essen. Wenn dadurch die Jodzufuhr nicht ausreichend gewährleistet ist, kann die zusätzliche Einnahme von Jodtabletten sinnvoll sein. Anders sieht es jedoch für Patientinnen mit Hashimoto-Thyreoiditis oder Morbus Basedow aus.

Bei einer Autoimmunerkrankung der Schilddrüse ist eine zu große Jodaufnahme schädlich. Jod fördert in höherer Dosierung die Antigenpräsentation des Immunsystems sowie rasches Zellwachstum (Proliferation) und die funktionelle Aktivierung von Zellen, welche die Immunprozesse verursachen. Ein völliger Verzicht auf Jod ist zwar in den allermeisten Fällen nicht nötig, wir raten Hashimoto-Patienten aber zu einer bewussten Kontrolle der Jodaufnahme. Verzichten Sie am besten ganz auf die Verwendung von Salz, das mit Jod angereichert ist. Jodarme Alternativen sind zum Beispiel Steinsalze oder Meersalze. Ver-

Jodgehalt in µg pro 100 Gramm	Ausgewählte Nahrungsmittel
2000	Algen, Seetang, Jodsalz
330	Meeräsche
250-150	Schellfisch, Seelachs, Fischstäbchen, Kabeljau
149-100	Garnelen (Krabben), Rotbarsch, Hummer, Kavier,
99-50	Makrele, Austern, Hering, Thunfisch, Bückling, Parmesan, Hartkäse
49-30	Sardinen, Schweinefleisch, Lachs, Feta
29-15	Ei, Käse, Vollmilchschokolade, Champignons, Brokkoli, Möhren
14-10	Kuhmilch, Butter, Speisequark, Spinat, Grünkohl, Erbsen, Leber vom Schwein oder Rind, Erdnüsse, Cashewnüsse, schwarzer Tee
9-5	Roggenbrot, Weizenbrot, Haferflocken, Kaffee (geröstet), Rindfleisch, Rotkohl, Weißkohl, Preiselbeeren, Radieschen, Spargel
4-1	Kartoffeln, Forelle, Mais, Kopfsalat, Bananen, Paprikas, Tomaten, Gurken, Kürbis, Äpfel, Birnen, Apfelsaft, Orangensaft, Rhabarber, Feigen, Pastinake

Tab. 13.1 Für die Bildung der Hormone T_3 und T_4 ist die Schilddrüse auf die regelmäßige Zufuhr von Jod über die Nahrung angewiesen. Besonders hohe Konzentrationen des Spurenelements finden sich in Fisch und Meeresfrüchten. Bei einer Autoimmunerkrankung der Schilddrüse sollten Hashimoto-Patienten die Zufuhr von Jod über die Nahrung kontrollieren. Ein völliger Verzicht ist in den allermeisten Fällen nicht nötig. Schwangere Frauen haben einen erhöhten Bedarf an Schilddrüsenhormonen. Für sie und das heranwachsende Kind ist eine ausreichende Jodzufuhr besonders wichtig.

meiden Sie es, vorgefertigte Nahrungsmittel mit Jodsalz zu essen, und schränken Sie auch den Verzehr frischer, jodhaltiger Nahrungsmittel wie Seefisch, Milch und Milchprodukte ein. Gerichte mit getrockneten Algen und Seetang wie bestimmte asiatische Suppen, Salatgerichte oder Sushi sollten möglichst vom Speiseplan gestrichen werden.

Das Bundesamt für Verbraucherschutz und Lebensmittelsicherheit (BVL) hat 2018 bei einer bundesweiten Untersuchung in drei Viertel aller Algenproben Jodgehalte von mehr als 20 Milligramm pro Kilogramm (2000 µg pro 100 Gramm) festgestellt. Dabei handelte es sich laut dem Bundesamt für Risikobewertung (BfR) um derart hohe Jodkonzentrationen, dass ein Verzehr bereits für schilddrüsengesunde Menschen ein Gesundheitsrisiko darstellt und die Produkte mit Warnhinweisen versehen werden müssen.[78]

6. Streichen Sie unverträgliche Nahrungsmittel von Ihrem Speiseplan, meiden Sie Gluten!

An Hashimoto Erkrankte entwickeln häufiger Zöliakie als Menschen mit gesunder Schilddrüse. Daher sollten Patienten mit positivem Hashimoto-Befund ein entsprechendes Screening durchlaufen. Zöliakie wird üblicherweise mithilfe eines Tests auf bestimmte Antikörper im Blut nachgewiesen. Dieser Test kann aber auch falsch-negative Ergebnisse liefern, das heißt, dass negative Resultate nicht in jedem Fall ausschließen, dass ein Patient an Zöliakie leidet. Zudem ist es unserer Meinung nach wichtig, eine echte Glutenunverträglichkeit (Gliadin-Antikörper im Blut) von einer Glutensensitivität (keine Antikörper gegen Gliadin nachweisbar) zu unterscheiden.

Wir haben immer wieder die Erfahrung machen können, dass Patientinnen mit Hashimoto-Thyreoiditis dank einer glutenarmen Ernährung einen deutlichen Rückgang der Symptome verspüren. Gluten ist in Getreiden wie Weizen, Roggen, Gerste und Dinkel enthalten und verbirgt sich daher in allen handelsüblichen Teig- und Backwaren, aber auch in industriell verarbeiteten Nahrungsmitteln wie etwa Fertiggerichten. Studien belegen, dass Hashimoto-Patienten nach einer Umstellung auf glutenfreie Kost mit einer geringeren L-Thyroxin-Dosis auskommen.[79] Ein Grund könnte sein, dass die Entlastung des Magen-Darm-Trakts die Aufnahme von Medikamenten verbessert.

Wir empfehlen deshalb Hashimoto-Patienten mit therapieresistenten Beschwerden: Verzichten Sie probeweise auf Gluten! Wenn sich Beschwerden bessern oder verschwinden, erhöht sich die Wahrscheinlichkeit, dass Sie den Nahrungsbestandteil nicht vertragen. Gleiches gilt für den Genuss von Milch und Milchprodukten. Symptome einer Laktoseintoleranz können den Beschwerden einer Glutenunverträglichkeit ähneln. Bei der Suche nach der Quelle unklarer Verdauungsbeschwerden, Bauchschmerzen oder Durchfällen sollte daher milchzuckerhaltige Nahrung – gegebenenfalls auch andere Lebensmittel und Inhaltsstoffe wie zum Beispiel Fruktose, Hülsenfrüchte oder Konservierungsstoffe – zeitweise weggelassen und schrittweise im Rahmen einer Ausschlussdiät wieder eingefügt werden. So können sie als Ursache der Beschwerden überprüft werden. Getreideprodukte sind häufig kohlenhydrathaltig. Ein Verzicht kann daher auch positive Effekte auf Blutzuckerschwankungen und Körpergewicht haben.

7. Stellen Sie alte Ernährungsgewohnheiten auf die Probe!

Nahrungsergänzungsmittel und die Zufuhr von bestimmten Vitaminen, Spurenelementen und Antioxidantien machen aus einer schlechten Ernährung keine gute. Die Ernährung als Ganzes ist für die Wiederherstellung und den Erhalt der Gesundheit von sehr großer Bedeutung. »Du bist, was du isst!« – die Redewendung trifft den Kern, denn die Bausteine, aus denen unsere Zellen bestehen, entstammen tatsächlich aus der Nahrung, die wir verdauen. Zudem beeinflusst das, was wir essen, Anzahl und Zusammensetzung der Mikroorganismen in unserem Darm. Unsere Nahrung hat somit große Auswirkungen auf unser Wohlbefinden. Doch was ist eine gute Ernährung?

Blickt man in die Regale der Buchhandlungen oder auf die Bestsellerlisten, muss man zwangsläufig glauben, dass die menschliche Ernährung eine unglaublich komplexe Sache ist.

Jedes Tier wisse, wie es sich richtig ernähren kann, schreibt der amerikanische Ernährungsexperte David Katz in seinem 2018 erschienenen Buch *The Truth about Food* (auf Deutsch: »Die Wahrheit über Essen«).[80] Der Mensch sei das einzige Lebewesen, das eine umfassende Erklärung benötigt, was es essen kann und was nicht. Man könnte hier einwenden, dass nur Tiere, die sich in ihrer natürlichen Umgebung aufhalten, automatisch wissen, welche Nahrung für sie die Beste ist. Der Mensch aber hat sein natürliches Habitat längst verlassen und stattdessen begonnen, selbst die Natur nach seinen Bedürfnissen und Vorlieben zu gestalten. Wie sollen wir also noch herausfinden, welche Nahrung die richtige für uns ist? Zum Glück helfen uns hier Wissenschaften wie Anatomie, Archäologie oder Evolutionsbiologie weiter. Folgt man ihren Erkenntnissen, so Katz weiter, sei die »Wahrheit« über unsere Ernährung ganz simpel. Es seien die Lügen und Falschheiten, die kompliziert sind. Ständig heischen »revolutionäre« Erkenntnisse über unsere Ernährung nach unserer Aufmerksamkeit. »Fette sind die Dickmacher Nummer eins und machen krank«, »Ein Glas Rotwein am Tag ist gesund« oder »Fruktose ist schlecht für Leber und Blutdruck«, heißt es da. Die Informationsflut vergrößert fast täglich das Wissen um die förderliche und schädliche Wirkung bestimmter Lebensmittel oder Nahrungsbestandteile, aber sie verunsichert auch und führt dazu, dass wir den Blick für das Wesentliche verlieren.

Die große Zahl an Ratgebern zum Thema Hashimoto, von denen sich viele ausschließlich der Ernährung widmen, potenziert diesen Effekt. In der Regel wirbt jedes Buch damit, im Besitz der *einen* Wahrheit über die richtige Hashimoto-Ernährung oder -Diät zu sein. Dabei leiten die Autoren Leserinnen oftmals detailliert in Programmen zur Entgiftung der Leber an, zur Verringerung der Darmdurchlässigkeit, Entlastung der erschöpften Nebennieren oder – ohne lange Umschweife– direkt zur Heilung der Schilddrüse. Der Großteil dieser Rezepte ist zwar aus medizinischer Sicht unbedenklich, doch erweisen sich die Anweisungen fast immer als irreführend, meist als unpraktikabel und manchmal als widersprüchlich. In seltenen Fällen sind Ratschläge kontraproduktiv oder sogar gesundheitsgefährdend, zum Beispiel wenn Hashimoto-Patienten die Zufuhr von Jod empfohlen wird, weil es vermeintlich antiseptische Wirkung in der Schilddrüse ausübe. Wir erleben es immer wieder, dass sich Patienten in Details dieser Ratgeber verzetteln. Durch die Bücher alarmiert, meiden sie zum Beispiel Obst, aus Angst vor der vermeintlich schädlichen Wirkung von Fruktose,[81] oder sie verzichten auf Gemüse, aus Vorsicht vor darin enthaltenen Lektinen und sogenannten FODMAPs*. Dabei übersehen diese Patienten die für eine ausgewogene Ernährung unverzichtbaren Vorteile eines maßvollen Genusses von vitaminreichem Obst und ballaststoffreichem Gemüse – Vorteile, über die wir dank der Wissenschaften sehr viel wissen und aus Erfahrung eigentlich schon seit Urzeiten wussten.

Unser erster Ratschlag für Hashimoto-Patientinnen, die auf der Suche nach der besten Ernährung sind, lautet daher: Ernähren Sie sich zuallererst einmal so, dass es Ihnen einen maximalen Nutzen nicht nur für Ihre Schilddrüsengesundheit, sondern für Ihre Gesundheit als Ganzes bringt. Dazu müssen Sie im Prinzip nicht mehr als drei elementare Regeln berücksichtigen:

1. **Ernähren Sie sich ausgewogen:** Eine gesunde Ernährung umfasst eine Vielzahl von vielen Lebensmittelgruppen (und ihren Nährstoffen) und wenig von einzelnen Lebensmittelgruppen.
2. **Ernähren Sie sich möglichst frisch:** Eine gesunde Ernährung vermeidet industriell vorgefertigten Produkte und Gerichte. Sie besteht vor allem aus natürlichen, »echten« Lebensmitteln.
3. **Ernähren Sie sich vorrangig pflanzlich:** Gemüse, Obst, Nüsse und Samen, Bohnen, Linsen sowie Vollkorn (sofern Gluten vertragen wird) bilden das Fundament der gesunden Ernährung.

* Bei dem Wort FODMAP handelt es sich um ein Akronym, das sich aus den Begriffen »fermentierbare Oligo-, Di-, Monosaccharide und Polyole« zusammensetzt. Das bedeutet so viel wie »(von Darmbakterien) vergärbare Mehrfach-, Zweifach-, Einfachzucker und mehrwertige Alkohole«.

Berücksichtigen Sie die drei Bausteine »ausgewogen – frisch – vorrangig pflanzlich« und fügen Sie als Durststiller klares Wasser hinzu, dann wenden Sie im Kern bereits die Prinzipien vieler empfohlener Diätformen an, wie Paläo- (vor allem um Fleisch ergänzt), Low-Carb- oder Mittelmeer-Diät (vor allem um Fisch ergänzt), vegetarischer und veganer Diäten sowie speziellerer Hashimoto-Diäten, die versprechen, Symptome zu lindern oder sogar die Schilddrüse heilen zu können. Warum der Ernährungsgrundsatz »ausgewogen, frisch, vorrangig pflanzlich« gesundheitsbewussten Menschen im Allgemeinen und Hashimoto-Patienten im Besonderen nützen kann, erklären wir im nächsten Kapitel eingehender. An dieser Stelle sei vorab zusammenfassend erwähnt: Er ist nützlich, weil diese Ernährung wenig Zucker enthält, arm an tierischen (zumeist gesättigten) Fetten und eher reich an ungesättigten Fetten ist, damit tendenziell entzündungshemmend wirkt und zudem viele Ballaststoffe und sekundäre Pflanzenstoffe liefert, von denen die Darmgesundheit profitiert.

Aufbauend auf diesem Fundament, kann der Ernährungsplan in einem zweiten Schritt an den individuellen Bedarf eines Menschen angepasst werden – ergänzt etwa um Fisch und Meeresfrüchte, Milchprodukte und (wenige) Fleischmahlzeiten, optimiert mit Nahrungsergänzungsmitteln zum Ausgleich von Selen- oder Vitamin-D-Mangel und reduziert um unverträgliche Nahrungsmittel wie Gluten oder Laktose. Das gilt besonders für Hashimoto-Patientinnen und solche Hashimoto-Erkrankten, für die eine Gewichtsabnahme die maßgebliche Triebfeder einer Ernährungsumstellung ist.

Teil III – kurz und bündig: Synthetisches T_4 in Form von Levothyroxin-Tabletten (L-Thyroxin) ist für die Behandlung der Hypothyreose das erste Mittel der Wahl. Die richtige Hormondosis zu finden, kann zu einem langen, mühsamen Weg werden. Ein Teil der an Hashimoto Erkrankten leidet unter anhaltenden Beschwerden, obwohl sich ihr TSH-Wert im Normbereich befindet. Der optimale TSH-Wert besitzt eine hohe Individualität. In Ermangelung objektiver Kriterien und präziser Instrumente zur Bestimmung des individualisierten optimalen TSH-Sättigungspunkts ist das subjektive Wohlbefinden des Patienten das Maß aller Dinge. Eine erfolgreiche Hormonersatztherapie korreliert häufig mit niedrig normalen TSH-Werten im Bereich zwischen 0,3 und 1,0 μU pro Liter. Verspüren Patienten unter Gabe von L-Thyroxin keine Besserung ihrer Symptome, liegt unter Umständen eine Konversionsstörung vor. In diesem Fall können T_3-T_4-Kombinationsmedikamente weiterhelfen. Zink und Selen sind wichtige Spurenelemente, die dazu beitragen, den oxidativen Stress in der Schilddrüse zu reduzieren. Im Rahmen der Therapie der Hashimoto-Thyreoiditis kann eine Steigerung der Selen- und Zinkzufuhr sowie der Ausgleich eines Vitamin-D-, Eisen- oder Vitamin-B-Mangels positive Wirkung zeigen. Patienten sollten zudem die Aufnahme von Jod und Gluten aus der Nahrung bewusst kontrollieren und gegebenenfalls reduzieren. Jod kann die schädigenden Autoimmunprozesse verschlimmern. Eine glutenarme Ernährung führt in vielen Fällen zu einer Verbesserung des Wohlbefindens.

Teil IV

Leben mit Hashimoto-Thyreoiditis

1. Was ist die beste Ernährung bei Hashimoto-Thyreoiditis?

Die Wahrheit über alle Wahrheiten der Hashimoto-Ernährung und Hashimoto-Diät lautet: Die eine Hashimoto-Ernährung oder -Diät gibt es nicht. Und zwar deshalb nicht, weil ein Königsweg auch für gesunde Menschen nicht existiert. Welche Wirkungen Nahrungsmittel auf unseren Stoffwechsel haben, wie ihre Energie verwertet und ihre sonstigen Bestandteile vertragen werden, ist von Mensch zu Mensch verschieden. Wir sind hinsichtlich unserer Darmflora, unseres empfindlichen Hormonhaushalts und zahlreicher anderer an der Immunabwehr beteiligter Faktoren ganz buchstäblich einzigartig. Hinzu kommen individuelle Einflüsse wie Unverträglichkeiten oder Begleiterkrankungen. Schließlich machen die Störungen, die Hashimoto-Thyreoiditis im Stoffwechsel verursachen kann, die Suche nach einem auf alle Patientinnen übertragbaren Patentrezept zu einem noch schwierigeren Unterfangen.

Für bestimmte Hashimoto-Patienten mag es Vorteile bringen, besonders ballaststoffreiche Obst- und Gemüsesorten wie Hülsenfrüchte, Zwiebel oder Kohl zu meiden. Für eine andere Gruppe von Erkrankten erweist sich der regelmäßige Konsum von Fleisch, Fisch und proteinreichem Gemüse als völlig problemlos oder sogar als förderlich (etwa zur Gewichtsabnahme oder bei bestimmten Nährstoffdefiziten), während es wiederum anderen Patienten mit einer vegetarischen oder veganen Diät am besten geht.

Hashimoto-Ratgeber bieten ungeachtet dessen eine Vielzahl einfacher (doch keineswegs leichter) Lösungen an. Sie empfehlen Ernährungsformen wie die glutenfreie und die jodfreie Ernährung, die spezielle Kohlenhydratdiät (SCD), die GAPS-Diät, die Paläo-Ernährung, die Mittelmeer-Diät, die sojafreie Ernährung, eine Ernährung ohne Milch und Milchprodukte oder die FODMAP-Diät. Die Liste ließe sich beliebig verlängern.

Es mögen bei einigen Ernährungsweisen begründete Annahmen vorhanden sein, dass sie den Verlauf von Hashimoto-Thyreoiditis positiv beeinflussen, aus wissenschaftlicher Perspektive ist jedoch keine spezielle Ernährung pauschal zu empfehlen. Einige davon erweisen sich zudem im Alltag (vor allem im Familienumfeld) als unpraktikabel und belastend. Andere Ernährungsformen bergen sogar die Gefahr, dass ein Defizit an wichtigen Nährstoffen wie Vitaminen oder Mineralstoffen entsteht.

Bevor Sie alles auf eine bestimmte, vermeintlich Heil bringende Askese setzen, um anhaltende Beschwerden zu lindern, empfehlen wir drei Maßnahmen:

1. Lassen Sie Ihre Schilddrüsenwerte kontrollieren und nehmen Sie gegebenenfalls eine Anpassung in der individuellen L-Thyroxin-Dosis vor.
2. Bei behandlungsresistenten Beschwerden des Magen-Darm-Trakts lassen Sie sich auf Glutenunverträglichkeit sowie Nahrungsmittelallergien testen oder führen Sie eine Eliminationsdiät durch (siehe Abschnitt »Weiterführende Diagnostik nach positivem Hashimoto-Befund« in Kapitel 7).
3. Suchen Sie den Rat einer professionellen Ernährungsberatung.[82]

Wenn hier Kritik und Skepsis an diversen Hashimoto-Ernährungsprogrammen geäußert wird, soll das keineswegs heißen, dass sie nicht auch sinnvolle Ernährungstipps enthalten können. Sinnvoll sind sie unserer Ansicht nach vor allem dann, wenn sie einer allgemein gesunden (ausgewogen, frischen, vorrangig pflanzlichen) Ernährung dienen. Eine solche Ernährungsweise kann Hashimoto-Erkrankten nicht schaden. Im Gegenteil. Betroffene können besonders von ihr profitieren. Warum, wollen wir im Folgenden erklären.

Essen Sie ausgewogen – reduzieren Sie den Verzehr von zucker- und kohlenhydrathaltigen Nahrungsmitteln!

Unter den Stoffen, die unseren Zellen Energie liefern, sind Kohlenhydrate die bevorzugte Form, sozusagen das Super-plus-Benzin unseres Körpers. Sie versorgen Gehirn und Muskeln mit schneller, leicht verwertbarer Energie – vor allem dann, wenn sie in reiner Form als Einfachzucker (Glukose oder Fruktose) oder als Zweifachzucker (Haushaltszucker, Milchzucker) zugeführt werden. Menschen mit Hashimoto-Thyreoiditis neigen jedoch aufgrund des gestörten Schilddrüsenhormonhaushaltes zu Blutzuckerschwankungen. Sie können mit Spitzen in der Kohlenhydratzufuhr schlechter umgehen als gesunde Menschen und haben daher ein höheres Risiko, an Komplikationen wie Unterzuckerung und Insulinresistenz zu leiden (siehe Abschnitt »Hashimoto-Thyreoiditis und Schilddrüsenunterfunktion« in Kapitel 5). Eine Ernährung, die darauf ausgerichtet ist, Spitzen in der Aufnahme von Kohlenhydraten zu vermeiden, muss daher als förderlich für Hashimoto-Patienten betrachtet werden. Zudem kann sie sich günstig auswirken, um Gewichtsprobleme in den Griff zu bekommen.

Bei der Frage »Welche Lebensmittel sollte ich zur Verringerung der Kohlenhydratzufuhr besser meiden und welche darf ich essen?« können sich Patienten am glykämischen Index (GI) orientieren. Dabei handelt es sich um eine Maßzahl, die den Anstieg und die Höhe des Blutzuckerspiegels nach der Aufnahme von 50 Gramm verwertbarer Kohlenhydrate bestimmter Lebensmittel beschreibt. Als Bezugsgröße für den GI dient der gemessene Blutzuckeranstieg, der durch Glukose verursacht wird. Er entspricht einem GI von 100 Prozent. Je höher der GI eines Lebensmittels ist, desto höher ist die Qualität der darin enthaltenen Kohlenhydrate und desto stärker wird die Blutzuckerregulation durch Insulin beansprucht. Der GI berücksichtigt, dass der Anstieg des Blutzuckerspiegels nicht alleine von der Struktur der zugeführten Kohlenhydrate (Einfach-, Zweifach- oder Mehrfachzucker) abhängt, sondern von verschiedenen anderen Faktoren wie den sonstigen vorhandenen Nährstoffen (Fette, Proteine). Auch die Zusammensetzung von Stärke in einem Lebensmittel beeinflusst dessen GI. Aus diesem Grund haben zum Beispiel heiße Kartoffeln einen höheren GI als erkaltete und gekochter Jasminreis sogar einen höheren GI als der Referenzwert der Glukose.

Essen Sie frische Lebensmittel – Finger weg von Fertigprodukten und industriell vorgefertigten Speisen!

Die Empfehlung, industriell zubereitete Lebensmittel und Gerichte zu meiden, folgt unmittelbar aus unserem ersten Ernährungstipp. Fertigprodukte sind nicht konzipiert, um uns ein Maximum an Nährstoffen wie Vitaminen, Mineralstoffen und Spurenelementen zu liefern, sondern um möglichst »gut« zu schmecken. Das heißt nicht, dass Junkfood vollständig von wertvollen Inhaltsstoffen befreit wäre, doch sie sind ebenso wie sättigende Proteine meist nur »verdünnt« unter gleichzeitiger Aufnahme großer Mengen an Zucker, Gluten und Jodsalz sowie Konservierungsstoffen zu haben.

Jod, Gluten oder einfache Kohlenhydrate, die viele Hashimoto-Patientinnen besser meiden sollten, entziehen sich in Fertigprodukten fast völlig ihrer Kontrolle. Greifen Sie stattdessen möglichst zu frischen Lebensmitteln. Dazu zählt so ziemlich alles, was ohne Inhaltsangabe der Zutaten auf der Verpackung auskommt, falls es überhaupt einer Verpackung bedarf. Ausnahmen dieser Regel sind althergebrachte »Fertigprodukte« wie Joghurt und Käse oder Vollkornprodukte. Bei Wurst und Schinken handelt es sich übrigens nicht um ein »echtes« Lebensmittel. Es ist industriell verarbeitetes Fleisch, meist mit Salz und Gewürzen versetzt und enthält große Mengen (gesättigtes) Fett.

Machen Sie pflanzliche Nahrung zum Mittelpunkt Ihrer Ernährung!

Die wissenschaftlichen Belege sprechen eine eindeutige Sprache: Ernährungsweisen, die besonders vorteilhaft für die Gesundheit und ein langes Leben sind, sind ausnahmslos reich an vollwertigen pflanzlichen Nahrungsmitteln. Ob an Hashimoto-Thyreoiditis erkrankt oder nicht – Obst, Gemüse, Nüsse, Samen, Linsen, Bohnen sind gesund.

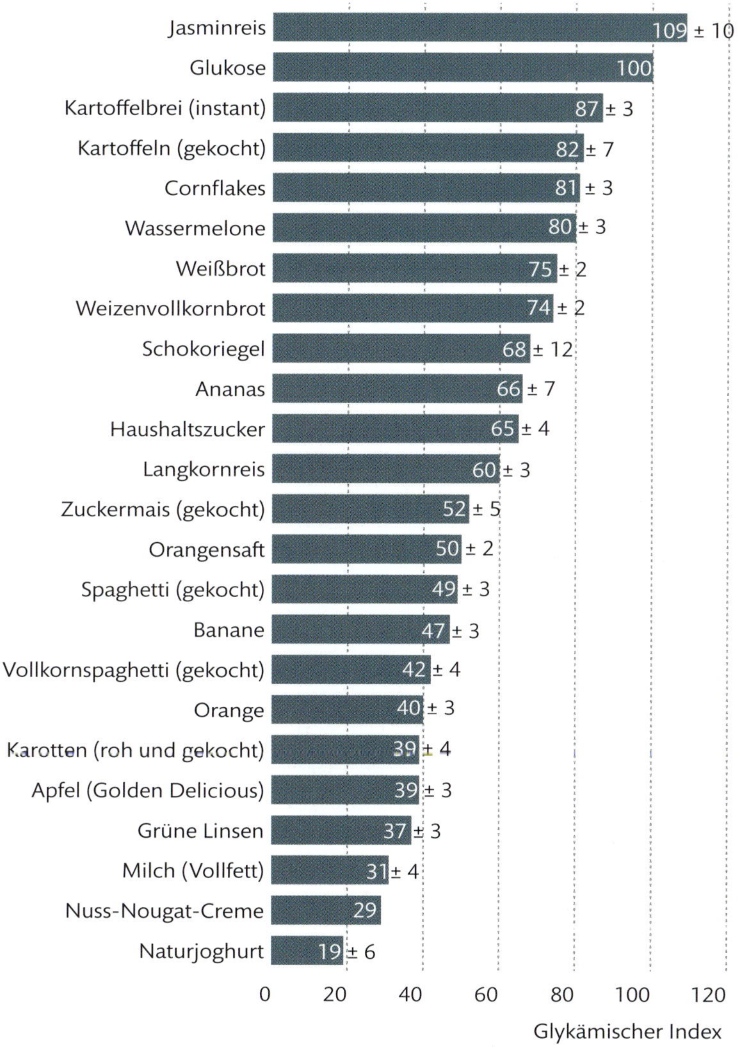
Jasminreis
109 ± 10
Glukose
100
Kartoffelbrei (instant)
87 ± 3
Kartoffeln (gekocht)
82 ± 7
Cornflakes
81 ± 3
Wassermelone
80 ± 3
Weißbrot
75 ± 2
Weizenvollkornbrot
74 ± 2
Schokoriegel
68 ± 12
Ananas
66 ± 7
Haushaltszucker
65 ± 4
Langkornreis
60 ± 3
Zuckermais (gekocht)
52 ± 5
Orangensaft
50 ± 2
Spaghetti (gekocht)
49 ± 3
Banane
47 ± 3
Vollkornspaghetti (gekocht)
42 ± 4
Orange
40 ± 3
Karotten (roh und gekocht)
39 ± 4
Apfel (Golden Delicious)
39 ± 3
Grüne Linsen
37 ± 3
Milch (Vollfett)
31 ± 4
Nuss-Nougat-Creme
29
Naturjoghurt
19 ± 6
0
20
40
60
80
100
120
Glykämischer Index

Tab. 14.1 Der glykämische Index (GI) bemisst, wie 50 Gramm Kohlenhydrate eines bestimmten Lebensmittels auf den Blutzuckerspiegel wirken. Weist ein Lebensmittel einen hohen GI auf, führt sein Verzehr zu einem vergleichsweise schnellen und hohen Anstieg des Blutzuckerspiegels. Quelle: Deutsche Gesellschaft für Ernährung (2013).

Sie sind besonders gesund für Menschen mit Hashimoto-Thyreoiditis, wenn sie tierische Lebensmittel vom Speiseplan verdrängen. Pflanzliche Nahrung liefert so ziemliche alle wichtigen Nährstoffe: Vitamine, Proteine und gesunde Fette, gleichzeitig nur wenig einfache Kohlenhydrate und gesättigte Fettsäuren.

Unter gesunden Fetten versteht man vor allem die ungesättigten und mehrfach ungesättigten Fettsäuren. Zu den bekanntesten zählen die Omega-3-Fettsäuren und Omega-6-Fettsäuren. Sie sind für uns lebenswichtig und werden daher auch essenzielle Fettsäuren genannt. Von den Omega-6-Fettsäuren nehmen wir mehr zu uns als von den Omega-3-Fettsäuren. Kippt das Mengenverhältnis zu sehr zur Seite der Omega-6-Fettsäuren, hat das Auswirkungen auf unsere Immunabwehr: Sie fördert dann die proentzündlichen Prozesse, die uns anfälliger für Autoimmunerkrankungen und Allergien machen. Menschen mit Hashimoto-Thyreoiditis sollten daher bewusst auf eine ausreichende Versorgung mit Omega-3-Fettsäuren achten. Pflanzliche Öle wie Olivenöl (vor allem hochwertiges, kalt gepresstes) sind dafür hervorragend geeignet, aber auch Lebensmittel wie Avocados, Nüsse und Samen. Ihr Vorteil ist zudem, dass ihr Jodgehalt für Hashimoto-Patienten unproblematisch ist – im Gegensatz zu den besten tierischen Omega-3-Fettsäure-Lieferanten wie Fisch und Meeresfrüchte.

Obst und Gemüse enthalten sekundäre Pflanzenstoffe wie die sogenannten Bioflavonoide. Sie haben antioxidative Wirkung, durch die freie Radikale unschädlich gemacht werden. Sie wirken antiallergisch, stärken das Herz-Kreislauf-System und senken verschiedenen Studien zufolge das Krebsrisiko. Bioflavonoide kommen in vielen Obst- und Gemüsesorten vorwiegend in der Schale vor. Deshalb sollten Äpfel, Birnen oder anderes Obst am besten ungeschält gegessen werden.

Pflanzliche Lebensmittel wie Früchte, Gemüse und auch Vollkorn sind die Hauptquelle für Ballaststoffe. Darunter versteht man komplexe Kohlenhydrate wie Oligosaccharide, Fruktooligosaccharide und Galaktooligosaccharide, die im Dünndarm nicht verdaut werden können und daher im Dickdarm vergärt (fermentiert) werden. Ballaststoffe bewirken, dass wichtige Darmbakterien wie Bifidobakterien und Laktobazillen gedeihen und eine Vielfalt weiterer Mikroorganismen nebeneinander bestehen können. Eine typisch westliche Ernährungsweise (reich an Fleisch, Fett und einfachen Kohlenhydraten) führt hingegen zu einer Verödung der Bakterienkomposition im Darm und einer Verstärkung chronisch-entzündlicher Prozesse.

Aber nicht für alle Patienten ist eine Umstellung auf ballaststoffreiche Kost ohne Probleme möglich. Bei Menschen mit Erkrankungen des Magen-Darm-Trakts und Verdauungsproblemen kann eine erhöhte Menge an schwer verdaulichen Kohlenhydraten Probleme verursachen. Frauen und Männer mit Hashimoto-Thyreoiditis leiden häufiger an chronisch-entzündlichen Darmerkrankungen und Zöliakie, sodass sie unter Umständen spezielle Diätprogramme benötigen. Positive Wirkung kann dabei die FODMAP-Diät erzielen. Für diese spezielle Ernährungsweise ist ein positiver Effekt für Menschen mit Reizdarmsyndrom nachgewiesen (siehe Infobox Diätformen).

Reduzieren Sie den Verzehr von tierischen Produkten!
Machen Sie Fleisch- und Fischmahlzeiten zu etwas Besonderem!

Fleischmahlzeiten sind seit Urzeiten Teil der menschlichen Ernährung. Was uns jedoch von unseren steinzeitlichen Vorfahren, die gewiss keine Möglichkeit einer Aufnahme von Protein und Fett auslassen durften, unterscheidet: Wir können Fleisch essen, müssen aber nicht. Fleisch gilt heute vor allem als wichtige Quelle, um die Proteine zu gewinnen, aus denen unser Körper Substanz aufbaut und Energie zieht. Doch das ist längst als Ernährungsmythos entlarvt. Wer Fleisch verzehrt, um »stark wie ein Bulle« zu sein, der sollte sich klarmachen, dass Bullen nicht etwa Steaks futtern, sondern Pflanzen – ebenso wie der muskelbepackte Gorilla, das schnelle Rennpferd oder der mächtige Elefant.

Tierische Eiweiße sind im Gegensatz zu Proteinen aus pflanzlichen Quellen mit höherem Blutdruck und einem größeren Diabetesrisiko verbunden – gesundheitliche Probleme, für die Menschen mit Hashimoto-Thyreoiditis anfälliger sind als Nicht-Erkrankte. Das ausschließlich in tierischen Nahrungsmitteln enthaltene Cholesterol macht die Sache nicht besser, wenngleich Cholesterol weit geringere Auswirkungen auf die Blutfette hat als etwa Zucker und gesättigte Fette. Fleisch (vor allem industriell verarbeitetes Fleisch) enthält außerdem höhere Anteile bestimmter gesättigter Fettsäuren (zum Beispiel Arachidonsäure), die das ungünstige LDL-Cholesterin erhöhen, Entzündungen fördern und im Verdacht stehen, Autoimmunreaktionen zu triggern. Eine aktuelle Auswertung von 86 Querschnittsstudien zeigt, dass Vegetarierinnen und Veganer signifikant niedrigere Werte beim Body-Mass-Index, Gesamtcholesterin, LDL-Cholesterin und Glukosespiegel erreichen als Menschen, die eine Mischkost zu sich nehmen.[83] Die fleischlose Ernährung ging zudem mit einem geringeren Risiko für die ischämische Herzkrankheit und Krebs einher.

Hin und wieder eine Fleischmahlzeit kann allerdings eine wichtige Quelle für B-Vitamine und Eisen darstellen. In diesem Fall sollte unbedingt auf eine gute Qualität und hochwertige Herkunft des Fleisches geachtet werden. Fleisch von schlechterer Qualität kann unter Umständen größere Spuren von Antibiotika, Schadstoffen wie PCB (siehe Abschnitt »Chemikalien« in Kapitel 8) sowie von Hormonen wie Progesteron, Testosteron und Östrogen beinhalten. Letzte Gruppe kann sowohl auf natürliche Weise in Muskelfleisch, Innereien und Milch vorkommen als auch von den Tieren in Form von Medikamenten aufgenommen worden sein. Wenn Sie nicht auf Fleisch verzichten wollen, greifen Sie lieber zu »weißem Fleisch« von Hühnern oder Pute. Allgemein, aber besonders bei »rotem Fleisch« von Rind oder Schwein, gilt: Die industriell verarbeitete Form wie zum Beispiel Salami oder Wiener Würstchen sollte gemieden werden.

Hashimoto-Patienten, die Fleisch vollständig vom Speiseplan streichen, sollten darauf achten, eisenhaltige pflanzliche Lebensmittel wie Bohnen oder Linsen zu essen oder sogar B-Vitamine und Eisen über Nahrungsergänzungsmittel zuzuführen. Nüsse sind eine ideale alternative Quelle für Proteine und gesunde, mehrfach ungesättigte Fettsäuren. Fisch kann, muss aber nicht Bestandteil der Ernährung von Menschen mit Hashimoto-Thyreoiditis sein. Empfehlenswert ist er vor allem dann, wenn er eine Fleischmahlzeit ersetzt. Fisch ist fester Bestandteil der Mittelmeer-Diät, die als eine der gesündesten Ernährungsformen überhaupt gilt. Ein wesentlicher Grund dafür dürfte der Gehalt von Omega-3-Fettsäuren sein. Er ist besonders hoch in fettreichen Kaltwasserfischen wie Lachs, Hering, Forelle oder Makrele. Gleichzeitig finden sich in ihnen jedoch hohe Konzentrationen an Jod, teilweise auch Schadstoffe wie Quecksilber. Vor allem Hashimoto-Patientinnen mit problematischen Krankheitsverläufen sollten ihren Fischkonsum daher besser bis auf Ausnahmen einschränken. Stattdessen können sie Fischölkapseln einnehmen oder verstärkt auf pflanzliche Öle oder Nüsse zurückgreifen. Durch die Bestimmung des Omega-3-Index im Blut kann die individuelle Versorgung mit Omega-3-Fettsäuren überprüft werden.

2. Wie kann ich trotz Hashimoto Gewicht verlieren?

Gewichtszunahme und Übergewicht zählen zu den häufigen Symptomen der Hashimoto-Thyreoiditis. Patienten schildern sie als besonders belastende Folgeerscheinung der Erkrankung und empfinden Versuche, die überschüssigen Pfunde loszuwerden, als frustrierende Erfahrung. Übergewicht nach dem alten Dogma der negativen Energiebilanz zu verlieren, ist ein schwieriges Unterfangen. Bei Hashimoto-Patienten erweist sich diese Methode jedoch häufig als besonders unwirksam. Die überschüssigen Pfunde scheinen bei ihnen festgenagelt zu sein.

Als Ursachen für dieses Phänomen wird angenommen, dass Menschen mit Schilddrüsenunterfunktion gedämpfte Stoffwechselfunktionen und einen gestörten Hormonhaushalt haben. In der Folge verringern sich bei ihnen der Grundumsatz und das Muskelwachstum. Es kommt eher zu Wassereinlagerungen. Zusammengenommen führen diese Faktoren dazu, dass Menschen mit Hashimoto-Thyreoiditis schneller an Gewicht zunehmen und es schwerer wieder loswerden. Für eine Vielzahl von Hashimoto-Patientinnen (und gesunde Menschen) spielt es sehr wohl eine Rolle, woher die Energie stammt, die sie zuführen – mit anderen Worten, dass für sie eine Kalorie von einem Apfel nicht identisch ist mit einer Kalorie von einem Stück

Weißbrot. Manche Menschen sprechen eher auf eine Verringerung von Fetten in der Ernährung an *(Low Fat Diet)* an, andere auf die Reduzierung von Kohlenhydraten (zugunsten von einem Mehr an Proteinen und Fetten).

Gehen wir nach den Berichten unserer Patienten, dürfte die zweite Methode die für die Mehrheit der an Hashimoto Erkrankten am besten geeignete sein. Einige Betroffene berichten uns, dass sie mit ihr erstmals nach Jahren vergeblicher und belastender Abnehmversuche mit FDH (»Friss die Hälfte«) oder dem Low-Fat-Ansatz Erfolge erzielen. Eine mögliche Erklärung könnte sein, dass Menschen mit Hashimoto-Thyreoiditis häufig Kohlenhydrate nicht so gut verwerten können wie gesunde Menschen. Der Körper hat allerdings im Laufe seiner Evolution gelernt, wertvolle Energie nicht einfach ungenutzt zu lassen. Das hat zur Folge, dass nicht benötigte Kohlenhydrate in Form von Glykogen auf Vorrat gelegt werden.

Die bekanntesten Diäten, die das Prinzip der Kohlenhydratreduzierung verfolgen, heißen Low-Carb-, Atkins-oder Paläo-Diät. Wissenschaftliche Untersuchungen zeigen, dass solche Diätformen vor allem bei Menschen wirksam sind, die über gesteigerte Insulinresistenz verfügen.[84] Dabei macht es nicht nur einen Unterschied, was wir essen, sondern auch, wann wir essen. Die Produktion von Hormonen ist über den Verlauf eines Tages nicht gleichmäßig, sondern sie ist zu bestimmten Zeiten höher und zu anderen niedriger. Uns ist der zirkadiane Rhythmus bereits am Beispiel der TSH-Produktion begegnet (siehe Abschnitt »Der TSH-Wert ist nicht der unbestechliche Zeuge, für den er oftmals gehalten wird« in Kapitel 7). Ganz ähnlich verhält es sich mit der Produktion des Hormons Insulin. Die Insulinaktivität ist morgens am höchsten und lässt dann über den Tag allmählich nach. Dank dieser Insulinspitzen können wir das Marmeladenbrötchen am Morgen besser verwerten als das Marmeladenbrötchen am Abend.

Um Körpergewicht zu reduzieren, kann es helfen, sich innerhalb der 24 Stunden eines Tages ein Zeitfenster zu schaffen, in dem Sie essen, und ein anderes Zeitfenster, in dem Sie auf Nahrung verzichten. Diese Methode wird auch Intervallfasten genannt. Die bekannteste Form ist das 16:8-Fasten. Bei dieser Methode sollte Nahrung nur in einem

FODMAP-Diät

»FODMAP« steht für die englischen Begriffe »fermentable Oligo-, Di-, Monosaccharides and Polyols«. Das sind Kohlenhydrate, die im Dickdarm vergärt werden und dadurch verstärkt zu Gasbildung führen. Zu den Kohlenhydraten zählen Fruktose, Laktose, Galaktose sowie Polyole wie Isomalt, Mannitol oder Sorbitol, die zum Beispiel als Zuckeraustauschstoffe Verwendung finden. Zu den Lebensmitteln, die bei der FODMAP-Diät zu meiden sind, zählen Obst wie Äpfel, Birnen und Pfirsiche, Gemüse wie Bohnen, Zwiebeln und Kohl sowie die meisten (Weizen-)Brotsorten und Milchprodukte. Verwandte Diätformen sind die GAPS-Diät (englisch: *Gut and Psychology/Physiology Syndrome)* und die spezielle Kohlenhydrat-Diät (SCD).

Mittelmeer-Diät

Die Mittelmeer-Diät orientiert sich an Essgewohnheiten, die traditionell in Mittelmeeranrainerländern wie Italien, Südfrankreich oder Griechenland verwurzelt sind. Die Mittelmeer-Diät zählt zu den Ernährungsformen, die nachweislich am gesündesten sind, obwohl sie keineswegs kalorien- oder fettarm ist. Gemüse, Hülsenfrüchte und Obst, Nüsse sowie Olivenöl und Fisch (mehrmals in der Woche) stehen auf ihrem Speiseplan. Milch und Milchprodukte, Fleisch und Süßes bilden seltene Ausnahmen.

Paläo-Diät

Das Wort »Paläo-« stammt von dem Begriff »Paläolithikum«. Dabei handelt es sich um eine Phase der Menschheitsgeschichte, die unsere Evolution stark geprägt hat. Der Beginn des Paläolithikums wird auf die Zeit vor rund 2,5 Millionen Jahren datiert. Anhänger der Paläo-Diät streben eine Ernährungsweise an, die derjenigen ähneln soll, die die als Jäger und Sammler lebenden Urmenschen pflegten. Nüsse, Samen, Gemüse und Obst sind ebenso erlaubt wie Fleisch und Eier. Kritiker der Diät bemängeln, dass der Ansatz eine falsche Rechtfertigung bietet, Fleisch zu essen. Tatsächlich hat das Fleisch, das wir heute vorrangig konsumieren (verarbeitet, von Weidetieren), so gut wie nichts mehr mit dem Fleisch zu tun, das die vorgeschichtlichen Menschen verzehrt haben dürften (weniger Fett, reicher an Omega-3-Fettsäuren, am ehesten vergleichbar mit dem Fleisch der Antilope).

Zeitfenster von acht Stunden am Tag aufgenommen werden. In der restlichen Zeit sollte nichts gegessen werden. Das Trinken von Wasser oder Tee ist aber weiterhin erlaubt.

Machen Sie sich klar, dass die meisten Diäten zeitlich begrenzte Ausnahmeernährungen darstellen, die auf kurzfristige Gewichtsabnahme abzielen. Meistens gelingt nachhaltiges Abnehmen aber nur dann, wenn eine grundlegende Ernährungsumstellung vollzogen wird. Das gilt für Menschen mit gesunder ebenso wie für Menschen mit angegriffener Schilddrüse. Die Paläo-Diät und Intervallfasten können solche nachhaltige Ernährungsumstellungen prägen, sind aber nicht für alle Hashimoto-Patienten geeignet.

3. Darf ich mit Hashimoto-Thyreoiditis Sport machen?

Sport und körperliche Aktivität im Allgemeinen sind für Menschen mit Hashimoto-Thyreoiditis zu empfehlen. Davon ist zunächst einmal keine Form von Bewegung pauschal ausgeschlossen. Wer 150 Minuten Sport in der Woche treibt, wie von der WHO empfohlen, reduziert damit das Risiko, an chronischen Leiden wie Herz-Kreislauf-Erkrankungen (um 17 Prozent), Diabetes mellitus (um 26 Prozent), Krebs (um 20 Prozent) und Alzheimerkrankheit (um 40 Prozent) zu erkranken und früher zu sterben. Dieser Effekt gilt nicht nur für junge Menschen, sondern ebenso für ältere über 65 Jahren.

Körperliche Aktivität fördert die Durchblutung und die Sauerstoffversorgung und damit die Stoffwechseltätigkeit. Davon profitieren Hashimoto-Patientinnen, die ihr Körpergewicht reduzieren möchten. Muskeln sind weit mehr als die Motoren unseres Körpers. Wird Muskelgewebe beansprucht, produziert es Hormone. Dabei handelt es sich um Zytokine und sogenannte Myokine. Diese Signalstoffe, die vom Muskel in den Blutstrom ausgeschüttet werden, wirken Entzündungen entgegen und verbessern die Aufnahme von Glukose in die Zellen. Wer sich hingegen nicht oder nur wenig körperlich fordert, lässt sich dieses natürliche Immundoping entgehen und – was noch schlimmer ist – setzt eher schädliches Viszeralfett an. Viszeralfett produziert ebenfalls Hormone. Diese haben jedoch leider einen genau entgegengesetzten Effekt auf die Gesundheit. Sie versetzen nahezu alle Angreifer unseres Immunsystems in Alarm– von weißen Blutkörperchen (Leukozyten) über B-Zellen bis hin zu T-Zellen und natürlichen Killerzellen. Entzündungen, Verschlimmerung chronischer Entzündungen und ein beschleunigter Alterungsprozess zählen zu den Folgen.

Bei der Frage »Wie viel Sport ist gesund?« ist zu beachten, dass sich die Intensität, Umfang und Art der körperlichen Aktivität stets an den individuellen Voraussetzungen des Sporttreibenden orientieren müssen. Für Hashimoto-Patienten trifft das in besonderem Maße zu. Erkrankte haben häufig einen vergleichsweise niedrigen Trainingsstand. Schilddrüsenhormone sind wichtige Signalgeber gerade für die Zellen in unserem Muskelgewebe. Sie beeinflussen Energiebereitstellung, Wachstum und spielen wahrscheinlich auch bei der Regeneration eine Rolle. Symptome der Hashimoto-Thyreoiditis wie ständige Müdigkeit und Erschöpfung und geringer Antrieb bewirken, dass es Betroffenen krankheitsbedingt schwerfällt, sich über die Notwendigkeiten des Alltags hinaus körperlich zu bewegen. Einfache Ziele zu erreichen wie »mehr gehen, weniger sitzen« kann in einigen Fällen bereits ein Fortschritt darstellen und Erfolgserlebnisse bescheren. Wer sich zum Beispiel von einer Jogging-Runde überfordert fühlt, sollte stattdessen spazieren gehen. Aber auch Sportarten wie Yoga, Pilates oder Tai-Chi können das Stresslevel regulieren und zugleich den Körper stärken.

Hashimoto-Patienten leiden häufiger an Übergewicht als gesunde Menschen. Das kann bei höherer sportlicher Intensität zu Wirbelsäulen- und Gelenkbeschwerden führen. In diesem Fall bieten sich gelenkschonende Sportarten wie Schwimmen, Fahrrad- oder E-Bike-Fahren an. Gezieltes Muskeltraining ist besonders geeignet, um den Stoffwechsel zu erhöhen, Gewicht zu reduzieren sowie den Stütz- und Bewegungsapparat zu stabilisieren und Gelenke zu entlasten. Für Patienten mit Hashimoto-Thyreoiditis kann es ratsam sein, sich vor der Aufnahme ungewohnter sportlicher Betätigung einem sportmedizinischen Check-up mit einer Untersuchung des Herz-Kreislauf-Systems zu unterziehen. Sport, der das Wohlbefinden steigert, ist der richtige Sport. Bei intensiver körperlicher Betätigung und Leistungssport empfehlen wir allerdings unbedingt, aufmerksam in den Körper hineinzuhören, auf Zeichen der Überlastung zu achten und sich ausreichende Erholungs- und Schlafphasen zu gönnen. Exzessiver Sport kann für den Körper Stress bedeuten und das aus dem Gleichgewicht geratene Immunsystem zusätzlich beeinträchtigen.

4. Was muss ich bei Kinderwunsch und Schwangerschaft beachten?

Kinderwunsch und Schwangerschaften stellen besondere Herausforderungen an die Schilddrüse dar. Das kann bei Frauen mit angegriffenem Schmetterlingsorgan zu Problemen führen. Die hormonellen Steuerungsachsen der Eierstöcke und der Schilddrüse wirken wechselseitig aufeinander ein. Viele Frauen mit gestörter Produktion von Schilddrüsenhormonen erleben daher Zyklusunregelmäßigkeiten, leiden unter unerfülltem Kinderwunsch oder Unfruchtbarkeit. Zudem ist das Risiko, eine Fehlgeburt zu erleiden, bei Patientinnen mit Autoimmunthyreoiditis um das Dreifache bis Fünffache erhöht.

Damit sie heranreifen können, benötigen Eizellen normale Spiegel nicht nur an Östrogen und Progesteron, sondern auch an Schilddrüsenhormonen. Eine optimale Einstellung der Schilddrüsenhormone im Normalbereich erhöht die Wahrscheinlichkeit auf eine Befruchtung und eine gelingende Schwangerschaft. Für den TSH-Wert gelten abhängig vom Schwangerschaftstrimenon besondere Referenzwerte (siehe Tabelle 14.2, Seite 221). Ursache hierfür ist eine »partialagonistische« Wirkung des Schwangerschaftshormons HCG am TSH-Rezeptor. Das bedeutet, dass HCG dem TSH so weit ähnelt, dass es am TSH-Rezeptor Wirkungen verursacht. Bei Patientinnen, die eine Schwangerschaft planen, stellen wir den TSH-Spiegel in der Regel auf einen Wert zwischen 0,3 und 1,0 µU pro Liter ein. fT_3 und fT_4 soll-

Abschnitt der Schwangerschaft	TSH-Normwerte
1. Trimester	0,1–2,5 mU/l
2. Trimester	0,2–3,0 mU/l
3. Trimester	0,3–3,0 mU/l

Tab. 14.2 Aufgrund der erhöhten Menge an benötigten Schilddrüsenhormonen gelten für schwangere Frauen besondere Referenzwerte für den TSH-Spiegel. Eine Unterfunktion der Schilddrüse während der Schwangerschaft kann schwerwiegende gesundheitliche Folgen für den Fetus haben.

ten nicht über den Normbereich hinaus erhöht sein. Werte im oberen Normbereich sind noch tolerabel. Beachtet werden muss auch, dass bei Frauen mit einer Autoimmunerkrankung der Schilddrüse neben der hormonellen Disbalance noch andere Umstände zu unerfülltem Kinderwunsch und Unfruchtbarkeit führen können. In Frage kommt zum Beispiel eine Störung des Immunsystems sowie eine möglicherweise vorliegende Endometriose oder das polyzystische Ovarialsyn-

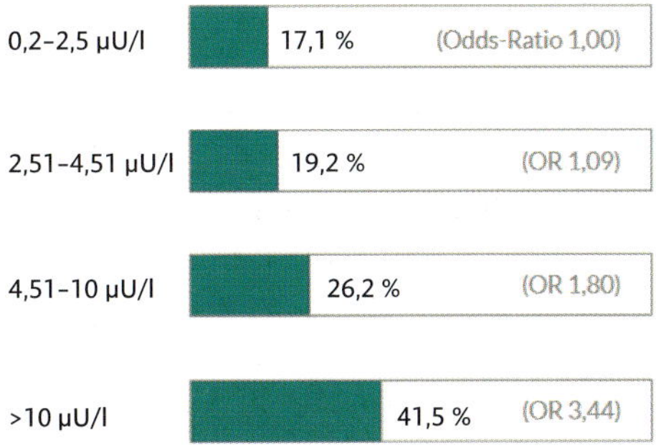

Abb. 14.3 Die Fehlgeburt-Häufigkeit steigt mit erhöhten TSH-Werten, wie eine Untersuchung von 549 Schwangeren in L-Thyroxin-Behandlung ergab. Das Risiko, eine Fehlgeburt zu erleiden, liegt für Frauen mit TSH-Werten zwischen 4,5 und 10 µU/l im ersten Schwangerschaftstrimester bereits fast doppelt so hoch wie für Frauen mit TSH-Werten im Bereich 0,2 und 2,5 µU/l.

Quelle: Taylor, P. N., Minassian, C., Rehman, A., Iqbal, A., Draman, M. S., Hamilton, W., Dunlop, D., Robinson, A., Vaidya, B., Lazarus, J. H., Thomas, S., Dayan, C. M., & Okosieme, O. E. (2014). TSH levels and risk of miscarriage in women on long-term levothyroxine: a community-based study. *The Journal of Clinical Endocrinology & Metabolism*, 99 (10), 3895–3902. https://doi.org/10.1210/jc.2014-1954.

drom. Beide Erkrankungen treten bei Frauen mit Hashimoto-Thyreoiditis häufiger auf als bei Frauen mit gesunder Schilddrüse. Ist es Hashimoto-Patientinnen nicht möglich, schwanger zu werden, oder erleiden sie wiederholte Fehlgeburten, empfehlen wir, Fachärzte zu konsultieren, die auf gynäkologische Endokrinologie oder Reproduktionsmedizin spezialisiert sind.

Während des ersten Schwangerschaftstrimenons steigt die Östrogenproduktion stark an. Dadurch kann sich die Menge des Thyreoglobulins, des wichtigsten Transporterproteins für T_4 und T_3 im Blut, annähernd verdoppeln. Ein größerer Anteil der Schilddrüsenhormone liegen dann in gebundener statt in der biologisch wirksamen, freien Form vor. Der Gesamtbedarf an T_4 und T_3 erhöht sich. Eine gesunde Schilddrüse reagiert darauf mit einer Steigerung ihrer Hormonproduktion. Diese erreicht um die 20. Schwangerschaftswoche einen Höchststand. In Anpassung an die gesteigerte Hormonproduktion steigt der Bedarf an Jod. Viele Untersuchungen zeigen, dass Schwangere sowohl in den Industrienationen als auch in Entwicklungsländern häufig jodunterversorgt sind. Frauen sollten daher bei Kinderwunsch und Schwangerschaft – vor allem in Ländern mit geringer Jodversorgung wie Deutschland – frühzeitig ihre Jodaufnahme steigern. Dafür bieten sich Kombinationspräparate an, die Jod und Folsäure enthalten. Folsäure spielt für die Entwicklung des kindlichen Nervensystems ebenfalls eine wichtige Rolle und hilft, der Fehlbildung *Spina bifida* vorzubeugen.

Für Schwangere mit Hashimoto-Thyreoiditis gibt es differenzierte Empfehlungen zur Jodzufuhr. Dies hängt mit der unterschiedlichen Situation von Mutter und Kind zusammen: Zu viel zusätzliches Jod kann die Schilddrüsenentzündung der Mutter verschlimmern, zu wenig Jod schadet dem ungeborenen Kind. Wir empfehlen in diesen Fällen, die individuelle Jodversorgung durch die Bestimmung des Jodstatus im Urin messen zu lassen. Im Zweifelsfall raten wir Schwangeren mit Hashimoto-Thyreoiditis unbedingt dazu, ihre Jodzufuhr zu erhöhen. Hashimoto-Patientinnen sind stärker als gesunde Frauen gefährdet, ein Defizit an Schilddrüsenhormonen zu entwickeln. Bei Kinderwunsch und Schwangerschaft sollten sie daher unbedingt auch ihre Schilddrüsenwerte bestimmen und regelmäßig kontrollieren lassen. Bei bestehender Hormonersatzbehandlung sollten schwangere Frauen ab Ausbleiben der Periode, spätestens aber ab der vierten Schwangerschaftswoche, ihre L-Thyroxin-Dosis schrittweise um bis zu 30 bis 50 Prozent (sofort aber mindestens um 25 μg) erhöhen.

Eine Schwangerschaft bewirkt häufig, dass Patientinnen mit Hashimoto-Thyreoiditis einen Rückgang ihrer Beschwerden feststellen. Dafür sorgt die vermehrte Produktion des sogenannten Schwangerschaftshormons Progesteron, welches das Immunsystem abschwächt und die Autoimmunreaktion dämpft. Nach Beendigung der Schwangerschaft sollte die L-Thyroxin-Dosis sofort um 25 μg gesenkt werden. Eine Geburt führt dazu, dass das Immunsystem der Mutter wieder hochgefahren wird. Die Schilddrüsenwerte sollten für ein halbes Jahr in kurzen Intervallen etwa alle vier Wochen kontrolliert werden. Die Autoantikörper TPO-AK und TG-AK können die plazentare Schranke überwinden und über den Mutterkuchen auf das ungeborene Kind übergehen. Zudem können Antikörper in geringer Konzentration auch infolge des Stillens über die Muttermilch (Vormilch) übertragen werden. Negative Auswirkungen haben diese nach dem derzeitigen Stand der Erkenntnisse nicht. Anders sieht das jedoch bei einer anhaltenden Unterversorgung mit Schilddrüsenhormonen aus.

In den ersten Schwangerschaftswochen ist das ungeborene Kind noch vollständig auf die Funktion der mütterlichen Schilddrüse angewiesen. Die freien T_4- und T_3-Hormone gehen mit einer Rate von etwa 20 bis 40 Prozent auf den Fetus über. Bereits in dieser Zeit beginnt die Anlage und Reifung des zentralen Nervensystems. Dafür ist eine ausreichende Versorgung mit Schilddrüsenhormonen entscheidend.

Eine Unterversorgung kann irreparable Schäden am Gehirn mit kognitiven Beeinträchtigungen (Kretinismus) verursachen. Kinder von hypothyreoten Müttern haben zudem ein erhöhtes Risiko, Wachstumsstörungen, Autismus, ADHS (Aufmerksamkeitsdefizit-/Hyperaktivitätsstörung) oder andere psychiatrische Störungen zu entwickeln. Erst ab der zehnten Schwangerschaftswoche beginnt der Fetus, eine eigene Schilddrüse zu bilden. Sie ist aber zunächst zur Produktion nur weniger Hormone in der Lage.

5. Hashimoto und die Antibabypille

Die Antibabypille enthält künstliche Sexualhormone, die die Wirkung von Östrogen und Gestagen imitieren. Sie bewirkt, dass der Eisprung unterdrückt oder die Einnistung des befruchteten Eis in der Schleimhaut verhindert wird. Sie beeinflusst den normalen Menstruationszyklus.

Die Antibabypille erhöht den Bedarf an L-Thyroxin. Außerdem kann sie in Einzelfällen dazu führen, dass sich Symptome der Hashimoto-Thyreoiditis verschlimmern. Vorsicht auch bei anderen hormonellen Verhütungsmitteln! Dazu zählen Vaginalring, Verhütungspflaster sowie Depotpräparate.

6. Was bedeutet die Erkrankung für Männer?

Frauen erkranken rund zehnmal häufiger an Hashimoto-Thyreoiditis als Männer. Das führt dazu, dass insgesamt weniger Daten für die spezielle männliche Form der Krankheit vorhanden sind und Ärztinnen die Erkrankung bei Männern seltener in Betracht ziehen. Fest steht: Männer erkranken in geringerem Maße als Frauen an Hashimoto-Thyreoiditis, aber die Autoimmunstörung trifft auch sie.

Auch Männer entwickeln typischerweise Unterfunktionsbeschwerden wie Müdigkeit, unerklärliche Traurigkeit, Konzentrationsprobleme oder Verdauungsbeschwerden. Daneben gibt es aber auch ausschließlich männliche Krankheitszeichen. So kann Hashimoto-Thyreoiditis zum Beispiel bei sexuellen Funktionsstörungen eine Rolle spielen. Ebenso wie in den weiblichen Geschlechtsorganen finden sich auch in den männlichen Rezeptoren, an denen Schilddrüsenhormone anbinden. Auf diese Weise beeinflusst das endokrine System die Funktionen zum Beispiel der Hoden und des Penis.

Männer mit Schilddrüsenunterfunktion leiden häufiger an erektiler Dysfunktion (Störungen der Potenz). Auch Ejakulationsstörungen und verringertes sexuelles Verlangen wurden als Symptome beschrieben. Allerdings ist die Datenlage in diesen Fragen nicht eindeutig.

Übereinstimmend konnten verschiedene Studien nachweisen, dass eine Behandlung einer Schilddrüsenunterfunktion und die Wiederherstellung normaler Hormonwerte positiven Einfluss auf sexuelle Funktionsstörungen hat. Eine Besserung konnte vor allem im Fall der erektilen Dysfunktion beobachtet werden.[85]

7. Was ist zu beachten, wenn Kinder an Hashimoto-Thyreoiditis erkranken?

Störungen der Schilddrüsenfunktion bei Kindern können schwerwiegende Folgen auf das Körperwachstum haben und – sofern eine Störung bereits in der Schwangerschaft und in den ersten Lebensmonaten besteht – die Reifung des Gehirns und die Entwicklung kognitiver Fähigkeiten beeinträchtigen. Für Neugeborene ist eine ausreichende Versorgung mit Schilddrüsenhormonen besonders wichtig. Etwa eines von 4000 Neugeborenen leidet unter einem Defekt der Schilddrüse mit Unterfunktion. Daher werden die Schilddrüsenwerte in Deutschland im Rahmen des Neugeborenenscreenings standardmäßig untersucht. Eine Hypothyreose kann aber auch zu einem späteren Zeitpunkt in der Kindheit auftreten. Hashimoto-Thyreoiditis ist dabei in Ländern mit ausreichender Jodversorgung mit einer Häufigkeit von zwei bis drei Prozent die wichtigste Ursache.

Die Krankheit kann zu jedem Zeitpunkt der Kindheit auftreten, am häufigsten jedoch in der Jugend und Pubertät. Mädchen erkranken etwa sechsmal häufiger als Jungen. Damit ist der Geschlechterunterschied vor der Pubertät sehr viel geringer als danach. Kinder mit Hashimoto-Thyreoiditis können eine normale Schilddrüsenfunktion haben, unter einer latenten oder overten Form der Hypothyreose leiden, aber auch eine thyreotoxische Phase der Überfunktion durchleben. Symptomlose Verläufe sind möglich. Im Vergleich zu Krankheitszeichen bei Erwachsenen sind Beschwerden bei Kindern noch seltener charakteristisch, können sich aber durchaus in Antriebslosigkeit, Konzentrations- und Aufmerksamkeitsstörungen sowie Übergewicht bemerkbar machen. In einigen Fällen können Wachstums- und Entwicklungsstörungen wie eine verzögerte Pubertät Hinweise auf eine Erkrankung bieten. In der Schule fallen Kinder oft aufgrund einer Lernschwäche auf. Liegt eine Schilddrüsenfunktionsstörung zugrunde, lässt sich diese gut behandeln und die Symptome verschwinden meist, sogar spontane Genesungen sind möglich.

8. Darf ich mit Hashimoto-Thyreoiditis Blut oder Stammzellen spenden?

Hashimoto-Patienten ist es ebenso wie Menschen mit anderen Autoimmunkrankheiten untersagt, Blut zu spenden. Es soll verhindert werden, dass ein Empfänger einer Blutspende mit Autoantikörpern des Spenders in Kontakt kommen kann. Die Folgen einer solchen Übertragung sind nicht abschließend geklärt. Eine Störung oder zusätzliche Belastung des Immunsystems des Empfängers sowie eine Beeinträchtigung seiner Schilddrüsenfunktion sind denkbar. Daher soll eine mögliche Gefährdung von vornherein ausgeschlossen werden.

Im Gegensatz zu Menschen, die eine Bluttransfusion brauchen, haben Blutkrebspatienten, die eine Stammzellentransplantation benötigen, meist keine Auswahl an passenden Spendern. Tatsächlich ist die notwendige Übereinstimmung von HLA-Merkmalen (humane Leukozyten-Antigene) so selten, dass die Wahrscheinlichkeit, einen passenden Spender außerhalb der Familie zu finden, sehr gering ist. Hashimoto-Thyreoiditis wird daher im Zusammenhang mit Stammzellspenden nicht grundsätzlich als Ausschlusskriterium betrachtet. Nach Auskunft der Deutschen Knochenmarkspenderdatei (DKMS) kann es aber vorkommen, dass der Spender nur für die operative Stammzellentnahme aus dem Beckenknochen zugelassen werden kann. Voraussetzung ist zudem, dass die Schilddrüsenfunktion medikamentös eingestellt ist. Bei gesunden Spenderinnen können Stammzellen auch aus der Blutbahn gewonnen werden (periphere Stammzelltransplantation). Sind Sie noch nicht als potenzieller Stammzellenspender registriert? Auf der Internetseite des DKMS, https://www.dkms.de, finden Sie alle nötigen Informationen.

9. Wie verträgt sich die Erkrankung mit Rauchen und Alkohol?

Aktuelle wissenschaftliche Daten deuten darauf hin, dass Raucher und Menschen mit moderatem Alkoholkonsum seltener an Hashimoto-Thyreoiditis erkranken als Menschen, die vollkommen abstinent leben oder exzessiv trinken und rauchen (siehe Abschnitt »Alkohol und Rauchen« in Kapitel 8). Unserer Erfahrung nach erschwert allerdings beides, vor allem aber Tabakkonsum, die Therapie der Patienten mit Hashimoto-Thyreoiditis. Alkoholkonsum und Rauchen haben das Potenzial, Stoffwechselprozesse, die infolge einer Hashimoto-Thyreoiditis beeinträchtigt sein können, zusätzlich zu stören.

Beide Suchtmittel schädigen die Blutgefäße, begünstigen Arteriosklerose und damit die Entstehung von Herz-Kreislauf-Erkrankungen, die zu den häufigsten Folgeerkrankungen der Hashimoto-Thyreoiditis zählen. Zudem kann sich der Mangel an Schilddrüsenhormonen negativ auf die Funktion der Leber auswirken, die beim Alkoholabbau besonders beansprucht wird. Insgesamt überwiegen die gesundheitlichen Gefahren, die von Alkohol- und Tabakkonsum ausgehen, die Vorteile eines isolierten schützenden Effekts bei Hashimoto-Thyreoiditis. Im Sinne einer ganzheitlichen Betrachtung ist es aus medizinischer Sicht daher in jedem Fall ratsam, nicht zu rauchen und den Alkoholkonsum auf ein Minimum zu reduzieren.

10. Bin ich bei einer Coronavirus-Infektion besonders gefährdet?

Es gibt bisher keine Hinweise darauf, dass Patientinnen mit Hashimoto-Thyreoiditis im Fall einer Infektion mit dem Coronavirus ein erhöhtes Risiko für einen schweren Verlauf der Erkrankung haben. Eine gute Einstellung der Hormondosis ist dabei die beste Voraussetzung, eine Infektion unbeschadet überstehen zu können. Wenn Sie unsicher sind, ob Sie gut eingestellt sind, sollten Sie die Dosis möglichst nicht selbstständig ändern, sondern Ihren Arzt konsultieren. Ein erhöhtes Risiko für einen schweren Verlauf bei Covid-19 besteht laut Robert Koch-Institut für Patienten mit unterdrücktem Immunsystem. Dies kann zum Beispiel Folge einer Erkrankung sein oder aufgrund der Einnahme von Medikamenten wie Kortison geschehen. Bei Autoimmunerkrankungen kommt es nur selten durch eine sogenannte Immundysregulation zu einer Schwächung des Immunsystems. Durch Bestimmung der Serum-Immunglobuline kann eine Immundysregulation ausgeschlossen werden.

ANMERKUNGEN UND QUELLEN

1 Schudel, M. (2020, 9. August). *Noel R. Rose, scientist who advanced study of autoimmune diseases, dies at 92.* The Washington Post. https://www.washingtonpost.com/local/obituaries/noel-r-rose-scientist-who-advanced-study-of-autoimmune-diseases-dies-at-92/2020/08/08/5be640fc-d992-11ea-aff6-220dd3a14741_story.html (Zugriff am 12. September 2020).

2 Kwon, D. (2020, 1. Juni). *The Father of Autoimmunity: A Profile of Noel Rose.* The Scientist. https://www.the-scientist.com/profile/the-father-of-autoimmunity-a-profile-of-noel-rose-67567 (Zugriff am 1. Juli 2020).

3 T_1 besitzt ein einzelnes Jodatom an der dritten Stelle des Tyrosinringes. T_2 besitzt ein zusätzliches Jodatom an der fünften Stelle. Entsprechend bilden sich bei der Reaktion des T_1 und T_2 untereinander zwei Tyrosinringe, die entweder mit Jodatomen an den Positionen 3 und 5 sowie 3‘ bestückt sind (im Fall des T_3) oder an den Positionen 3,5 sowie 3‘ und 5‘ (im Fall des T_4).

4 Reverses T_3 zeichnet sich dadurch aus, dass die Anordnung der Jodatome an den beiden Ringen der Tyrosinreste genau gegenteilig, mit anderen Worten »revers«, zum T_3 ist. Die Jodatome binden an die Stellen 3 sowie 3‘ und 5‘. Reverses T_3 entsteht fast ausschließlich außerhalb der Schilddrüse, und zwar als Produkt bei der Dejodierung von T_4 in der Leber.

5 T_3 bindet leichter als T_4 an die Schilddrüsenhormonrezeptoren auf der DNA vor den von ihm regulierten Genen. Auf diese Weise aktiviert T_3 diese Gene zur Proteinsynthese. Zudem können T_3-Hormone aufgrund des fehlenden vierten Jodatoms die Zellmembrane schneller durchqueren.

6 Das Transporterprotein, das den größten Anteil der Hormone bindet, ist das thyroxinbindende Globulin (nicht zu verwechseln mit Thyreoglobulin, das vor Austritt der Hormone in die Blutbahn abgespalten wird).

7 Dieser Effekt führt bei ungebremster TSH-Anflutung klinisch zum Bild des Kropfes.

8 Die Deutsche Gesellschaft für Ernährung empfiehlt 180 bis 200 µg pro Tag, während die Weltgesundheitsorganisation 150 µg pro Tag als geeignete Menge ansieht.

9 Laut Bundesinstitut für Risikobewertung (BfR) gilt in Deutschland eine maximale Jodzufuhr von 500 µg pro Tag als unbedenklich. Das amerikanische Pendant zum BfR, das Institute of Medicine, Food and Nutrition, legt die Obergrenze hingegen auf 1100 µg pro Tag fest.

10 Thamm, M., Ellert, U., Thierfelder, W., Liesenkötter, K. P. & Völzke, H. (2007). *Jodversorgung in Deutschland. Ergebnisse des Jodmonitorings im Kinder- und Jugendgesundheitssurvey (KiGGS) [Iodine intake in Germany. Results of iodine monitoring in the German Health Interview and Examination Survey for Children and Adolescents (KiGGS)].* Bundesgesundheitsblatt, Gesundheitsforschung, Gesundheitsschutz, 50 (5–6), S. 744–749. https://doi.org/10.1007/s00103-007-0236-4.

11 Shi, Y., Wang, H., Su, Z., Chen, J., Xue, Y., Wang, S., Xue, Y., He, Z., Yang, H., Zhou, C., Kong, F., Liu, Y., Yang, P., Lu, L., Shao, Q., Huang, X. & Xu, H. (2010). *Differentiation imbalance of Th1/Th17 in peripheral blood mononuclear cells might contribute to pathogenesis of Hashimoto's thyroiditis.* Scandinavian Journal of Immunology, 72 (3), S. 250–255. https://doi.org/10.1111/j.1365-3083.2010.02425.x.

12 Pyzik, A., Grywalska, E., Matyjaszek-Matuszek, B. & Roliński, J. (2015). *Immune disorders in Hashimoto's thyroiditis: what do we know so far?* Journal of Immunology Research, 2015, 979167. https://doi.org/10.1155/2015/979167.

13 Wang, L., Wang, F. S. & Gershwin, M. E. (2015). *Human autoimmune diseases: a comprehensive update.* Journal of Internal Medicine, 278 (4), S. 369–395. https://doi.org/10.1111/joim.12395.

14 In der Biologie bezeichnet »Mimikry« eine Überlebensstrategie, bei der ein Lebewesen visuelle, auditive oder olfaktorische Signale eines anderen Lebewesens nachahmt, um einen Signalempfänger, zum Beispiel einen Fressfeind oder ein Beutetier, zu täuschen.

15 Strachan D. P. (1989). *Hay fever, hygiene, and household size.* BMJ (Clinical Research ed.), 299 (6710), S. 1259–1260. https://doi.org/10.1136/bmj.299.6710.1259.

16 Okada, H., Kuhn, C., Feillet, H. & Bach, J. F. (2010). *The ›hygiene hypothesis‹ for autoimmune and allergic diseases: an update.* Clinical and Experimental Immunology, 160 (1), S. 1–9. https://doi.org/10.1111/j.1365-2249.2010.04139.x.

17 Knezevic, J., Starchl, C., Tmava Berisha, A. & Amrein, K. (2020). *Thyroid-Gut-Axis: How Does the Microbiota Influence Thyroid Function?* Nutrients, 12 (6), S. 1769. https://doi.org/10.3390/nu12061769.

18 Lauritano, E. C., Bilotta, A. L., Gabrielli, M., Scarpellini, E., Lupascu, A., Laginestra, A., Novi, M., Sottili, S., Serricchio, M., Cammarota, G., Gasbarrini, G., Pontecorvi, A. & Gasbarrini, A. (2007). *Association between hypothyroidism and small intestinal bacterial overgrowth.* The Journal of Clinical Endocrinology & Metabolism, 92 (11), S. 4180–4184. https://doi.org/10.1210/jc.2007-0606.

19 Hashimoto H. (1912) *Zur Kenntniss der lymphomatösen Veränderung der Schilddrüse (Struma lymphomatosa).* Archiv für Klinische Chirurgie, 97, S. 219–248, S. 222.

20 Hashimoto H. (1912) *Zur Kenntniss der lymphomatösen Veränderung der Schilddrüse (Struma lymphomatosa).* Archiv für Klinische Chirurgie, 97, S. 219–248, S. 235.

21 Hashimoto H. (1912) *Zur Kenntniss der lymphomatösen Veränderung der Schilddrüse (Struma lymphomatosa).* Archiv für Klinische Chirurgie, 97, S. 219–248, S. 229.

22 Hashimoto H. (1912) *Zur Kenntniss der lymphomatösen Veränderung der Schilddrüse (Struma lymphomatosa).* Archiv für Klinische Chirurgie, 97, S. 219–248, S. 244.

23 Huber, G., Staub, J. J., Meier, C., Mitrache, C., Guglielmetti, M., Huber, P. & Braverman, L. E. (2002). *Prospective study of the spontaneous course of subclinical hypothyroidism: prognostic value of thyrotropin, thyroid reserve, and thyroid antibodies.*

The Journal of Clinical Endocrinology & Metabolism, 87 (7), S. 3221–3226. https://doi.org/10.1210/jcem.87.7.8678.

24 Rho, M. H., Kim, D. W., Hong, H. P., Park, Y. M., Kwon, M. J., Jung, S. J., Kim, Y. W. & Kang, T. (2012). *Diagnostic value of antithyroid peroxidase antibody for incidental autoimmune thyroiditis based on histopathologic results.* Endocrine, 42 (3), S. 647–652. https://doi.org/10.1007/s12020-012-9695-y.

25 Pearce, E. N., Farwell, A. P. & Braverman, L. E. (2003). *Thyroiditis.* The New England Journal of Medicine, 348 (26), S. 2646–2655. https://doi.org/10.1056/NEJMra021194.

26 Ning, Y., Cheng, Y. J., Liu, L. J., Sara, J. D., Cao, Z. Y., Zheng, W. P., Zhang, T. S., Han, H. J., Yang, Z. Y., Zhang, Y., Wang, F. L., Pan, R. Y., Huang, J. L., Wu, L. L., Zhang, M. & Wei, Y. X. (2017). *What is the association of hypothyroidism with risks of cardiovascular events and mortality? A meta-analysis of 55 cohort studies involving 1,898,314 participants.* BMC Medicine, 15 (1), S. 21. https://doi.org/10.1186/s12916-017-0777-9.

27 Das klinische Bild der Pseudodemenz ähnelt der echten degenerativen Demenz. Die Symptome wie verminderte Hirn- und Gedächtnisleistung werden aber durch andere organische oder psychische Störungen wie zum Beispiel Depression verursacht.

28 Siegmann, E. M., Müller, H., Luecke, C., Philipsen, A., Kornhuber, J. & Grömer, T. W. (2018). *Association of Depression and Anxiety Disorders With Autoimmune Thyroiditis: A Systematic Review and Meta-analysis*. JAMA Psychiatry, 75 (6), S. 577–584. https://doi.org/10.1001/jamapsychiatry.2018.0190.

29 Arda, S. (2014). *Psychische Störungen bei Autoimmunthyreoiditis (Hashimoto).* Open Access Repositorium der Universität Ulm. Dissertation. http://dx.doi.org/10.18725/OPARU-3407.

30 Ittermann, T., Völzke, H., Baumeister, S. E., Appel, K. & Grabe, H. J. (2015). *Diagnosed thyroid disorders are associated with depression and anxiety.* Social Psychiatry and Psychiatric Epidemiology, 50 (9), S. 1417–1425. https://doi.org/10.1007/s00127-015-1043-0; Bauer, M., Berman, S., Stamm, T., Plotkin, M., Adli, M., Pilhatsch, M., London, E. D., Hellemann, G. S., Whybrow, P. C. & Schlagenhauf, F. (2016). *Levothyroxine effects on depressive symptoms and limbic glucose metabolism in bipolar disorder: a randomized, placebo-controlled positron emission tomography study.* Molecular Psychiatry, 21 (2), S. 229–236. https://doi.org/10.1038/mp.2014.186.

31 Jacobi, F., Höfler, M., Strehle, J., Mack, S., Gerschler, A., Scholl, L., Busch, M. A., Maske, U., Hapke, U., Gaebel, W., Maier, W., Wagner, M., Zielasek, J. & Wittchen, H. U. (2014). *Psychische Störungen in der Allgemeinbevölkerung: Studie zur Gesundheit Erwachsener in Deutschland und ihr Zusatzmodul Psychische Gesundheit (DEGS1-MH) [Mental disorders in the general population: Study on the health of adults in Germany and the additional module mental health (DEGS1-MH)].* Der Nervenarzt, 85 (1), S. 77–87. https://doi.org/10.1007/s00115-013-3961-y.

32 Gaum, P. M., Gube, M., Esser, A., Schettgen, T., Quinete, N., Bertram, J., Putschögl, F. M., Kraus, T. & Lang, J. (2019). *Depressive Symptoms After PCB Exposure: Hy-*

potheses for Underlying Pathomechanisms via the Thyroid and Dopamine System. International Journal of Environmental Research and Public Health, 16 (6), S. 950. https://doi.org/10.3390/ijerph16060950.

33 Boelaert, K., Newby, P. R., Simmonds, M. J., Holder, R. L., Carr-Smith, J. D., Heward, J. M., Manji, N., Allahabadia, A., Armitage, M., Chatterjee, K. V., Lazarus, J. H., Pearce, S. H., Vaidya, B., Gough, S. C. & Franklyn, J. A. (2010). *Prevalence and relative risk of other autoimmune diseases in subjects with autoimmune thyroid disease.* The American Journal of Medicine, 123 (2), 183.e1–183.e1839. https://doi.org/10.1016/j.amjmed.2009.06.030.

34 Fröhlich, E. & Wahl, R. (2017). *Thyroid Autoimmunity: Role of Anti-thyroid Antibodies in Thyroid and Extra-Thyroidal Diseases.* Frontiers in Immunology, 8, S. 521. https://doi.org/10.3389/fimmu.2017.00521.

35 Confino-Cohen, R., Chodick, G., Shalev, V., Leshno, M., Kimhi, O. & Goldberg, A. (2012). *Chronic urticaria and autoimmunity: associations found in a large population study.* The Journal of Allergy and Clinical Immunology, 129 (5), S. 1307–1313. https://doi.org/10.1016/j.jaci.2012.01.043.

36 Jankovic, B., Le, K. T. & Hershman, J. M. (2013). *Clinical Review: Hashimoto's thyroiditis and papillary thyroid carcinoma: is there a correlation?* The Journal of Clinical Endocrinology and Metabolism, 98 (2), S. 474–482. https://doi.org/10.1210/jc.2012-2978.

37 Graceffa, G., Patrone, R., Vieni, S., Campanella, S., Calamia, S., Laise, I., Conzo, G., Latteri, M. & Cipolla, C. (2019). *Association between Hashimoto's thyroiditis and papillary thyroid carcinoma: a retrospective analysis of 305 patients.* BMC Endocrine Disorders, 19 (Supplement 1), S. 26. https://doi.org/10.1186/s12902-019-0351-x.

38 Silva de Morais, N., Stuart, J., Guan, H., Wang, Z., Cibas, E. S., Frates, M. C., Benson, C. B., Cho, N. L., Nehs, M. A., Alexander, C. A., Marqusee, E., Kim, M. I., Lorch, J. H., Barletta, J. A., Angell, T. E. & Alexander, E. K. (2019). *The Impact of Hashimoto Thyroiditis on Thyroid Nodule Cytology and Risk of Thyroid Cancer.* Journal of the Endocrine Society, 3 (4), S. 791–800. https://doi.org/10.1210/js.2018-00427.

39 Hoermann, R., Midgley, J., Larisch, R. & Dietrich, J. W. (2017). *Recent Advances in Thyroid Hormone Regulation: Toward a New Paradigm for Optimal Diagnosis and Treatment.* Frontiers in Endocrinology, 8, S. 364. https://doi.org/10.3389/fendo.2017.00364.

40 Hollowell, J. G., Staehling, N. W., Flanders, W. D., Hannon, W. H., Gunter, E. W., Spencer, C. A. & Braverman, L. E. (2002). *Serum TSH, T(4), and thyroid antibodies in the United States population (1988 to 1994): National Health and Nutrition Examination Survey (NHANES III).* The Journal of Clinical Endocrinology and Metabolism, 87 (2), S. 489–499. https://doi.org/10.1210/jcem.87.2.8182.

41 Wartofsky, L. & Dickey, R. A. (2005). *The evidence for a narrower thyrotropin reference range is compelling.* The Journal of Clinical Endocrinology and Metabolism, 90 (9), S. 5483–5488. https://doi.org/10.1210/jc.2005-0455.

42 Burkhardt, K., Ittermann, T., Heier, M., Kirchberger, I., Völzke, H., Wallaschofski, H., Below, H., Nauck, M. & Meisinger, C. (2014). *TSH-Referenzbereich bei süddeutschen Erwachsenen: Ergebnisse aus der bevölkerungsbasierten KORA F4-Studie [TSH-reference range of adults: results from the population-based study KORA F4].* Deutsche Medizinische Wochenschrift (1946), 139 (7), S. 317–322. https://doi.org/10.1055/s-0033-1360046; Völzke, H., Alte, D., Kohlmann, T., Lüdemann, J., Nauck, M., John, U. & Meng, W. (2005). *Reference intervals of serum thyroid function tests in a previously iodine-deficient area.* Thyroid: Official Journal of the American Thyroid Association, 15 (3), S. 279–285. https://doi.org/10.1089/thy.2005.15.279.

43 Andersen, S., Pedersen, K. M., Bruun, N. H. & Laurberg, P. (2002). *Narrow individual variations in serum T(4) and T(3) in normal subjects: a clue to the understanding of subclinical thyroid disease.* The Journal of Clinical Endocrinology and Metabolism, 87 (3), S. 1068–1072. https://doi.org/10.1210/jcem.87.3.8165.

44 Hoermann, R., Midgley, J. E., Larisch, R. & Dietrich, J. W. (2015). *Homeostatic Control of the Thyroid-Pituitary Axis: Perspectives for Diagnosis and Treatment.* Frontiers in Endocrinology, 6, S. 177. https://doi.org/10.3389/fendo.2015.00177.

45 https://www.thyroid.org/media-main/press-room/ (Zugriff am 23. September 2020).

46 Hansen, P. S., Brix, T. H., Iachine, I., Kyvik, K. O. & Hegedüs, L. (2006). *The relative importance of genetic and environmental effects for the early stages of thyroid autoimmunity: a study of healthy Danish twins.* European Journal of Endocrinology, 154 (1), S. 29–38. https://doi.org/10.1530/eje.1.02060.

47 Burek, C. L. & Talor, M. V. (2009). *Environmental triggers of autoimmune thyroiditis.* Journal of Autoimmunity, 33 (3–4), S. 183–189. https://doi.org/10.1016/j.jaut.2009.09.001.

48 Teng, W., Shan, Z., Teng, X., Guan, H., Li, Y., Teng, D., Jin, Y., Yu, X., Fan, C., Chong, W., Yang, F., Dai, H., Yu, Y., Li, J., Chen, Y., Zhao, D., Shi, X., Hu, F., Mao, J., Gu, X. & Li, C. (2006). *Effect of iodine intake on thyroid diseases in China.* The New England Journal of Medicine, 354 (26), S. 2783–2793. https://doi.org/10.1056/NEJMoa054022.

49 Teng, X., Shan, Z., Chen, Y., Lai, Y., Yu, J., Shan, L., Bai, X., Li, Y., Li, N., Li, Z., Wang, S., Xing, Q., Xue, H., Zhu, L., Hou, X., Fan, C. & Teng, W. (2011). *More than adequate iodine intake may increase subclinical hypothyroidism and autoimmune thyroiditis: a cross-sectional study based on two Chinese communities with different iodine intake levels.* European Journal of Endocrinology, 164 (6), S. 943–950. https://doi.org/10.1530/EJE-10-1041.

50 Ott, J., Meusel, M., Schultheis, A., Promberger, R., Pallikunnel, S. J., Neuhold, N. & Hermann, M. (2011). *The incidence of lymphocytic thyroid infiltration and Hashimoto's thyroiditis increased in patients operated for benign goiter over a 31-year period.* Virchows Archiv: an International Journal of Pathology, 459 (3), S. 277–281. https://doi.org/10.1007/s00428-011-1130-x.; Zois, C., Stavrou, I., Kalogera, C., Svarna, E., Dimoliatis, I., Seferiadis, K. & Tsatsoulis, A. (2003). *High prevalence of autoimmune thyroiditis in schoolchildren after elimination of iodine deficiency in nor-*

thwestern Greece. Thyroid: Official Journal of the American Thyroid Association, 13 (5), S. 485–489. https://doi.org/10.1089/105072503322021151.

51 Aghini Lombardi, F., Fiore, E., Tonacchera, M., Antonangeli, L., Rago, T., Frigeri, M., Provenzale, A. M., Montanelli, L., Grasso, L., Pinchera, A. & Vitti, P. (2013). *The effect of voluntary iodine prophylaxis in a small rural community: the Pescopagano survey 15 years later.* The Journal of Clinical Endocrinology and Metabolism, 98 (3), S. 1031–1039. https://doi.org/10.1210/jc.2012-2960.

52 Ates, I., Yilmaz, F. M., Altay, M., Yilmaz, N., Berker, D. & Güler, S. (2015). *The relationship between oxidative stress and autoimmunity in Hashimoto's thyroiditis.* European Journal of Endocrinology, 173 (6), S. 791–799. https://doi.org/10.1530/EJE-15-0617.

53 Pedersen, I. B., Knudsen, N., Carlé, A., Vejbjerg, P., Jørgensen, T., Perrild, H., Ovesen, L., Rasmussen, L. B. & Laurberg, P. (2011). *A cautious iodization programme bringing iodine intake to a low recommended level is associated with an increase in the prevalence of thyroid autoantibodies in the population.* Clinical Endocrinology, 75 (1), S. 120–126. https://doi.org/10.1111/j.1365-2265.2011.04008.x.

54 Bahn, A. K., Mills, J. L., Snyder, P. J., Gann, P. H., Houten, L., Bialik, O., Hollmann, L. & Utiger, R. D. (1980). *Hypothyroidism in workers exposed to polybrominated biphenyls.* The New England Journal of Medicine, 302 (1), S. 31–33. https://doi.org/10.1056/NEJM198001033020105.

55 Zhong, B., Wang, Y., Zhang, G. & Wang, Z. (2016). *Environmental Iodine Content, Female Sex and Age Are Associated with New-Onset Amiodarone-Induced Hypothyroidism: A Systematic Review and Meta-Analysis of Adverse Reactions of Amiodarone on the Thyroid.* Cardiology, 134 (3), S. 366–371. https://doi.org/10.1159/000444578.

56 McKnight, R. F., Adida, M., Budge, K., Stockton, S., Goodwin, G. M. & Geddes, J. R. (2012). *Lithium toxicity profile: a systematic review and meta-analysis.* Lancet (London, England), 379 (9817), S. 721–728. https://doi.org/10.1016/S0140-6736(11)61516-X.

57 Pacini, F., Vorontsova, T., Molinaro, E., Kuchinskaya, E., Agate, L., Shavrova, E., Astachova, L., Chiovato, L. & Pinchera, A. (1998). *Prevalence of thyroid autoantibodies in children and adolescents from Belarus exposed to the Chernobyl radioactive fallout.* Lancet (London, England), 352 (9130), S. 763–766. https://doi.org/10.1016/s0140-6736(97)11397-6.

58 Rendell, V., Bath, N. M. & Brennan, T. V. (2020). *Medawar's Paradox and Immune Mechanisms of Fetomaternal Tolerance.* OBM Transplantation, 4 (1), S. 26. https://doi.org/10.21926/obm.transplant.2001104.

59 Vestergaard P. (2002). *Smoking and thyroid disorders--a meta-analysis.* European Journal of Endocrinology, 146 (2), S. 153–161. https://doi.org/10.1530/eje.0.1460153.

60 Belin, R. M., Astor, B. C., Powe, N. R. & Ladenson, P. W. (2004). *Smoke exposure is associated with a lower prevalence of serum thyroid autoantibodies and thyrotropin concentration elevation and a higher prevalence of mild thyrotropin concentration sup-*

pression in the third National Health and Nutrition Examination Survey (NHANES III). The Journal of Clinical Endocrinology and Metabolism, 89 (12), S. 6077–6086. https://doi.org/10.1210/jc.2004-0431; Jorde, R. & Sundsfjord, J. (2006). *Serum TSH levels in smokers and non-smokers. The 5th Tromsø study*. Experimental and Clinical Endocrinology & Diabetes: Official Journal, German Society of Endocrinology [and] German Diabetes Association, 114 (7), S. 343–347. https://doi.org/10.1055/s-2006-924264.

61 Rabenberg, M., Mensink, G. B. M. (2016) *Vitamin-D-Status in Deutschland*. Journal of Health Monitoring 1 (2): S. 36–42. DOI 10.17886/RKI-GBE-2016-036.

62 Kim, D. (2017). *The Role of Vitamin D in Thyroid Diseases*. International Journal of Molecular Sciences, 18 (9), S. 1949. https://doi.org/10.3390/ijms18091949.

63 Song, H., Fang, F., Tomasson, G., Arnberg, F. K., Mataix-Cols, D., Fernández de la Cruz, L., Almqvist, C., Fall, K. & Valdimarsdóttir, U. A. (2018). *Association of Stress-Related Disorders With Subsequent Autoimmune Disease*. JAMA, 319 (23), S. 2388–2400. https://doi.org/10.1001/jama.2018.7028.

64 Sapolsky, R. M. (1996). Warum *Zebras keine Migräne kriegen. Wie Streß den Menschen krank macht*. Piper, S. 22.

65 Wilson, J. L. (2001). *Adrenal Fatigue*. Smart Publication.

66 Cadegiani, F. A. & Kater, C. E. (2016). *Adrenal fatigue does not exist: a systematic review*. BMC Endocrine Disorders, 16 (1), S. 48. https://doi.org/10.1186/s12902-016-0128-4.

67 Eder, M. (2017, 14. Dezember) *Froomes Pedalieren in der Grauzone*. Frankfurter Allgemeine Zeitung. https://www.faz.net/aktuell/sport/sportpolitik/doping/chris-froome-und-team-sky-asthma-und-heuschnupfen-als-gewinnbringer-15339277.html (Zugriff am 19.10.2020).

68 Saravanan, P., Chau, W. F., Roberts, N., Vedhara, K., Greenwood, R. & Dayan, C. M. (2002). *Psychological well-being in patients on ›adequate‹ doses of l-thyroxine: results of a large, controlled community-based questionnaire study*. Clinical Endocrinology, 57 (5), S. 577–585. https://doi.org/10.1046/j.1365-2265.2002.01654.x.

69 Gärtner, R., Gasnier, B. C., Dietrich, J. W., Krebs, B. & Angstwurm, M. W. (2002). *Selenium supplementation in patients with autoimmune thyroiditis decreases thyroid peroxidase antibodies concentrations*. The Journal of Clinical Endocrinology and Metabolism, 87 (4), S. 1687–1691. https://doi.org/10.1210/jcem.87.4.8421.

70 Wichman, J., Winther, K. H., Bonnema, S. J. & Hegedüs, L. (2016). *Selenium Supplementation Significantly Reduces Thyroid Autoantibody Levels in Patients with Chronic Autoimmune Thyroiditis: A Systematic Review and Meta-Analysis*. Thyroid: Official Journal of the American Thyroid Association, 26 (12), S. 1681–1692. https://doi.org/10.1089/thy.2016.0256.

71 Santos, L. R., Neves, C., Melo, M. & Soares, P. (2018). *Selenium and Selenoproteins in Immune Mediated Thyroid Disorders*. Diagnostics (Basel, Switzerland), 8 (4), S. 70. https://doi.org/10.3390/diagnostics8040070.

72 Negro, R., Greco, G., Mangieri, T., Pezzarossa, A., Dazzi, D. & Hassan, H. (2007). *The influence of selenium supplementation on postpartum thyroid status in pregnant*

women with thyroid peroxidase autoantibodies. The Journal of Clinical Endocrinology and Metabolism, 92 (4), S. 1263–1268. https://doi.org/10.1210/jc.2006-1821.

73 Hu, S. & Rayman, M. P. (2017). *Multiple Nutritional Factors and the Risk of Hashimoto's Thyroiditis*. Thyroid: Official Journal of the American Thyroid Association, 27 (5), S. 597–610. https://doi.org/10.1089/thy.2016.0635.

74 Strategien der Behandlung von latenter Hypothyreose können zwischen Ländern und auch innerhalb eines Landes große Unterschiede aufweisen, wie Untersuchungen zeigen. Sie variieren hinsichtlich des Geschlechts des Patienten, der klinischen Erfahrung des Arztes und der Anzahl älterer Patienten in der jeweiligen Praxis. Zum Beispiel ordneten Hausärztinnen in den Niederlanden (34 Prozent) und England (40 Prozent) bei einem älteren Patienten mit einem TSH-Spiegel von 6 µU/l seltener eine Hormonersatztherapie an als Mediziner aus Deutschland (73 Prozent), Irland (62 Prozent) oder der Schweiz (52 Prozent). Während 46 Prozent der befragten Ärztinnen aus Deutschland die Therapie mit einer Startdosis von 25 µg begannen, verordneten 41 Prozent eine Startdosis von 50 µg (Quelle: den Elzen, W. P., Lefèbre-van de Fliert, A. A., Virgini, V., Mooijaart, S. P., Frey, P., Kearney, P. M., Kerse, N., Mallen, C. D., McCarthy, V. J., Muth, C., Rosemann, T., Russell, A., Schers, H., Stott, D. J., de Waal, M. W., Warner, A., Westendorp, R. G., Rodondi, N. & Gussekloo, J. (2015). *International variation in GP treatment strategies for subclinical hypothyroidism in older adults: a case-based survey*. The British Journal of General Practice: The Journal of the Royal College of General Practitioners, 65 (631), e121–e132. https://doi.org/10.3399/bjgp15X683569.

75 Cai, Y., Ren, Y. & Shi, J. (2011). *Blood pressure levels in patients with subclinical thyroid dysfunction: a meta-analysis of cross-sectional data*. Hypertension Research: Official Journal of the Japanese Society of Hypertension, 34 (10), S. 1098–1105. https://doi.org/10.1038/hr.2011.91.

76 Chang, Y. C., Chang, C. H., Yeh, Y. C., Chuang, L. M. & Tu, Y. K. (2018). *Subclinical and overt hypothyroidism is associated with reduced glomerular filtration rate and proteinuria: a large cross-sectional population study*. Scientific Reports, (1), 2031. https://doi.org/10.1038/s41598-018-19693-4.

77 De Moura Souza, A. & Sichieri, R. (2011). *Association between serum TSH concentration within the normal range and adiposity*. European Journal of Endocrinology, 165 (1), 11–15. https://doi.org/10.1530/EJE-11-0261.

78 Einige Meeresalgen neigen zudem dazu, Schadstoffe anzureichern. In dem 2018 durchgeführten Monitoring stieß das BfR neben kritisch erhöhten Jodkonzentrationen auch auf hohe Gehalte an Kadmium, Blei, Arsen und Aluminium. Quelle: https://www.bvl.bund.de/DE/Home/Header-Inhalte/Algenblaetter.html (Zugriff am 10. September 2020).

79 Virili, C., Bassotti, G., Santaguida, M. G., Iuorio, R., Del Duca, S. C., Mercuri, V., Picarelli, A., Gargiulo, P., Gargano, L. & Centanni, M. (2012). *Atypical celiac disease as cause of increased need for thyroxine: a systematic study*. The Journal of Clinical Endocrinology and Metabolism, 97 (3), E419–E422. https://doi.org/10.1210/jc.2011-1851.

80 Katz, D. (2018) *The Truth About Food: Why Pandas Eat Bamboo and People Get Bamboozled.* Dystel & Goderich Literary Management.

81 Die Theorie wurde vor allem durch den amerikanischen Arzt Steven Gundry verbreitet, dessen Buch *The Plant Paradox. The Hidden Dangers in ›Healthy‹ Foods That Cause Disease and Weight Gain* (deutsch: Böses *Gemüse. Wie gesunde Nahrungsmittel uns krank machen*) zu einem Bestseller avancierte.

82 Viele Patienten mit Hashimoto-Thyreoiditis sind überzeugt, dass ihre Beschwerden mit der Nahrungsmittelzufuhr zusammenhängen. Sie erzeugen eine Nachfrage, die in den vergangenen Jahren einen Markt für Tests zur Immunglobulin-G4-Bestimmung gegen Nahrungsmittel geschaffen hat. Die Europäische Akademie für Allergologie und klinische Immunologie sowie die Deutsche Gesellschaft für Allergologie und klinische Immunologie raten jedoch von diesen Tests, die von vielen Laboren, Ärzten und Heilpraktikern vertrieben werden, ab. Der Nachweis von IgG4-Antikörpern gegen Nahrungsmittel ist ungeeignet, eine Unverträglichkeit dieser Nahrungsmittel festzustellen, da die Antikörper ebenso bei der natürlichen Immunantwort des Menschen nach wiederholtem Kontakt mit Nahrungsmittelbestandteilen nachweisbar sind. Quelle: Worm, M., Reese, I., Ballmer-Weber, B., u.a. (2015). *Guidelines on the management of IgE-mediated food allergies: S2k-Guidelines of the German Society for Allergology and Clinical Immunology (DGAKI) in collaboration with the German Medical Association of Allergologists (AeDA), the German Professional Association of Pediatricians (BVKJ), the German Allergy and Asthma Association (DAAB), […].* Allergo Journal International, 24, S. 256–293. https://doi.org/10.1007/s40629-015-0074-0.

83 Dinu, M., Abbate, R., Gensini, G. F., Casini, A. & Sofi, F. (2017). *Vegetarian, vegan diets and multiple health outcomes: A systematic review with meta-analysis of observational studies.* Critical Reviews in Food Science and Nutrition, 57 (17), S. 3640–3649. https://doi.org/10.1080/10408398.2016.1138447.

84 Gardner C. D. (2012). *Tailoring dietary approaches for weight loss.* International Journal of Obesity Supplements, 2 (Supplement 1), S11–S15. https://doi.org/10.1038/ijosup.2012.4.

85 Bates, J. N., Kohn, T. P. & Pastuszak, A. W. (2020). *Effect of Thyroid Hormone Derangements on Sexual Function in Men and Women.* Sexual Medicine Reviews, 8 (2), S. 217–230. https://doi.org/10.1016/j.sxmr.2018.09.005.

AUSGEWÄHLTE LITERATUR

Kapitel 1

Graudal, N., Jürgens, G., Baslund, B. & Alderman, M. H. (2014). *Compared with usual sodium intake, low- and excessive-sodium diets are associated with increased mortality: a meta-analysis*. American Journal of Hypertension, 27 (9), S. 1129–1137. https://doi.org/10.1093/ajh/hpu028.

Laios, K., Lagiou, E., Konofaou, V., Piagkou, M. & Karamanou, M. (2019). *From thyroid cartilage to thyroid gland*. Folia Morphologica, 78 (1), S. 171–173. https://doi.org/10.5603/FM.a2018.0059.

Lee, S. Y., Rhee, C. M., Leung, A. M., Braverman, L. E., Brent, G. A. & Pearce, E. N. (2015). *A review: Radiographic iodinated contrast media-induced thyroid dysfunction*. The Journal of Clinical Endocrinology and Metabolism, 100 (2), S. 376–383. https://doi.org/10.1210/jc.2014-3292.

Leung, A. M. & Braverman, L. E. (2012). *Iodine-induced thyroid dysfunction*. Current Opinion in Endocrinology, Diabetes and Obesity, 19 (5), S. 414–419. https://doi.org/10.1097/MED.0b013e3283565bb2.

Thamm, M., Ellert, U., Thierfelder, W., Liesenkötter, K. P. & Völzke, H. (2007). *Jodversorgung in Deutschland. Ergebnisse des Jodmonitorings im Kinder- und Jugendgesundheitssurvey (KiGGS)* [Iodine intake in Germany. Results of iodine monitoring in the German Health Interview and Examination Survey for Children and Adolescents (KiGGS)]. Bundesgesundheitsblatt, Gesundheitsforschung, Gesundheitsschutz, 50 (5–6), S. 744–749. https://doi.org/10.1007/s00103-007-0236-4.

Westheide, W., Rieger, R. (2015). *Spezielle Zoologie, Teil 2: Wirbel- oder Schädeltiere* (3. Auflage). Springer Spektrum.

Kapitel 2

Chaker, L., Bianco, A. C., Jonklaas, J. & Peeters, R. P. (2017). *Hypothyroidism*. Lancet, 390 (10101), S. 1550–1562. https://doi.org/10.1016/S0140-6736(17)30703-1.

Genovese, B. M., Noureldine, S. I., Gleeson, E. M., Tufano, R. P. & Kandil, E. (2013). *What is the best definitive treatment for Graves'disease? A systematic review of the existing literature*. Annals of Surgical Oncology, 20 (2), S. 660–667. https://doi.org/10.1245/s10434-012-2606-x.

Hak, A. E., Pols, H. A., Visser, T. J., Drexhage, H. A., Hofman, A. & Witteman, J. C. (2000). *Subclinical hypothyroidism is an independent risk factor for atherosclerosis and myocardial infarction in elderly women: the Rotterdam Study*. Annals of Internal Medicine, 132 (4), S. 270–278. https://doi.org/10.7326/0003-4819-132-4-200002150-00004.

Schübel, J., Feldkamp, J., Bergmann, A., Drossard, W. & Voigt, K. (2017). *Latente Hypothyreose des Erwachsenen.* Deutsches Ärzteblatt International, 114 (25), S. 430–438. https://doi.org/10.3238/arztebl.2017.430.

Vanderpump, M. P., Tunbridge, W. M., French, J. M., Appleton, D., Bates, D., Clark, F., Grimley Evans, J., Hasan, D. M., Rodgers, H. & Tunbridge, F. (1995). *The incidence of thyroid disorders in the community: a twenty-year follow-up of the Whickham Survey.* Clinical Endocrinology, 43 (1), S. 55–68. https://doi.org/10.1111/j.1365-2265.1995.tb01894.x.

Kapitel 3

Knezevic, J., Starchl, C., Tmava Berisha, A. & Amrein, K. (2020). *Thyroid-Gut-Axis: How Does the Microbiota Influence Thyroid Function?* Nutrients, 12 (6), S. 1769. https://doi.org/10.3390/nu12061769.

Lauritano, E. C., Bilotta, A. L., Gabrielli, M., Scarpellini, E., Lupascu, A., Laginestra, A., Novi, M., Sottili, S., Serricchio, M., Cammarota, G., Gasbarrini, G., Pontecorvi, A. & Gasbarrini, A. (2007). *Association between hypothyroidism and small intestinal bacterial overgrowth.* The Journal of Clinical Endocrinology and Metabolism, 92 (11), S. 4180–4184. https://doi.org/10.1210/jc.2007-0606.

Manfredo Vieira, S., Hiltensperger, M., Kumar, V., Zegarra-Ruiz, D., Dehner, C., Khan, N., Costa, F., Tiniakou, E., Greiling, T., Ruff, W., Barbieri, A., Kriegel, C., Mehta, S. S., Knight, J. R., Jain, D., Goodman, A. L. & Kriegel, M. A. (2018). *Translocation of a gut pathobiont drives autoimmunity in mice and humans.* Science (New York, N.Y.), 359 (6380), S. 1156–1161. https://doi.org/10.1126/science.aar7201.

Marazuela, M., García-López, M. A., Figueroa-Vega, N., de la Fuente, H., Alvarado-Sánchez, B., Monsiváis-Urenda, A., Sánchez-Madrid, F. & González-Amaro, R. (2006). *Regulatory T cells in human autoimmune thyroid disease.* The Journal of Clinical Endocrinology and Metabolism, 91 (9), S. 3639–3646. https://doi.org/10.1210/jc.2005-2337.

Okada, H., Kuhn, C., Feillet, H. & Bach, J. F. (2010). *The ›hygiene hypothesis‹ for autoimmune and allergic diseases: an update.* Clinical and Experimental Immunology, 160 (1), S. 1–9. https://doi.org/10.1111/j.1365-2249.2010.04139.x.

Phenekos, C., Vryonidou, A., Gritzapis, A. D., Baxevanis, C. N., Goula, M. & Papamichail, M. (2004). *Th1 and Th2 serum cytokine profiles characterize patients with Hashimoto's thyroiditis (Th1) and Graves'disease (Th2).* Neuroimmunomodulation, 11 (4), S. 209–213. https://doi.org/10.1159/000078438.

Pyzik, A., Grywalska, E., Matyjaszek-Matuszek, B. & Roliński, J. (2015). *Immune disorders in Hashimoto's thyroiditis: what do we know so far?* Journal of Immunology Research, 2015, S. 979167. https://doi.org/10.1155/2015/979167.

Shi, Y., Wang, H., Su, Z., Chen, J., Xue, Y., Wang, S., Xue, Y., He, Z., Yang, H., Zhou, C., Kong, F., Liu, Y., Yang, P., Lu, L., Shao, Q., Huang, X. & Xu, H. (2010). *Differentia-*

tion imbalance of Th1/Th17 in peripheral blood mononuclear cells might contribute to pathogenesis of Hashimoto's thyroiditis. Scandinavian Journal of Immunology, 72 (3), S. 250–255. https://doi.org/10.1111/j.1365-3083.2010.02425.x.

Stiemsma, L. T., Reynolds, L. A., Turvey, S. E. & Finlay, B. B. (2015). *The hygiene hypothesis: current perspectives and future therapies*. ImmunoTargets andTherapy, 4, S. 143–157. https://doi.org/10.2147/ITT.S61528.

Strachan D. P. (1989). *Hay fever, hygiene, and household size.* BMJ (Clinical Resarch ed.), 299 (6710), S. 1259–1260. https://doi.org/10.1136/bmj.299.6710.1259.

Wang, L., Wang, F. S. & Gershwin, M. E. (2015). *Human autoimmune diseases: a comprehensive update.* Journal of Internal Medicine, 278 (4), S. 369–395. https://doi.org/10.1111/joim.12395.

Kapitel 4

Ajjan, R. A. & Weetman, A. P. (2015). *The Pathogenesis of Hashimoto's Thyroiditis: Further Developments in our Understanding.* Hormone and Metabolic Research. 47 (10), S. 702–710. https://doi.org/10.1055/s-0035-1548832.

Brakebusch, L. & Heufelder, A. (2016). *Leben mit Hashimoto-Thyreoiditis*. W. Zuckschwerdt.

Fröhlich, E. & Wahl, R. (2017). *Thyroid Autoimmunity: Role of Anti-thyroid Antibodies in Thyroid and Extra-Thyroidal Diseases.* Frontiers inImmunology, 8, S. 521. https://doi.org/10.3389/fimmu.2017.00521.

Hashimoto H. (1912) *Zur Kenntniss der lymphomatösen Veränderung der Schilddrüse (Struma lymphomatosa)*. Archiv für Klinische Chirurgie, 97, S. 219–248.

Huber, G., Staub, J. J., Meier, C., Mitrache, C., Guglielmetti, M., Huber, P. & Braverman, L. E. (2002). *Prospective study of the spontaneous course of subclinical hypothyroidism: prognostic value of thyrotropin, thyroid reserve, and thyroid antibodies.* The Journal of Clinical Endocrinology and Metabolism, 87 (7), S. 3221–3226. https://doi.org/10.1210/jcem.87.7.8678.

Li, Y., Nishihara, E., Hirokawa, M., Taniguchi, E., Miyauchi, A. & Kakudo, K. (2010). *Distinct clinical, serological, and sonographic characteristics of hashimoto's thyroiditis based with and without IgG4-positive plasma cells.* The Journal of Clinical Endocrinology and Metabolism, 95 (3), S. 1309–1317. https://doi.org/10.1210/jc.2009-1794.

Pearce, E. N., Farwell, A. P. & Braverman, L. E. (2003). *Thyroiditis.* The New England Journal of Medicine, 348 (26), S. 2646–2655. https://doi.org/10.1056/NEJMra021194.

Rho, M. H., Kim, D. W., Hong, H. P., Park, Y. M., Kwon, M. J., Jung, S. J., Kim, Y. W. & Kang, T. (2012). *Diagnostic value of antithyroid peroxidase antibody for incidental autoimmune thyroiditis based on histopathologic results.* Endocrine, 42 (3), S. 647–652. https://doi.org/10.1007/s12020-012-9695-y.

Terry, F. D., Douglas, S. R. & Jean, E. M. (2015). *Pathogenesis of Hashimoto's thyroiditis (chronic autoimmune thyroiditis).* Hormone and Metabolic Research 47 (10): 702–10 2015.

Weetman A. P. (2003). *Autoimmune thyroid disease: propagation and progression.* European Journal of Endocrinology, 148 (1), S. 1–9. https://doi.org/10.1530/eje.0.1480001.

Kapitel 5

Eastwood, G. L., Braverman, L. E., White, E. M. & Vander Salm, T. J. (1982). *Reversal of lower esophageal sphincter hypotension and esophageal aperistalsis after treatment for hypothyroidism.* Journal of Clinical Gastroenterology, 4 (4), S. 307–310. https://doi.org/10.1097/00004836-198208000-00003.

Kann P., Jocham A. & Beyer J. (1997). *Hypothyreose, Hyperthyreose und Therapie mit Schilddrüsenhormonen: Einflüsse auf das Skelettsystem.* Deutsche Medizinische Wochenschrift, 122, S. 1392–1397.

Kumar, A., Mohanty, B. P. & Rani, L. (2007). *Secretion of testicular steroids and gonadotrophins in hypothyroidism.* Andrologia, 39 (6), S. 253–260. https://doi.org/10.1111/j.1439-0272.2007.00798.x.

Ojamaa, K., Klemperer, J. D. & Klein, I. (1996). *Acute effects of thyroid hormone on vascular smooth muscle.* Thyroid: Official Journal of the American Thyroid Association, 6 (5), S. 505–512. https://doi.org/10.1089/thy.1996.6.505.

Udovcic, M., Pena, R. H., Patham, B., Tabatabai, L. & Kansara, A. (2017). *Hypothyroidism and the Heart.* Methodist DeBakey Cardiovascular Journal, 13 (2), S. 55–59. https://doi.org/10.14797/mdcj-13-2-55.

Wang, Y., Yu, X., Zhao, Q. Z., Zheng, S., Qing, W. J., Miao, C. D. & Sanjay, J. (2016). *Thyroid dysfunction, either hyper or hypothyroidism, promotes gallstone formation by different mechanisms.* Journal of Zhejiang University. Science, B, 17 (7), S. 515–525. https://doi.org/10.1631/jzus.B1500210.

Kapitel 6

Arda, S. (2014). *Psychische Störungen bei Autoimmunthyreoiditis (Hashimoto).* Open Access Repositorium der Universität Ulm. Dissertation. http://dx.doi.org/10.18725/OPARU-3407.

Bauer, M., Berman, S., Stamm, T., Plotkin, M., Adli, M., Pilhatsch, M., London, E. D., Hellemann, G. S., Whybrow, P. C. & Schlagenhauf, F. (2016). *Levothyroxine effects on depressive symptoms and limbic glucose metabolism in bipolar disorder: a randomized, placebo-controlled positron emission tomography study.* Molecular Psychiatry, 21 (2), S. 229–236. https://doi.org/10.1038/mp.2014.186.

Berghi N. O. (2017). *Immunological Mechanisms Implicated in the Pathogenesis of Chronic Urticaria and Hashimoto Thyroiditis.* IranianJournal of Allergy, Asthma, and Immunology, 16 (4), S. 358–366.

Boelaert, K., Newby, P. R., Simmonds, M. J., Holder, R. L., Carr-Smith, J. D., Heward, J. M., Manji, N., Allahabadia, A., Armitage, M., Chatterjee, K. V., Lazarus, J. H., Pearce, S. H., Vaidya, B., Gough, S. C. & Franklyn, J. A. (2010). *Prevalence and relative risk of other autoimmune diseases in subjects with autoimmune thyroid disease.* The American Journal of Medicine, 123 (2), 183.e1–183.e1839. https://doi.org/10.1016/j.amjmed.2009.06.030.

Confino-Cohen, R., Chodick, G., Shalev, V., Leshno, M., Kimhi, O. & Goldberg, A. (2012). *Chronic urticaria and autoimmunity: associations found in a large population study.* The Journal of Allergy and Clinical Immunology, 129 (5), S. 1307–1313. https://doi.org/10.1016/j.jaci.2012.01.043.

Gaum, P. M., Gube, M., Esser, A., Schettgen, T., Quinete, N., Bertram, J., Putschögl, F. M., Kraus, T. & Lang, J. (2019). *Depressive Symptoms After PCB Exposure: Hypotheses for Underlying Pathomechanisms via the Thyroid and Dopamine System.* International Journal of Environmental Research and Public Health, 16 (6), S. 950. https://doi.org/10.3390/ijerph16060950.

Graceffa, G., Patrone, R., Vieni, S., Campanella, S., Calamia, S., Laise, I., Conzo, G., Latteri, M. & Cipolla, C. (2019). *Association between Hashimoto's thyroiditis and papillary thyroid carcinoma: a retrospective analysis of 305 patients.* BMC Endocrine Disorders, 19 (Supplement 1), S. 26. https://doi.org/10.1186/s12902-019-0351-x.

Ittermann, T., Völzke, H., Baumeister, S. E., Appel, K. & Grabe, H. J. (2015). *Diagnosed thyroid disorders are associated with depression and anxiety.* Social psychiatry and psychiatric epidemiology, 50 (9), S. 1417–1425. https://doi.org/10.1007/s00127-015-1043-0.

Iwen, K. A., Schröder, E. & Brabant, G. (2013). *Thyroid hormones and the metabolic syndrome.* European Thyroid Journal, 2 (2), S. 83–92. https://doi.org/10.1159/000351249.

Jacobi, F., Höfler, M., Strehle, J., Mack, S., Gerschler, A., Scholl, L., Busch, M. A., Maske, U., Hapke, U., Gaebel, W., Maier, W., Wagner, M., Zielasek, J. & Wittchen, H. U. (2014). *Psychische Störungen in der Allgemeinbevölkerung: Studie zur Gesundheit Erwachsener in Deutschland und ihr Zusatzmodul Psychische Gesundheit (DEGS1-MH) [Mental disorders in the general population: Study on the health of adults in Germany and the additional module mental health (DEGS1-MH)].* Der Nervenarzt, 85 (1), S. 77–87. https://doi.org/10.1007/s00115-013-3961-y.

Jankovic, B., Le, K. T. & Hershman, J. M. (2013). *Clinical Review: Hashimoto's thyroiditis and papillary thyroid carcinoma: is there a correlation?* The Journal of Clinical Endocrinology and Metabolism, 98 (2), S. 474–482. https://doi.org/10.1210/jc.2012-2978.

Kahaly, G. J., Frommer, L. & Schuppan, D. (2018). *Celiac Disease and Glandular Autoimmunity.* Nutrients, 10 (7), S. 814. https://doi.org/10.3390/nu10070814.

Lundin, K. E. & Wijmenga, C. (2015). *Coeliac disease and autoimmune disease-genetic overlap and screening.* Nature Reviews. Gastroenterology & Hepatology, 12 (9), S. 507–515. https://doi.org/10.1038/nrgastro.2015.136.

Mattar, M. C., Lough, D., Pishvaian, M. J. & Charabaty, A. (2011). *Current management of inflammatory bowel disease and colorectal cancer.* Gastrointestinal Cancer Research: GCR, 4 (2), S. 53–61.

Ning, Y., Cheng, Y. J., Liu, L. J., Sara, J. D., Cao, Z. Y., Zheng, W. P., Zhang, T. S., Han, H. J., Yang, Z. Y., Zhang, Y., Wang, F. L., Pan, R. Y., Huang, J. L., Wu, L. L., Zhang, M. & Wei, Y. X. (2017). *What is the association of hypothyroidism with risks of cardiovascular events and mortality? A meta-analysis of 55 cohort studies involving 1,898,314 participants.* BMC Medicine, 15 (1), S. 21. https://doi.org/10.1186/s12916-017-0777-9.

Siegmann, E. M., Müller, H., Luecke, C., Philipsen, A., Kornhuber, J. & Grömer, T. W. (2018). *Association of Depression and Anxiety Disorders With Autoimmune Thyroiditis: A Systematic Review and Meta-analysis.* JAMA Psychiatry, 75 (6), S. 577–584. https://doi.org/10.1001/jamapsychiatry.2018.0190.

Silva de Morais, N., Stuart, J., Guan, H., Wang, Z., Cibas, E. S., Frates, M. C., Benson, C. B., Cho, N. L., Nehs, M. A., Alexander, C. A., Marqusee, E., Kim, M. I., Lorch, J. H., Barletta, J. A., Angell, T. E. & Alexander, E. K. (2019). *The Impact of Hashimoto Thyroiditis on Thyroid Nodule Cytology and Risk of Thyroid Cancer.* Journal of the Endocrine Society, 3 (4), S. 791–800. https://doi.org/10.1210/js.2018-00427.

Weetman A. P. (2011). *Diseases associated with thyroid autoimmunity: explanations for the expanding spectrum.* Clinical Endocrinology, 74 (4), S. 411–418. https://doi.org/10.1111/j.1365-2265.2010.03855.x.

Kapitel 7

Andersen, S., Pedersen, K. M., Bruun, N. H. & Laurberg, P. (2002). *Narrow individual variations in serum T(4) and T(3) in normal subjects: a clue to the understanding of subclinical thyroid disease.* The Journal of Clinical Endocrinology and Metabolism, 87 (3), S. 1068–1072. https://doi.org/10.1210/jcem.87.3.8165.

Burkhardt, K., Ittermann, T., Heier, M., Kirchberger, I., Völzke, H., Wallaschofski, H., Below, H., Nauck, M. & Meisinger, C.(2014). *TSH Referenzbereich bei süd deutschen Erwachsenen: Ergebnisse aus der bevölkerungsbasierten KORA F4-Studie [TSH-reference range of adults: results from the population-based study KORA F4].* Deutsche Medizinische Wochenschrift (1946), 139 (7), S. 317–322. https://doi.org/10.1055/s-0033-1360046.

Hoermann, R., Midgley, J., Larisch, R. & Dietrich, J. W. (2017). *Recent Advances in Thyroid Hormone Regulation: Toward a New Paradigm for Optimal Diagnosis and Treatment.* Frontiers in Endocrinology, 8, S. 364. https://doi.org/10.3389/fendo.2017.00364.

Hoermann, R., Midgley, J. E., Larisch, R. & Dietrich, J. W. (2015). *Homeostatic Control of the Thyroid-Pituitary Axis: Perspectives for Diagnosis and Treatment.* Frontiers in Endocrinology, 6, S. 177. https://doi.org/10.3389/fendo.2015.00177.

Hollowell, J. G., Staehling, N. W., Flanders, W. D., Hannon, W. H., Gunter, E. W., Spencer, C. A. & Braverman, L. E. (2002). *Serum TSH, T(4), and thyroid antibodies in the United States population (1988 to 1994): National Health and Nutrition Examination Survey (NHANES III).* The Journal of Clinical Endocrinology and Metabolism, 87 (2), S. 489–499. https://doi.org/10.1210/jcem.87.2.8182.

Surks, M. I. & Boucai, L. (2010). *Age- and race-based serum thyrotropin reference limits.* The Journal of Clinical Endocrinology and Metabolism, 95 (2), S. 496–502. https://doi.org/10.1210/jc.2009-1845.

Völzke, H., Alte, D., Kohlmann, T., Lüdemann, J., Nauck, M., John, U. & Meng, W. (2005). *Reference intervals of serum thyroid function tests in a previously iodine-deficient area.* Thyroid: Official Journal of the American Thyroid Association, 15 (3), S. 279–285. https://doi.org/10.1089/thy.2005.15.279.

Wartofsky, L. & Dickey, R. A. (2005). *The evidence for a narrower thyrotropin reference range is compelling.* The Journal of Clinical Endocrinology and Metabolism, 90 (9), S. 5483–5488. https://doi.org/10.1210/jc.2005-0455.

Kapitel 8

Aghini Lombardi, F., Fiore, E., Tonacchera, M., Antonangeli, L., Rago, T., Frigeri, M., Provenzale, A. M., Montanelli, L., Grasso, L., Pinchera, A. & Vitti, P. (2013). *The effect of voluntary iodine prophylaxis in a small rural community: the Pescopagano survey 15 years later.* The Journal of Clinical Endocrinology and Metabolism, 98 (3), S. 1031–1039. https://doi.org/10.1210/jc.2012-2960.

Ander, S. E., Diamond, M. S. & Coyne, C. B. (2019). *Immune responses at the maternal-fetal interface.* Science Immunology, 4 (31), eaat6114. https://doi.org/10.1126/sciimmunol.aat6114.

Ates, I., Yilmaz, F. M., Altay, M., Yilmaz, N., Berker, D. & Güler, S. (2015). *The relationship between oxidative stress and autoimmunity in Hashimoto's thyroiditis.* European Journal of Endocrinology, 173 (6), S. 791–799. https://doi.org/10.1530/JE-15-0617.

Bahn, A. K., Mills, J. L., Snyder, P. J., Gann, P. H., Houten, L., Bialik, O., Hollmann, L. & Utiger, R. D. (1980). *Hypothyroidism in workers exposed to polybrominated biphenyls.* The New England Journal of Medicine, 302 (1), S. 31–33. https://doi.org/10.1056/NEJM198001033020105.

Bellan, M., Andreoli, L., Mele, C., Sainaghi, P. P., Rigamonti, C., Piantoni, S., De Benedittis, C., Aimaretti, G., Pirisi, M. & Marzullo, P. (2020). *Pathophysiological Role and Therapeutic Implications of Vitamin D in Autoimmunity: Focus on Chronic Autoimmune Diseases.* Nutrients, 12 (3), S. 789. https://doi.org/10.3390/nu12030789.

Belin, R. M., Astor, B. C., Powe, N. R. & Ladenson, P. W. (2004). *Smoke exposure is associated with a lower prevalence of serum thyroid autoantibodies and thyrotropin concen-*

tration elevation and a higher prevalence of mild thyrotropin concentration suppression in the third National Health and Nutrition Examination Survey (NHANES III). The Journal of Clinical Endocrinology and Metabolism, 89 (12), S. 6077–6086. https://doi.org/10.1210/jc.2004-0431.

Burek, C. L. & Talor, M. V. (2009). *Environmental triggers of autoimmune thyroiditis.* Journal of Autoimmunity, 33 (3–4), S. 183–189. https://doi.org/10.1016/j.jaut.2009.09.001.

Cadegiani, F. A. & Kater, C. E. (2016). *Adrenal fatigue does not exist: a systematic review.* BMC Endocrine Disorders, 16 (1), S. 48. https://doi.org/10.1186/s12902-016-0128-4.

Effraimidis, G. & Wiersinga, W. M. (2014). *Mechanisms in endocrinology: autoimmune thyroid disease: old and new players.* European Journal of Endocrinology, 170 (6), R241–R252. https://doi.org/10.1530/EJE-14-0047.

Gaberšček, S., Zaletel, K., Schwetz, V., Pieber, T., Obermayer-Pietsch, B. & Lerchbaum, E. (2015). *Mechanisms in endocrinology: thyroid and polycystic ovary syndrome.* European Journal of Endocrinology, 172 (1), R9–R21. https://doi.org/10.1530/EJE-14-0295.

Hansen, P. S., Brix, T. H., Iachine, I., Kyvik, K. O. & Hegedüs, L. (2006). *The relative importance of genetic and environmental effects for the early stages of thyroid autoimmunity: a study of healthy Danish twins.* European Journal of Endocrinology, 154 (1), S. 29–38. https://doi.org/10.1530/eje.1.02060.

Jorde, R. & Sundsfjord, J. (2006). *Serum TSH levels in smokers and non-smokers. The 5th Tromsø study.* Experimental and Clinical Endocrinology & Diabetes: Official Journal, German Society of Endocrinology [and] German Diabetes Association, 114 (7), S. 343–347. https://doi.org/10.1055/s-2006-924264.

Kim D. (2017). *The Role of Vitamin D in Thyroid Diseases.* International Journal of Molecular Sciences, 18 (9), 1949. https://doi.org/10.3390/ijms18091949.

McKnight, R. F., Adida, M., Budge, K., Stockton, S., Goodwin, G. M. & Geddes, J. R. (2012). *Lithium toxicity profile: a systematic review and meta-analysis.* Lancet (London, England), 379 (9817), S. 721–728. https://doi.org/10.1016/S0140-6736(11)61516-X.

Mori, K., Nakagawa, Y. & Ozaki, H. (2012). *Does the gut microbiota trigger Hashimoto's thyroiditis? Discovery Medicine, 14 (78), S.* 321–326.

Mu, Q., Kirby, J., Reilly, C. M. & Luo, X. M. (2017). *Leaky Gut As a Danger Signal for Autoimmune Diseases.* Frontiers in Immunology, 8, 598. https://doi.org/10.3389/fimmu.2017.00598.

Nagayama Y. (2018). *Radiation-related thyroid autoimmunity and dysfunction.* Journal of Radiation Research, 59 (Supplement 2), ii98–ii107. https://doi.org/10.1093/jrr/rrx054.

Ott, J., Meusel, M., Schultheis, A., Promberger, R., Pallikunnel, S. J., Neuhold, N. & Hermann, M. (2011). *The incidence of lymphocytic thyroid infiltration and Hashimoto's thyroiditis increased in patients operated for benign goiter over a 31-year period.*

Virchows Archiv: an International Journal of Pathology, 459 (3), S. 277–281. https://doi.org/10.1007/s00428-011-1130-x.

Pacini, F., Vorontsova, T., Molinaro, E., Kuchinskaya, E., Agate, L., Shavrova, E., Astachova, L., Chiovato, L. & Pinchera, A. (1998). *Prevalence of thyroid autoantibodies in children and adolescents from Belarus exposed to the Chernobyl radioactive fallout.* Lancet (London, England), 352 (9130), S. 763–766. https://doi.org/10.1016/s0140-6736(97)11397-6.

Pedersen, I. B., Knudsen, N., Carlé, A., Vejbjerg, P., Jørgensen, T., Perrild, H., Ovesen, L., Rasmussen, L. B. & Laurberg, P. (2011). *A cautious iodization programme bringing iodine intake to a low recommended level is associated with an increase in the prevalence of thyroid autoantibodies in the population.* Clinical Endocrinology, 75 (1), S. 120–126. https://doi.org/10.1111/j.1365-2265.2011.04008.x.

Rabenberg, M. & Mensink, G. B. M. (2016). *Vitamin-D-Status in Deutschland.* Journal of Health Monitoring 1 (2): 36–42. DOI 10.17886/RKI-GBE-2016-036.

Rendell, V., Bath, N. M. & Brennan, T. V. (2020). *Medawar's Paradox and Immune Mechanisms of Fetomaternal Tolerance.* OBM Transplantation, 4 (1), S. 26. https://doi.org/10.21926/obm.transplant.2001104.

Saboori, A. M., Rose, N. R., Bresler, H. S., Vladut-Talor, M. & Burek, C. L. (1998). *Iodination of human thyroglobulin (Tg) alters its immunoreactivity. I. Iodination alters multiple epitopes of human Tg.* Clinical and Experimental Immunology, 113 (2), S. 297–302. https://doi.org/10.1046/j.1365-2249.1998.00643.x.

Sapolsky, R. M. (1996). *Warum Zebras keine Migräne kriegen. Wie Streß den Menschen krank macht.* Piper.

Seaborg, E. (2017, September). *The Myth of Adrenal Fatigue.* Endocrine News. https://endocrinenews.endocrine.org/myth-adrenal-fatigue/.

Song, H., Fang, F., Tomasson, G., Arnberg, F. K., Mataix-Cols, D., Fernández de la Cruz, L., Almqvist, C., Fall, K. & Valdimarsdóttir, U. A. (2018). *Association of Stress-Related Disorders With Subsequent Autoimmune Disease.* JAMA, 319 (23), S. 2388–2400. https://doi.org/10.1001/jama.2018.7028.

Teng, W., Shan, Z., Teng, X., Guan, H., Li, Y., Teng, D., Jin, Y., Yu, X., Fan, C., Chong, W., Yang, F., Dai, H., Yu, Y., Li, J., Chen, Y., Zhao, D., Shi, X., Hu, F., Mao, J., Gu, X. & Li, C. et al. (2006). *Effect of iodine intake on thyroid diseases in China.* The New England Journal of Medicine, 354 (26), S. 2783–2793. https://doi.org/10.1056/NEJMoa054022.

Teng, X., Shan, Z., Chen, Y., Lai, Y., Yu, J., Shan, L., Bai, X., Li, Y., Li, N., Li, Z., Wang, S., Xing, Q., Xue, H., Zhu, L., Hou, X., Fan, C. & Teng, W. (2011). *More than adequate iodine intake may increase subclinical hypothyroidism and autoimmune thyroiditis: a cross-sectional study based on two Chinese communities with different iodine intake levels.* European Journal of Endocrinology, 164 (6), S. 943–950. https://doi.org/10.1530/EJE-10-1041.

Tomer, Y. & Menconi, F. (2009). *Interferon induced thyroiditis. Best practice & research.* Clinical Endocrinology & Metabolism, 23 (6), S. 703–712. https://doi.org/10.1016/j.beem.2009.07.004.

Vestergaard P. (2002). *Smoking and thyroid disorders--a meta-analysis.* European Journal of Endocrinology, 146 (2), S. 153–161. https://doi.org/10.1530/eje.0.1460153.

Virili, C., Fallahi, P., Antonelli, A., Benvenga, S. & Centanni, M. (2018). *Gut microbiota and Hashimoto's thyroiditis.* Reviews in Endocrine & Metabolic Disorders, 19 (4), S. 293–300. https://doi.org/10.1007/s11154-018-9467-y.

Weetman A. P. (2010). *Immunity, thyroid function and pregnancy: molecular mechanisms.* Nature Reviews. Endocrinology, 6 (6), S. 311–318. https://doi.org/10.1038/nrendo.2010.46.

Wiersinga W. M. (2013). *Smoking and thyroid.* Clinical Endocrinology, 79 (2), S. 145–151. https://doi.org/10.1111/cen.12222.

Zen, M., Ghirardello, A., Iaccarino, L., Tonon, M., Campana, C., Arienti, S., Rampudda, M., Canova, M. & Doria, A. (2010). *Hormones, immune response, and pregnancy in healthy women and SLE patients.* Swiss Medical Weekly, 140 (13–14), S. 187–201.

Zhong, B., Wang, Y., Zhang, G. & Wang, Z. (2016). *Environmental Iodine Content, Female Sex and Age Are Associated with New-Onset Amiodarone-Induced Hypothyroidism: A Systematic Review and Meta-Analysis of Adverse Reactions of Amiodarone on the Thyroid.* Cardiology, 134 (3), S. 366–371. https://doi.org/10.1159/000444578.

Zois, C., Stavrou, I., Kalogera, C., Svarna, E., Dimoliatis, I., Seferiadis, K. & Tsatsoulis, A. (2003). *High prevalence of autoimmune thyroiditis in schoolchildren after elimination of iodine deficiency in northwestern Greece.* Thyroid: Official Journal of the American Thyroid Association, 13 (5), S. 485–489. https://doi.org/10.1089/105072503322021151.

Kapitel 9

Hoermann, R., Midgley, J., Larisch, R. & Dietrich, J. W. (2019). *Individualised requirements for optimum treatment of hypothyroidism: complex needs, limited options.* Drugs in Context, 8, 212597. https://doi.org/10.7573/dic.212597.

Saravanan, P., Chau, W. F., Roberts, N., Vedhara, K., Greenwood, R. & Dayan, C. M. (2002). *Psychological well-being in patients on ›adequate‹ doses of l-thyroxine: results of a large, controlled community-based questionnaire study.* Clinical Endocrinology, 57 (5), S. 577–585. https://doi.org/10.1046/j.1365-2265.2002.01654.x.

Senese, R., Cioffi, F., de Lange, P., Goglia, F. & Lanni, A. (2014). *Thyroid: biological actions of ›nonclassical‹ thyroid hormones.* The Journal of Endocrinology, 221 (2), R1–R12. https://doi.org/10.1530/JOE-13-0573.

Kapitel 10

Gärtner, R., Gasnier, B. C., Dietrich, J. W., Krebs, B. & Angstwurm, M. W. (2002). *Selenium supplementation in patients with autoimmune thyroiditis decreases thyroid peroxidase antibodies concentrations.* The Journal of Clinical Endocrinology and Metabolism, 87 (4), S. 1687–1691. https://doi.org/10.1210/jcem.87.4.8421.

Hu, S. & Rayman, M. P. (2017). *Multiple Nutritional Factors and the Risk of Hashimoto's Thyroiditis.* Thyroid: Official Journal of the American Thyroid Association, 27 (5), S. 597–610. https://doi.org/10.1089/thy.2016.0635.

Jarosz, M., Olbert, M., Wyszogrodzka, G., Młyniec, K. & Librowski, T. (2017). *Antioxidant and anti-inflammatory effects of zinc. Zinc-dependent NF-κB signaling.* Inflammopharmacology, 25 (1), S. 11–24. https://doi.org/10.1007/s10787-017-0309-4.

Negro, R., Greco, G., Mangieri, T., Pezzarossa, A., Dazzi, D. & Hassan, H. (2007). *The influence of selenium supplementation on postpartum thyroid status in pregnant women with thyroid peroxidase autoantibodies.* The Journal of Clinical Endocrinology and Metabolism, 92 (4), S. 1263–1268. https://doi.org/10.1210/jc.2006-1821.

Powell S. R. (2000). *The antioxidant properties of zinc.* The Journal of Nutrition, 130 (5S Supplement), 1447S–54S. https://doi.org/10.1093/jn/130.5.1447S.

Reid, S. M., Middleton, P., Cossich, M. C. & Crowther, C. A. (2010). *Interventions for clinical and subclinical hypothyroidism in pregnancy.* The Cochrane Database of Systematic Reviews, (7), CD007752. https://doi.org/10.1002/14651858.CD007752.pub2.

Santos, L. R., Neves, C., Melo, M. & Soares, P. (2018). *Selenium and Selenoproteins in Immune Mediated Thyroid Disorders.* Diagnostics (Basel, Switzerland), 8 (4), S. 70. https://doi.org/10.3390/diagnostics8040070.

Wessels, I., Maywald, M. & Rink, L. (2017). *Zinc as a Gatekeeper of Immune Function.* Nutrients, 9 (12), S. 1286. https://doi.org/10.3390/nu9121286.

Wichman, J., Winther, K. H., Bonnema, S. J. & Hegedüs, L. (2016). *Selenium Supplementation Significantly Reduces Thyroid Autoantibody Levels in Patients with Chronic Autoimmune Thyroiditis: A Systematic Review and Meta-Analysis.* Thyroid: Official Journal of the American Thyroid Association, 26 (12), S. 1681–1692. https://doi.org/10.1089/thy.2016.0256.

Kapitel 12

Cai, Y., Ren, Y. & Shi, J. (2011). *Blood pressure levels in patients with subclinical thyroid dysfunction: a meta-analysis of cross-sectional data.* Hypertension Research: Official Journal of the Japanese Society of Hypertension, 34 (10), S. 1098–1105. https://doi.org/10.1038/hr.2011.91.

Chang, Y. C., Chang, C. H., Yeh, Y. C., Chuang, L. M. & Tu, Y. K. (2018). *Subclinical and overt hypothyroidism is associated with reduced glomerular filtration rate and proteinuria: a large cross-sectional population study.* Scientific Reports, 8 (1), S. 2031. https://doi.org/10.1038/s41598-018-19693-4.

Collet, T. H., Gussekloo, J., Bauer, D. C., den Elzen, W. P., Cappola, A. R., Balmer, P., Iervasi, G., Åsvold, B. O., Sgarbi, J. A., Völzke, H., Gencer, B., Maciel, R. M., Molinaro, S., Bremner, A., Luben, R. N., Maisonneuve, P., Cornuz, J., Newman, A. B., Khaw, K. T., Westendorp, R. G. ... Thyroid Studies Collaboration (2012). *Subclinical hyperthyroidism and the risk of coronary heart disease and mortality.* Archives of Internal Medicine, 172 (10), 799–809. https://doi.org/10.1001/archinternmed.2012.402.

Cooper, D. S. & Biondi, B. (2012). *Subclinical thyroid disease.* Lancet (London, England), 379 (9821), S. 1142–1154. https://doi.org/10.1016/S0140-6736(11)60276-6.

De Moura Souza, A. & Sichieri, R. (2011). *Association between serum TSH concentration within the normal range and adiposity.* European Journal of Endocrinology, 165 (1), S. 11–15. https://doi.org/10.1530/EJE-11-0261.

Den Elzen, W. P., Lefèbre-van de Fliert, A. A., Virgini, V., Mooijaart, S. P., Frey, P., Kearney, P. M., Kerse, N., Mallen, C. D., McCarthy, V. J., Muth, C., Rosemann, T., Russell, A., Schers, H., Stott, D. J., de Waal, M. W., Warner, A., Westendorp, R. G., Rodondi, N. & Gussekloo, J. (2015). *International variation in GP treatment strategies for subclinical hypothyroidism in older adults: a case-based survey.* The British Journal of General Practice: The Journal of the Royal College of General Practitioners, 65 (631), e121–e132. https://doi.org/10.3399/bjgp15X683569.

Kitahara, C. M., Platz, E. A., Ladenson, P. W., Mondul, A. M., Menke, A. & Berrington de González, A. (2012). *Body fatness and markers of thyroid function among U.S. men and women.* PLOS ONE, 7 (4), e34979. https://doi.org/10.1371/journal.pone.0034979.

Muscogiuri, G., Sorice, G. P., Mezza, T., Prioletta, A., Lassandro, A. P., Pirronti, T., Della Casa, S., Pontecorvi, A. & Giaccari, A. (2013). *High-normal TSH values in obesity: is it insulin resistance or adipose tissue's guilt?* Obesity (Silver Spring, Maryland), 21 (1), S. 101–106. https://doi.org/10.1002/oby.20240.

Rodondi, N., den Elzen, W. P., Bauer, D. C., Cappola, A. R., Razvi, S., Walsh, J. P., Asvold, B. O., Iervasi, G., Imaizumi, M., Collet, T. H., Bremner, A., Maisonneuve, P., Sgarbi, J. A., Khaw, K. T., Vanderpump, M. P., Newman, A. B., Cornuz, J., Franklyn, J. A., Westendorp, R. G., Vittinghoff, E. ... Thyroid Studies Collaboration (2010). *Subclinical hypothyroidism and the risk of coronary heart disease and mortality.* JAMA, 304 (12), S. 1365–1374. https://doi.org/10.1001/jama.2010.1361.

Schübel, J., Feldkamp, J., Bergmann, A., Drossard, W. & Voigt, K. (2017). *Latent Hypothyroidism in Adults.* Deutsches Ärzteblatt International, 114 (25), S. 430–438. https://doi.org/10.3238/arztebl.2017.430.

Kapitel 13

Katz, D. (2018) *The Truth About Food: Why Pandas Eat Bamboo and People Get Bamboozled.* Dystel & Goderich Literary Management.

Moszak, M., Szulińska, M. & Bogdański, P. (2020). *You Are What You Eat-The Relationship between Diet, Microbiota, and Metabolic Disorders-A Review.* Nutrients, 12 (4), S. 1096. https://doi.org/10.3390/nu12041096.

Virili, C., Bassotti, G., Santaguida, M. G., Iuorio, R., Del Duca, S. C., Mercuri, V., Picarelli, A., Gargiulo, P., Gargano, L. & Centanni, M. (2012). *Atypical celiac disease as cause of increased need for thyroxine: a systematic study.* The Journal of Clinical Endocrinology and Metabolism, 97 (3), E419–E422. https://doi.org/10.1210/jc.2011-1851.

Teil IV

Alexander, E. K., Pearce, E. N., Brent, G. A., Brown, R. S., Chen, H., Dosiou, C., Grobman, W. A., Laurberg, P., Lazarus, J. H., Mandel, S. J., Peeters, R. P. & Sullivan, S. (2017). *2017 Guidelines of the American Thyroid Association for the Diagnosis and Management of Thyroid Disease During Pregnancy and the Postpartum.* Thyroid: Official Journal of the American Thyroid Association, 27 (3), S. 315–389. https://doi.org/10.1089/thy.2016.0457.

Altobelli, E., Del Negro, V., Angeletti, P. M. & Latella, G. (2017). *Low-FODMAP Diet Improves Irritable Bowel Syndrome Symptoms: A Meta-Analysis.* Nutrients, 9 (9), S. 940. https://doi.org/10.3390/nu9090940.

Andersen, S. L., Andersen, S., Vestergaard, P. & Olsen, J. (2018). *Maternal Thyroid Function in Early Pregnancy and Child Neurodevelopmental Disorders: A Danish Nationwide Case-Cohort Study.* Thyroid: Official Journal of the American Thyroid Association, 28 (4), S. 537–546. https://doi.org/10.1089/thy.2017.0425.

Bates, J. N., Kohn, T. P. & Pastuszak, A. W. (2020). *Effect of Thyroid Hormone Derangements on Sexual Function in Men and Women.* Sexual Medicine Reviews, 8 (2), S. 217–230. https://doi.org/10.1016/j.sxmr.2018.09.005.

Dinu, M., Abbate, R., Gensini, G. F., Casini, A. & Sofi, F. (2017). *Vegetarian, vegan diets and multiple health outcomes: A systematic review with meta-analysis of observational studies.* Critical Reviews in Food Science and Nutrition, 57 (17), S. 3640–3649. https://doi.org/10.1080/10408398.2016.1138447.

Effraimidis, G., Tijssen, J. G. & Wiersinga, W. M. (2012). *Alcohol consumption as a risk factor for autoimmune thyroid disease: a prospective study.* European Thyroid Journal, 1 (2), S. 99–104. https://doi.org/10.1159/000338920.

Furman, D., Campisi, J., Verdin, E., Carrera-Bastos, P., Targ, S., Franceschi, C., Ferrucci, L., Gilroy, D. W., Fasano, A., Miller, G. W., Miller, A. H., Mantovani, A., Weyand, C. M., Barzilai, N., Goronzy, J. J., Rando, T. A., Effros, R. B., Lucia, A., Kleinstreuer, N. & Slavich, G. M. (2019). *Chronic inflammation in the etiology of disease across the life span.* Nature Medicine, 25 (12), S. 1822–1832. https://doi.org/10.1038/s41591-019-0675-0.

Gardner C. D. (2012). *Tailoring dietary approaches for weight loss.* International Journal of Obesity Supplements, 2 (Supplement 1), S11–S15. https://doi.org/10.1038/ijosup.2012.4.

Gemmati, D., Varani, K., Bramanti, B., Piva, R., Bonaccorsi, G., Trentini, A., Manfrinato, M. C., Tisato, V., Carè, A. & Bellini, T. (2019). *»Bridging the Gap« Everything that Could Have Been Avoided If We Had Applied Gender Medicine, Pharmacogenetics and Personalized Medicine in the Gender-Omics and Sex-Omics Era.* International Journal of Molecular Sciences, 21 (1), S. 296. https://doi.org/10.3390/ijms21010296.

Moore, S. C., Lee, I. M., Weiderpass, E., Campbell, P. T., Sampson, J. N., Kitahara, C. M., Keadle, S. K., Arem, H., Berrington de Gonzalez, A., Hartge, P., Adami, H. O., Blair, C. K., Borch, K. B., Boyd, E., Check, D. P., Fournier, A., Freedman, N. D.,

Gunter, M., Johannson, M., Khaw, K. T. & Patel, A. V. et al. (2016). *Association of Leisure-Time Physical Activity With Risk of 26 Types of Cancer in 1.44 Million Adults.* JAMA Internal Medicine, 176 (6), S. 816–825. https://doi.org/10.1001/jamainternmed.2016.1548.

Osborn, D. A. & Hunt, R. W. (2007). *Prophylactic postnatal thyroid hormones for prevention of morbidity and mortality in preterm infants.* The Cochrane Database of Systematic Reviews, (1), CD005948. https://doi.org/10.1002/14651858.CD005948.pub2.

Pérez, L. M., Pareja-Galeano, H., Sanchis-Gomar, F., Emanuele, E., Lucia, A. & Gálvez, B. G. (2016). *›Adipaging‹: ageing and obesity share biological hallmarks related to a dysfunctional adipose tissue.* The Journal of Physiology, 594 (12), S. 3187–3207. https://doi.org/10.1113/JP271691.

Poppe, K., Velkeniers, B. & Glinoer, D. (2008). *The role of thyroid autoimmunity in fertility and pregnancy. Nature clinical practice.* Endocrinology & Metabolism, 4 (7), S. 394–405. https://doi.org/10.1038/ncpendmet0846.

Richter, C. K., Skulas-Ray, A. C., Champagne, C. M. & Kris-Etherton, P. M. (2015). *Plant protein and animal proteins: do they differentially affect cardiovascular disease risk?* Advances in Nutrition (Bethesda, Maryland), 6 (6), S. 712–728. https://doi.org/10.3945/an.115.009654.

Salvatore, D., Simonides, W. S., Dentice, M., Zavacki, A. M. & Larsen, P. R. (2014). *Thyroid hormones and skeletal muscle--new insights and potential implications.* Nature Reviews. Endocrinology, 10 (4), S. 206–214. https://doi.org/10.1038/nrendo.2013.238.

Santos-Lozano, A., Pareja-Galeano, H., Sanchis-Gomar, F., Quindós-Rubial, M., Fiuza-Luces, C., Cristi-Montero, C., Emanuele, E., Garatachea, N. & Lucia, A. (2016). *Physical Activity and Alzheimer Disease: A Protective Association.* Mayo Clinic Proceedings, 91 (8), S. 999–1020. https://doi.org/10.1016/j.mayocp.2016.04.024.

Segni, M. (2017). *Disorders of the Thyroid Gland in Infancy, Childhood and Adolescence.* In: K. R. Feingold (Hrsg.) et. al., Endotext. MDText.com, Inc.

Steensberg, A., Fischer, C. P., Keller, C., Møller, K. & Pedersen, B. K. (2003). *IL-6 enhances plasma IL-1ra, IL-10, and cortisol in humans.* American Journal of Physiology. Endocrinology and Metabolism, 285 (2), E433–E437. https://doi.org/10.1152/ajpendo.00074.2003.

Wahid, A., Manek, N., Nichols, M., Kelly, P., Foster, C., Webster, P., Kaur, A., Friedemann Smith, C., Wilkins, E., Rayner, M., Roberts, N. & Scarborough, P. (2016). *Quantifying the Association Between Physical Activity and Cardiovascular Disease and Diabetes: A Systematic Review and Meta-Analysis.* Journal of the American Heart Association, 5 (9), e002495. https://doi.org/10.1161/JAHA.115.002495.

REGISTER

F

G

H

I

J